医学高职高专规划教材同步学习指导
湖南省精准健康扶贫基层卫生人才本土化培养规划教材

生理学学习指导

主　编　刘捷频　艾卫敏

副主编　许海霞　赵　青

　　　　杨国秀　胡　静

供临床、护理、预防、中医、药学、检验、放射、康复等专业
学生及精准健康扶贫定向医学生使用

科学技术文献出版社
SCIENTIFIC AND TECHNICAL DOCUMENTATION PRESS
·北京·

图书在版编目（CIP）数据

生理学学习指导 / 刘捷频，艾卫敏主编. —北京：科学技术文献出版社，2019.11
ISBN 978-7-5189-5918-1

Ⅰ.①生… Ⅱ.①刘… ②艾… Ⅲ.①人体生理学—高等职业教育—教学参考资料 Ⅳ.① R33

中国版本图书馆 CIP 数据核字（2019）第 174682 号

生理学学习指导

策划编辑：张宪安　　责任编辑：薛士滨　郭　蓉　　责任校对：文　浩　　责任出版：张志平

出　版　者	科学技术文献出版社
地　　　址	北京市复兴路15号　邮编 100038
编　务　部	(010) 58882938，58882087（传真）
发　行　部	(010) 58882868，58882870（传真）
邮　购　部	(010) 58882873
官方网址	www.stdp.com.cn
发　行　者	科学技术文献出版社发行　全国各地新华书店经销
印　刷　者	长沙鸿发印务实业有限公司
版　　　次	2019 年 11 月第 1 版　2019 年 11 月第 1 次印刷
开　　　本	787×1092　1/16
字　　　数	430千
印　　　张	18.25
书　　　号	ISBN 978-7-5189-5918-1
定　　　价	43.00元

编 委 会 名 单

编委会主任　刘建强　湘潭医卫职业技术学院
副　主　任　（按姓氏笔画排列）
　　　　　　朱忠义　娄底职业技术学院
　　　　　　刘柏炎　益阳医学高等专科学校
　　　　　　李世奇　湖南省卫计委培训中心
　　　　　　张大顺　常德职业技术学院
　　　　　　喻友军　长沙卫生职业学院
　　　　　　翟惠根　永州职业技术学院
　　　　　　潘岳生　岳阳职业技术学院
编　　　委　王海波　永州职业技术学院
　　　　　　卢　璐　永州职业技术学院
　　　　　　刘　晖　湘潭医卫职业技术学院
　　　　　　李雪兰　常德职业技术学院
　　　　　　杨亚群　常德职业技术学院
　　　　　　杨德良　湘潭医卫职业技术学院
　　　　　　余尚昆　长沙卫生职业学院
　　　　　　吴　仪　湖南省卫计委培训中心
　　　　　　吴元清　湘潭医卫职业技术学院
　　　　　　邱志军　岳阳职业技术学院
　　　　　　张春强　长沙卫生职业学院
　　　　　　屈　刚　长沙卫生职业学院
　　　　　　闫四平　岳阳职业技术学院
　　　　　　姚腊初　益阳医学高等专科学校
　　　　　　徐琼芳　永州职业技术学院
　　　　　　曾　卓　娄底职业技术学院
　　　　　　傅雪红　益阳医学高等专科学校
　　　　　　薛天剑　湖南省卫计委培训中心
秘　　　书　刘三妹　湖南省卫计委培训中心
　　　　　　伏丹灵　湖南省卫计委培训中心

作者名单

主　　　编　刘捷频　艾卫敏
副 主 编　许海霞　赵　青　杨国秀　胡　静
编　　　者　（按姓氏笔画排列）
　　　　　　艾卫敏　湘潭医卫职业技术学院
　　　　　　刘捷频　湘潭医卫职业技术学院
　　　　　　许海霞　湘潭医卫职业技术学院
　　　　　　杨文晨　常德职业技术学院
　　　　　　杨国秀　常德职业技术学院
　　　　　　张佳谱　岳阳职业技术学院
　　　　　　张常志　湘潭医卫职业技术学院
　　　　　　范　超　长沙卫生职业学院
　　　　　　赵　青　长沙卫生职业学院
　　　　　　胡　静　岳阳职业技术学院
　　　　　　姚　喆　岳阳职业技术学院

主编简介

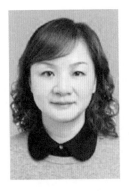

刘捷频，女，1971 年 12 月出生，湘潭医卫职业技术学院副教授、医学基础课部主任。1994 年开始从事教学工作，先后主持或参与了市级或院级多项课题的研究，在国家级或省级学术刊物上发表论文数篇，参编人民卫生出版社卫生部规划教材 3 本。荣获青年教师优质课竞赛一等奖及 2006 年度院级"优秀教师"的称号。

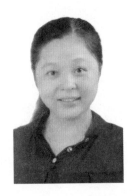

艾卫敏，女，1977 年 3 月出生，硕士毕业于中南大学人体解剖学与组织胚胎学专业，现任湘潭医卫职业技术学院副教授。承担《生理学》《人体解剖学与组织胚胎学》等课程的教学工作，主编、参编《生理学》《人体解剖生理学》及《临床护理应用解剖学》等多部教材。主持省级科研项目 3 项，参与多项省级和市级科研项目的研究工作，发表论文数篇。

前　　言

为了贯彻落实《国务院关于加快发展现代职业教育的决定》和《国务院关于印发国家职业教育改革实施方案的通知》等文件精神，推动我省医学职业教育发展，提升医学高职高专教学水平，积极推进学历证书和执业资格证书"双证书"制度，不断提升人才培训质量，特别是湖南省精准健康扶贫农村订单定向医学生的培训质量，根据湖南省卫生健康委员会领导指示，经益阳医学高等专科学校、湘潭医卫职业技术学院、岳阳职业技术学院、长沙卫生职业学院、常德职业技术学院、永州职业技术学院、娄底职业技术学院、湖南省卫健委培训中心等单位的院长、教务处长和有关系主任会议讨论，一致同意合作编写出版医学高职高专规划教材《人体解剖学学习指导》《生理学学习指导》《病理学学习指导》《药理学学习指导》《临床实践技能学习指导》五本配套教材。

人体解剖学、生理学、病理学、药理学是医学专业的主干课程，是最主要、最重要的医学基础课程，医学生必须学好这些基础主干课程，才能进一步学习其他医学基础课和临床课程。医学作为一门实践性很强的学科，不仅要求医师具有系统的理论知识，还必须具有熟练的医学专业技能。实践技能考试是医师资格考试的重要组成部分，只有通过实践技能考试，才有资格参加医学综合考试。

近几年来，随着专科层次的医学教育高职化，基础课被不同程度压缩，在有限的教学学时内，体现"必需、实用、够用"的原则，突出专业课程技术性和实用性，达到最佳的教学效果是十分重要的。因此，本套学习指导教材编写结合了医学教育特点，以高职医学生专业培养目标和岗位实际需要为出发点，促进学生熟练掌握基础知识。

本套教材的编写目标是为基层培养具有高尚职业道德和良好专业素质，掌握专业知识和技能，能独立开展工作，能为社区居民提供基本医疗卫生服务的合格的卫生人才。本套教材供医学高职高专各专业在校学生学习使用，尤其适合精准健康扶贫农村订单定向医学生学习使用。

本套教材的编写以《人体解剖学》《生理学》《病理学》《药理学》规划教材和教学大纲为依据，以培养目标为导向，以职业能力培训为根本，体现职业教育对卫生人才的要求，突出"三基"即基本理论、基本知识、基本技能，强调"五性"即思想性、科学性、先进性、启发性和实用性。

本套教材编写风格一是坚持创新，体现以学生为中心的编写理念，以实现和满足学生的发展为需求。二是贯彻现代职业教育理念，体现"以就业为导向，以能力为本位，以技能为核心"的职业教育理念。三是突出技能培养，提倡"做中学、学中做"的"理实一体化"思想，突出应用型、技能型教育内容。

章节编排按照《人体解剖学》《生理学》《病理学》《药理学》规划教材的章节编章，每章包括学习目标、学习要点、自测试题和自测试题答案四个部分。本套教材根据现行教学大纲和助理执业医师、执业护士考试大纲而编写，以帮助学生厘清思路、实施以点带面整体推进的单元整合教学策略，增强学生自主学习的兴趣和能力。《临床实践技能学习指导》依据《临床诊断学》《实验诊断学》《内科学》《外科学》等相关规划教材及《执业助理医师考试大纲》《卫生专业技术初级职称考试大纲》编写而成。

由于全国卫生技术资格考试和国家执业医师资格考试都采用客观选择题型，本书各章自测试题和附录模拟试卷也都采用客观选择题形式，分为Ⅰ型题、Ⅱ型题、Ⅲ型题和Ⅳ型案例分析题4大类。这有利于提高学生毕业考试、执业助理医师资格考试和卫生专业技术职称考试的应试能力。

参与本套教材编写的老师都具有丰富的教学经验，均为本书的编写付出了辛勤的劳动。本套教材的编写参考了许多国家级规划教材，并得到了湖南卫生健康委员会、各参编学校、科学技术文献出版社有限公司等单位领导的大力支持与帮助，在此一并表示诚挚的感谢！

由于学识水平和经验有限，加之时间仓促，本套学习指导教材难免会有不妥和有待完善之处，敬请广大读者批评指正。

医学高职高专规划教材同步学习指导　　　编委会主任　刘建强
湖南省精准健康扶贫基层卫生人才本土化培养规划教材

自测试题题型介绍

由于目前全国卫生专业技术资格考试和国家执业医师资格考试都采用客观选择题型。本书各章自测试题和附录模拟试卷也都采用客观选择题形式，分为Ⅰ型题、Ⅱ型题、Ⅲ型题和Ⅳ型题4大类。

Ⅰ单选题（A1、A2型题）

由一个题干和五个备选答案组成，题干在前，选项在后。选项A、B、C、D、E中只有1个为正确答案，其余均为干扰答案。干扰答案可以部分正确或完全不正确，考生在回答本题型时需对备选答案进行比较，找出最佳的或最恰当的备选答案，排除似是而非的选项。

Ⅱ共用题干单选题（A3、A4型题）

以叙述一个以单一患者或家庭为中心的临床情境，提出2~6个相互独立的问题，问题可随病情的发展逐步增加部分新信息，每个问题只有1个正确答案，以考查临床综合能力。

Ⅲ共用备选答案单选题（B型题）

由2~3个题干和5个备选答案组成，选项在前，题干在后。一组题干共用上述5个备选答案，且每个题干对应一个正确的备选答案，备选答案可以重复选择或不选。

Ⅳ案例分析题（临床医学各专业"专业实践能力"科目特有题型）

案例分析题是一种模拟临床情境的串型不定项选择题，用以考查考生在临床工作中所应该具备的知识、技能、思维方式和对知识的综合应用能力。侧重考查考生对病情的分析、判断及其处理能力，还涉及对循证医学的了解情况。考生的答题情况在很大程度上与临床实践中的积累有关。

试题由一个病例和多个问题组成。开始提供一个模拟临床情境的病例，内容包括患者的性别、年龄（诊断需要时包括患者的职业背景）、就诊时间点、主诉、现病史、既往疾病史和有关的家族史。其中主要症状包括需体格检查或实验室检查才可得到的信息。随后的问题根据临床工作的思维方式，针对不同情况应该进行的临床任务提出。问题之间根据提供的信息可以具有一定的逻辑关系，随着病程的进展，不断提供新的信息，之后提出相应的问题。每道案例分析题至少3~12问，每问的备选答案至少6个，最多12个，正确答案及错误答案的个数不定（≥1）。考生每选对一个正确答案给1个得分点，选错一个扣1个得分点，直至扣至本问得分为0，即不含得负分。

目　　录

第一章 绪 论

一、学习目标

（一）掌握

机体的内环境和稳态；反馈（负反馈和正反馈）控制系统及其工作原理。

（二）熟悉

生命的基本特征；生理功能活动的调节方式：神经调节、体液调节和自身调节；非自动控制系统和前馈控制及其工作原理。

（三）了解

生理学及其任务；生理学与医学的关系；生理学的研究方法和生理学研究的不同水平。

二、学习要点

（一）概述

1. 生理学的定义

生理学是生物科学的一个分支，是研究生物体及其各组成部分正常功能活动规律的一门科学。

2. 生理学的任务

生理学的任务是阐明机体及其各组成部分所表现的各种正常的生命现象、活动规律和产生机制，以及机体内、外环境变化对这些功能性活动的影响和机体所进行的相应调节，并揭示各种生理功能在整体生命活动中的意义。

3. 生理学研究的不同水平

为能全面了解正常人体的生理功能，生理学研究须从器官和系统水平、细胞和分子水平和整体水平进行。

生理学研究的三个不同水平的研究对象、实例和意义（表1-1）。

表1-1 三个不同水平的研究对象、实例和意义

不同水平	研究对象	实例	意义
细胞和分子水平	细胞及其所含生物大分子	细胞的跨膜物质转运	有助于揭示生命现象最为本质的基本规律
器官和系统水平	机体各器官和系统	心脏泵血；肾生成尿的过程等	揭示各器官、系统的功能
整体水平	整个机体	各器官的神经、体液调节	在整体水平综合和验证其他水平研究中所获得的认识

4. 生理学和医学的关系

生理学的发展和医学的发展是紧密联系在一起的。在现代医学课程体系中，人体生理学是一门重要的基础医学理论课程。对医护人员来说，不具备人体生理学的基本知识，就不能正确认识疾病。

（二）生命活动的基本特征

人体生命活动的基本特征主要包括新陈代谢、兴奋性、适应性、生殖四个方面。

1. 新陈代谢

机体与外界环境之间不断进行物质交换和能量交换，以实现自我更新的过程称新陈代谢。它包括物质代谢和能量代谢两个方面，由两个相辅相成的过程组成：合成代谢和分解代谢。在生命活动过程中，机体不断地从外界摄入营养物质，在体内经过化学变化，构成自身结构，并储备能量，这个过程称为合成代谢；同时，机体还不断分解自身结构，释放能量，把代谢产物排出体外，这个过程称为分解代谢。新陈代谢是机体生命活动的最基本特征。新陈代谢一旦停止，生命活动就中断，机体也就死亡。

2. 兴奋性

一切具有生命的细胞、组织或机体，对刺激具有发生反应的能力或特征，称为兴奋性。它是机体生命活动的基本特征之一。在生理学上，能够引起机体发生反应的内、外环境变化，称为刺激。而将刺激引起的机体活动状态的改变称为反应。反应有两种表现形式：一是由相对静止变为活动，或活动由弱变强，称为兴奋；二是由活动状态变为相对静止，或由强变弱，称为抑制。

刺激强度、刺激作用时间和刺激强度－时间变化率是引起机体反应的三个基本条件。在刺激作用时间、刺激强度－时间变化率不变的条件下，能引起组织发生反应的最小刺激强度，称为阈强度或阈值。阈值的大小可反映组织兴奋性的高低，即阈值愈小，组织的兴奋性愈高，可见组织的兴奋性与阈值呈反变关系。故阈值是评价兴奋性的指标。神经、肌肉和腺体的兴奋性较高，称为可兴奋组织。人体各种组织兴奋时的具体表现各不相同，如肌肉的兴奋表现为收缩，腺体的兴奋是分泌，神经的兴奋反应是发放神经冲动。

3. 适应性

机体能够随着外界情况变化而调整其内部关系的生理特性，称为适应性。适应分生理性适应和行为性适应两种。

4. 生殖

生殖是指机体发育成熟后，能够产生与自己相似的个体，以延续种系的生命过程。

（三）内环境及稳态

1. 体液

体液是指机体内所含的液体总量。正常成年人体内各部分体液及其约占体重的百分比（图1-1）。

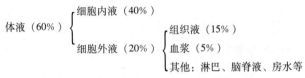

图1-1　人体各部分体液分布（约占体重的百分比）

2. 内环境的概念

机体的内环境就是细胞外液。细胞外液是细胞直接接触及赖以生存的环境。

3. 内环境的稳态

内环境理化性质保持相对稳定的状态，称为稳态。内环境的稳态是一种动态平衡，是维持机体正常生命活动的必要条件。目前，生理学关于稳态的概念已被扩展到泛指体内细胞和分子水平、器官和系统水平到整体水平的各种生理功能活动在神经和体液等因素调节下保持相对稳定的状态。

（四）机体生理功能的调节

1. 生理功能的调节方式

（1）神经调节

神经调节是指通过神经系统的活动而影响机体生理功能的一种调节方式。反射是神经调节的基本方式。反射的结构基础称反射弧，包括感受器、传入神经、神经中枢、传出神经和效应器五个部分。反射的完成依赖于反射弧在结构和功能上保持完整，反射弧上任何一个环节被阻断，反射将不能完成。

神经调节的特点是反应迅速、精确而短暂，起主导作用。

（2）体液调节

体液调节是指体内某些特殊的化学物质通过体液途径而影响机体生理功能的一种调节方式，包括全身性体液调节和局部性体液调节。

体液调节的特点是反应缓慢，作用广泛而持久。

（3）自身调节

自身调节是指组织及细胞不依赖于神经或体液因素，自身对环境刺激发生的一种适应性反应。其特点是调节幅度和范围都较小。

以上三种调节方式的作用方式、一般特点及在调节中的地位（表1-2）。

表1-2　三种调节的作用方式、特点及在调节中的地位

	作用方式	一般特点	在调节中地位
神经调节	反射	迅速、精确而短暂	起主导作用侧重于肌肉、腺体
体液调节	远距分泌、旁分泌、神经分泌等	缓慢，广泛而持久	侧重于代谢，生长发育、生殖等
自身调节	多种方式	调节幅度和范围都较小	起辅助作用

2. 体内的控制系统

（1）非自动控制系统

非自动控制系统中的受控部分受控制部分的控制，但不能反过来影响控制部分的活动，非自动控制系统在人体生理功能调节中较少见。

（2）反馈控制系统

由受控部分发出的信息反过来影响控制部分的活动，称为反馈。反馈有负反馈和正反馈两种形式。受控部分发出的反馈信息调整控制部分的活动，最终使受控部分的活动朝着与它原先活动相反的方向改变，称为负反馈。负反馈在维持机体稳态的活动中起着很重要的作用，其生理意义在于使某种生理功能在一定水平上保持相对稳定，如体温、呼吸、血压等各种生理功能活动的调节。受控部分发出的反馈信息促进与加强控制部分的活动，最终使受控部分的活动朝着与它原先活动相同的方向改变，则称为正反馈。正反馈的意义是使某种生理功能不断加强，并迅速完成，如排尿、分娩、血液凝固等生理过程。

（3）前馈控制系统

控制部分在反馈信息尚未到达前，已受到纠正信息（前馈信息）的影响，及时纠正其指令可能出现的偏差，这种控制形式称为前馈。负反馈、正反馈和前馈的比较（表1-3）。

表1-3　负反馈、正反馈和前馈的比较

	实例	体内存在情况	意义
负反馈	降压反射、肺牵张反射等	极多见	维持生理功能相对稳定
正反馈	排尿反射、血液凝固过程等	相对少见	促使某一生理过程很快达到高潮并发挥最大效应
前馈	条件反射、熟练动作的	多见	快速、有预见性，但有时失误

三、自测试题

[A1型题] 每一道试题配有A、B、C、D、E五个备选答案，请从中选择一个最佳答案。

1. 下列关于生理学的叙述，错误的是（　　）

A. 是生物学的一个分支　　　　　　　B. 是一门实验性科学

C. 是一门医学基础理论课程　　　　　D. 研究机体各组成部分的功能

E. 研究在器官、细胞和分子三个水平进行

2. 分析生理学实验研究结果的正确观点是（　　）

A. 分子水平的研究结果最准确

B. 离体细胞的研究结果可直接解释其在整体中的功能

C. 动物实验的结果可直接解释人体的生理功能

D. 多个水平研究结果的综合有助于阐明生理功能机制

E. 整体水平的研究结果最不可靠

3. 刺激引起机体反应需要具备三个基本条件分别是（　　）

A. 神经调节、体液调节和自身调节　　B. 反应、反射和反馈

C. 阈刺激、阈上刺激和阈下刺激　　　D. 兴奋、抑制和反应

E. 刺激强度、刺激作用的时间和刺激强度 – 时间变化率

4. 衡量组织兴奋性高低的指标是（　　）

A. 肌肉活动强弱　　　　　　　　　　B. 刺激阈值大小

C. 腺体分泌多少　　　　　　　　　　D. 动作电位幅度高低

E. 刺激的大小

5. 内环境的稳态是指（　　）

A. 维持细胞外液理化性质保持不变　　B. 维持细胞内液理化性质保持不变

C. 维持细胞内液化学成分相对恒定　　D. 维持细胞内液理化性质相对恒定

E. 维持细胞外液理化性质相对恒定

6. 机体中细胞生活的内环境是指（　　）

A. 细胞外液　　　　　　　　　　　　B. 细胞内液

C. 脑脊液　　　　　　　　　　　　　D. 组织液

E. 血浆

7. 最能反映内环境状况的体液部分是（　　）

A. 细胞内液　　　　　　　　　　　　B. 淋巴液

C. 脑脊液　　　　　　　　　　　　　D. 血浆

E. 尿液

8. 神经调节的基本方式是（　　）

A. 适应　　　　　　　　　　　　　　B. 反应

C. 反射　　　　　　　　　　　　　　D. 正反馈调节

E. 负反馈调节

9. 神经调节的特点是（　　）

A. 调节幅度小　　　　　　　　　　　B. 反应速度慢

C. 作用广泛和持久　　　　　　　　　D. 调节的敏感性差

E. 作用迅速、准确和短暂

10. 神经调节和体液调节相比，下述各项中错误的是（　　）

A. 神经调节发生快　　　　　　　　　　B. 神经调节作用时间短

C. 神经调节的范围比较小　　　　　　　D. 神经调节的基本方式是反应

E. 神经调节起主导作用

11. 关于反射，下列哪项不准确（　　）

A. 反射是神经系统活动的基本过程　　　B. 反射包括条件反射和非条件反射

C. 条件反射是建立在非条件反射基础之上　D. 反射弧必须完整才能进行

E. 反射中枢均位于大脑皮质

12. 正反馈的生理意义主要在于（　　）

A. 维持稳定　　　　　　　　　　　　　B. 加速完成某生理过程

C. 具有前瞻性　　　　　　　　　　　　D. 适应环境

E. 以上都不是

13. 维持内环境稳态的最主要调节方式是（　　）

A. 神经调节　　　　　　　　　　　　　B. 体液调节

C. 负反馈调节　　　　　　　　　　　　D. 正反馈调节

E. 前馈

14. 下列关于负反馈调节的叙述，错误的是（　　）

A. 是一个闭环系统　　　　　　　　　　B. 是维持内环境稳态的重要调节形式

C. 反馈信息能增强控制部分的活动　　　D. 反馈信号能减弱控制部分的活动

E. 作用时有有滞后现象

15. 正反馈调节的特点是（　　）

A. 破坏原先的平衡状态　　　　　　　　B. 能使整个系统处于再生状态

C. 一旦发达起来就逐步加强，最后到达极端，或结束这一过程

D. 在病理情况下，出现较多　　　　　　E. 以上都是

[A2 型题] 每一道试题以一个案例出现，配有 A、B、C、D、E 五个备选答案，请从中选择一个最佳答案。

16. 切除动物肾上腺皮质后，血中促肾上腺皮质激素浓度升高，说明糖皮质激素对腺垂体促激素分泌具有下列哪一种调控作用（　　）

A. 神经调节　　　　　　　　　　　　　B. 神经－体液调节

C. 自身调节　　　　　　　　　　　　　D. 正反馈控制

E. 负反馈控制

17. 患儿，女，13 岁，常出现蹲下突然站起来时头晕，过一会又恢复正常，该现象是通过（　　）

A. 负反馈调节来完成的　　　　　　　　B. 正反馈调节来完成的

C. 前馈调节来完成的　　　　　　　　　D. 自身调节来完成的

E. 以上都不是

18. 家兔，雄性，体重 2.1kg，20% 氨基甲酸乙酯麻醉，剂量 1g/kg。切开腹壁找到膀胱，两侧输尿管插管，收集尿液观察影响尿生成的因素。这种实验方法属于（　　）

A. 整体实验   B. 离体实验

C. 在体慢性实验   D. 在体急性实验

E. 生理实验

[B 型题] 每组题对应同一组备选答案，每个题干对应一个正确的备选答案，备选答案可以重复选择或不选。（　　）

（19～22 题共用备选答案）

A. 反应   B. 反射   C. 反馈   D. 适应   E. 抑制

19. 电刺激离体骨骼肌收缩，属于（　　）

20. "望梅止渴"属于（　　）

21. 血糖增高时胰岛素分泌增多，属于（　　）

22. 在高海拔地区生活时红细胞数量增加，属于（　　）

（23～27 题共用备选答案）

A. 神经调节   B. 体液调节   C. 自身调节   D. 负反馈调节   E. 前馈调节

23. 平均动脉压在一定范围内升降，脑血管口径产生适应性改变以保持脑血流量相对恒定，属于（　　）

24. 长期服用糖皮质激素致肾上腺皮质萎缩，是由于（　　）

25. 进食时唾液分泌增加，属于（　　）

26. 运动员进入比赛场地，心血管、呼吸活动便开始增强，属于（　　）

27. 内环境理化性质保持相对恒定，属于（　　）

（28～31 题共用备选答案）

A. 感受器   B. 传入神经

C. 中枢   D. 传出神经

E. 效应器

28. 视网膜的视锥细胞属于（　　）

29. 减压反射中的窦神经属于（　　）

30. 骨骼肌、平滑肌和腺体属于（　　）

31. 脊髓背根神经属于（　　）

四、自测试题答案

1. E   2. D   3. E   4. B   5. E   6. A   7. D   8. C   9. E   10. D

11. E   12. B   13. C   14. C   15. E   16. E   17. D   18. D   19. A   20. B

21. B   22. D   23. C   24. D   25. A   26. E   27. D   28. A   29. B   30. E

31. B

第二章 细胞的基本功能

一、学习目标

（一）掌握

细胞的跨膜物质转运方式；静息电位和动作电位的概念及其形成机制；神经－肌肉接头处兴奋传递的过程及特点；兴奋－收缩耦联的概念及其过程。

（二）熟悉

极化、去极化、复极化、超极化、反极化、阈电位的概念；骨骼肌收缩的机制；骨骼肌收缩的形式及影响肌肉收缩的因素。

（三）了解

细胞的跨膜信号转导功能；局部电位；动作电位传导的机制。

二、学习要点

细胞是人体生命活动的基本结构和功能单位，人体一切生命活动都是在细胞的基础上进行的。因此要了解人体各器官、系统的功能，必须了解细胞的基本功能。细胞的基本功能包括细胞的跨膜物质转运功能、信号传导功能、生物电现象和肌细胞的收缩功能。

（一）细胞的跨膜物质转运功能

1. 细胞膜的基本结构

细胞膜主要由脂质、蛋白质和少量的糖类物质组成。关于细胞膜分子结构有不同学说，目前被公认的是 Singer 和 Nicholson 于 1972 年提出的液态镶嵌模型学说。该学说认为，细胞膜是以是液态的脂质双分子层为基架，其中镶嵌着许多具有不同结构和功能的蛋白质。

2. 细胞的跨膜物质转运功能

由于新陈代谢的需要，细胞要从外界摄取氧和营养物质，同时排出其代谢产物，这些物质的进出都要经细胞膜的转运才能实现。细胞的跨膜物质转运方式有单纯扩散、易化扩散、主动转运、入胞和出胞。

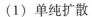

（1）单纯扩散

单纯扩散是指脂溶性小分子物质，不需要膜蛋白的帮助，从膜的高浓度一侧向低浓度一侧转运的过程，如氧气、二氧化碳、氨、氮气、水、乙醇、尿素等物质的跨膜转运。

影响单纯扩散的因素主要有：

1）膜两侧该物质的浓度差。

2）膜对该物质的通透性，即物质通过膜的难易程度。

（2）易化扩散

易化扩散是指非脂溶性或脂溶性很小的物质，在膜蛋白的帮助下，由膜的高浓度的一侧通向低浓度的一侧转运的过程。根据参与的膜蛋白不同，分为载体转运和通道转运两种类型。

1）载体转运

载体转运是指某些非脂溶性物质以载体蛋白为中介的跨膜转运过程，如葡萄糖和氨基酸进入细胞内的过程。载体转运的特点：①高度特异性，某种载体只选择性地与某种物质作特异性结合。②饱和现象，因膜上有关的载体数量或载体上能与该物质结合的位点数目有限，如超过限度，即使再增加待转运物质的浓度，也不能使转运量增加。③竞争性抑制，结构相近的物质可争夺占有同一种载体，一种物质可抑制结构相近的另一种物质的转运。

2）通道转运

通道转运是指带电离子以通道蛋白为中介的跨膜转运过程。通道转运的特点：①高速性，通道转运离子的速率非常快（$10^6 \sim 10^8$ 个/秒），远大于载体的转运速率，这是通道与载体之间最重要的区别。通道的转运速率主要受电－化学梯度的影响。②选择性，每种通道只对一种或几种离子有较高的通透性，而对其他离子的通透性很小或不通透。通道对离子的选择性取决于通道开放时孔道的大小、孔道壁的带电情况。根据通道对离子的选择性，通道可分为 Na^+ 通道、K^+ 通道、Ca^{2+} 通道等。③门控性，通道内有"闸门"样结构，决定了通道的开放和关闭，这一过程称为门控性。根据引起门控过程的机制不同，通道可分为化学门控通道、电压门控通道和机械门控通道等。离子通道可被某些毒物或药物选择性地阻断，如四乙胺可单独阻断 K^+ 通道；河豚毒素可单独阻断 Na^+ 通道。维拉帕米可单独阻断 Ca^{2+} 通道。

单纯扩散和易化扩散转运物质所需能量来自膜两侧物质的浓度差和电位差形成的势能，不需要细胞代谢提供能量，故属于被动转运。

（3）主动转运

主动转运是指细胞利用代谢产生的能量逆浓度差或电位差将物质从膜的一侧转运到另一侧的过程。根据转运物质所需能量来源的不同，主动转运可分为原发性主动转运和继发性主动转运。

1）原发性主动转运

物质在进行逆电－化学梯度跨膜转运时，所需能量直接来自 ATP 的分解，这种直接利用 ATP 能量的主动转运过程称为原发性主动转运。介导这一过程的膜蛋白称为离子泵，由于它具有分解 ATP 的能力，故也称为 ATP 酶。在哺乳动物细胞上普遍存在的离子泵有钠－

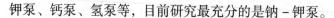

钾泵、钙泵、氢泵等，目前研究最充分的是钠－钾泵。

钠－钾泵简称钠泵，它是细胞膜上一种 Na^+ – K^+ 依赖式 ATP 酶。启动或使钠泵活动加强的最重要因素是膜内 Na^+ 增多或膜外 K^+ 增多。当膜内 Na^+ 增多或膜外 K^+ 增多时，钠泵被激活，分解 ATP 释放能量，逆浓度差将细胞内的 Na^+ 移出膜外，同时将细胞外的 K^+ 移入膜内，以保持膜内高 K^+ 和膜外高 Na^+ 的不均衡离子分布。一般情况下，每分解 1 分子 ATP 能将 3 个 Na^+ 移出膜外，同时将 2 个 K^+ 移入膜内。

钠泵活动具有重要的生理意义：①钠泵活动造成的细胞内高 K^+ 是许多代谢反应进行的必要条件。②钠泵活动造成的膜内外 Na^+ 和 K^+ 的浓度差，是细胞生物电活动产生的前提。③维持胞内渗透压和细胞容积。④建立 Na^+ 的跨膜浓度梯度，为继发性主动转运的物质提供势能储备。⑤钠泵的活动是生电性的，可直接影响膜电位，使膜内电位的负值增大。

2）继发性主动转运

物质在进行逆电－化学梯度跨膜转运时，所需能量并不直接来 ATP 分解，而是来自原发性主动转运所形成的离子浓度势能差，这种间接利用 ATP 能量的主动转运过程称为发性主动转运，也称为联合转运。根据联合转运物质的转运方向不同，继发性主动转运分为同向转运和逆向转运。同向转运是指 Na^+ 与联合转运的物质转运方向相同的转运过程，如小肠黏膜上皮细胞对葡萄糖、氨基酸的吸收和肾小管上皮细胞对葡萄糖、氨基酸的重吸收过程。逆向转运是指 Na^+ 与联合转运的物质转运方向相反的转运过程，如肾小管上皮细胞上的 Na^+ – H^+ 交换和心肌细胞上的 Na^+ – Ca^{2+} 交换的过程。

（4）入胞和出胞

出胞和入胞是大分子物质或物质团块出入细胞的方式。

1）入胞

入胞又称为胞吞，它是指细胞外的某些大分子物质或物质团块进入细胞内的过程。根据摄入的物质不同，入胞分为吞噬和吞饮两种类型。如果进入细胞的物质是固态，称为吞噬，如白细胞吞噬细菌的过程。如果进入细胞的物质是液态，称为吞饮，如蛋白质分子进入细胞内的过程。

2）出胞

出胞又称为胞吐，它是指细胞内的某些大分子物质或物质团块排出细胞的过程。出胞主要见于细胞的分泌活动，如内分泌细胞分泌激素、神经末梢释放神经递质等。

入胞和出胞主要是依靠细胞本身的活动来完成，需要细胞代谢供能，故属于主动转运。

细胞的跨膜物质转运方式归纳（表2–1）。

表 2–1　细胞的跨膜物质转运方式

转运方式	转运物质	转运方向	细胞耗能	借助膜蛋白
单纯扩散	O_2、CO_2	高浓度→低浓度	无	无
载体转运	葡萄糖、氨基酸	高浓度→低浓度	无	载体蛋白
通道转运	无机离子	高浓度→低浓度	无	通道蛋白

转运方式	转运物质	转运方向	细胞耗能	借助膜蛋白
原发性主动转运	无机离子	低浓度→高浓度	有	泵蛋白
继发性主动转运	葡萄糖、氨基酸、无机离子	低浓度→高浓度	有	转运体
入胞	大分子物质	细胞外→细胞内	有	受体
出胞	大分子物质	细胞内→细胞外	有	

（二）细胞的跨膜信号转导

细胞外的信号跨膜转导可分为两类，一类是某些脂溶性信号分子穿过细胞膜进入细胞内，与胞质受体结合，再穿过细胞核的核膜进入细胞核内与核受体结合，通过调节基因的表达而完成信号转导；另一类是作用于细胞膜表面，通过引起膜结构中一种或数种特殊蛋白质分子的变构作用，将外界环境变化的信息以新的信号形式传递到膜内，再引发靶细胞相应的功能改变，这一类占了绝大多数。根据细胞膜上感受信号物质的蛋白质分子的结构和功能的不同，跨膜信号转导的途径大致可分为以下三类。

1. G 蛋白耦联受体介导的信号转导

G 蛋白耦联受体存在于细胞膜上，它与信号分子结合后可激活细胞膜上的 G 蛋白，激活的 G 蛋白进而激活 G 蛋白效应器酶，G 蛋白效应器酶再催化某些物质（如 ATP 产生第二信使，第二信使是指激素、递质、细胞因子等信号分子作用于细胞膜产生的细胞内信号分子，较重要的第二信使有 cAMP、IP_3、DG、cGMP、Ca^{2+}。第二信使通过蛋白激酶或离子通道发挥信号转导的作用。

2. 离子通道受体介导的信号转导

离子通道型受体分子是一种同时具有受体和离子通道功能的蛋白质分子，属于化学门控通道。这类受体和神经递质结合后，引起突触后膜离子通道的快速开放和离子的跨膜流动，导致突触后神经元或效应器细胞膜膜电位的改变，从而实现神经信号的快速跨膜转导。电压门控通道和机械门控通道实际也是接受电信号或机械信号的"受体"，并通过通道的开放、关闭和离子跨膜流动将信号转导到胞内。

3. 酶耦联受体介导的信号转导

酶耦联受体是细胞膜上的一些蛋白质分子，既有受体的作用又有酶的作用。体内大部分生长因子和一部分肽类激素（如胰岛素）就是通过这种方式进行信号转导的。

（三）细胞的生物电现象（以神经细胞为例）

细胞在生命过程中所伴随的电现象称为生物电。生物电的形式主要有静息电位、动作电位和局部电位 3 种。生物电产生的机制，可以用离子流学说来解释。该学说认为生物电的产生是离子跨膜流动的结果，而离子的跨膜流动要具备两个条件，其一细胞膜内外离子不均匀分布；二是细胞膜在不同状态对离子具有选择通透性。

1. 静息电位

（1）静息电位的概念

细胞未受刺激处于安静状态下膜内外两侧的电位差称为静息电位。静息电位是细胞处于安静的标志。

（2）静息电位的特点

静息电位在大多数细胞是一种相对稳定、分布均匀、呈内负外正的直流电位（一些自律细胞除外），只要细胞未受刺激，生理条件不变，静息电位就会稳定于相对恒定的水平。

（3）生物电现象中的重要名词

1）极化：细胞在安静时膜电位处于内负外正的状态称为极化。

2）去极化：在静息电位基础上，膜内电位数值向负值减小的方向变化的过程，称为去极化。

3）超极化：在静息电位基础上，膜内电位数值向负值增大的方向变化的过程，称为复极化。

4）复极化：细胞发生去极化后，再向安静时的极化状态恢复过程，称为复极化。

（4）静息电位产生的机制

静息电位主要是 K^+ 外流形成的电 – 化学平衡电位。

细胞在安静状态时，细胞内 K 浓度高于膜外，而细胞外 Na^+ 浓度高于膜内。在细胞外液中的正离子以 Na^+ 为主，负离子主要是 Cl^-；细胞内液中的正离子主要以 K^+ 为多，主要负离子是有机负离子。膜内外各种离子的不均衡分布为离子被动跨膜移动提供了势能储备。

细胞在安静状态时，细胞膜主要对 K^+ 有通透性，对 Na^+ 几乎没有通透性，有机负离子因其分子结构大，则不能通过细胞膜。因此，细胞膜处于静息状态时，K^+ 可顺着浓度差外流扩散，形成膜外正膜内负的跨膜电位差。

（5）影响静息电位的因素

1）细胞内外 K^+ 浓度差

细胞外 K^+ 浓度升高（高血钾）时，细胞内外 K^+ 浓度差减小，K^+ 外流减少，会导致静息电位减小；细胞外 K^+ 浓度降低（低血钾），细胞内外 K^+ 浓度差增大，K^+ 外流增多，会导致静息电位增大。

2）膜对 K^+ 和 Na^+ 的通透性

膜对 Na^+ 的通透性相对增大时，Na^+ 内流增加，静息电位则减小；膜对 K^+ 的通透性相对增大时，K^+ 外流增加，静息电位增大。

3）钠泵的生电作用

钠泵活动受到抑制（如细胞缺血、缺氧导致代谢障碍或使用钠 – 钾泵的抑制剂毒毛花苷）其生电作用下降，也会导致静息电位减小。

2. 动作电位

（1）动作电位的概念

动作电位是指可兴奋组织或细胞受到有效刺激时，在静息电位基础上产生的一次迅速、可扩布的电位变化。动作电位是细胞兴奋的标志。

（2）动作电位的波形

动作电位由锋电位和后电位两部分。锋电位是动作电位的主要部分，由上升支（细胞去极化过程）和下降支（细胞复极化过程）两部分组成。后电位是锋电位之后出现的微小缓慢的电位变化过程，包括负后电位和正后电位两部分。

（3）动作电位的特点

1）"全或无"现象

动作电位的产生需要一定的刺激强度。如果刺激的强度未达到阈值，动作电位不会产生（无）；如果刺激的强度达到阈值，动作电位就会产生，同时其幅度达到最大，不再随刺激强度的增大而增大（全）。

2）不衰减传导

动作电位沿细胞膜扩布时，其大小不随传导距离的增加而衰减。

3）脉冲式

由于不应期的存在，连续刺激产生的多个动作电位之间有一定的间隔，不会发生融合，形成一个个脉冲式的动作电位的发放。

（4）动作电位产生的机制

1）上升支

阈刺激或阈上刺激→细胞部分去极化→Na^+少量内流→去极化至阈电位水平→Na^+内流与去极化形成正反馈→膜内电位变正，膜外电位变负→形成动作电位上升支。

2）下降支

膜去极化达一定电位水平→Na^+通道的失活，Na^+内流停止，同时膜对K^+的通透性升高→K^+迅速外流→形成动作电位下降支。

由于细胞膜内Na^+浓度升高，膜外K^+浓度升高，使膜上的Na^+-K^+泵激活，可逆浓度梯度将进入膜内的Na^+泵出膜外，同时将膜外多余的K^+泵入膜内，以维持正常细胞膜内外离子分布，为下一次兴奋做充分的准备。

总之，动作电位的上升支是Na^+内流形成的电－化学平衡电位。动作电位的下降支是K^+外流形成的电－化学平衡电位。

（5）动作电位的引起

可兴奋细胞受到刺激发生兴奋的标志是产生动作电位，但并非所有的刺激都能使细胞兴奋，它必须具备一定的条件。只有刺激引起膜去极化达到某一临界膜电位水平，使细胞膜上大量Na^+通道开放，才能触发动作电位的产生，这个能触发动作电位产生的临界膜电位称为阈电位。因此，膜电位去极化达到阈电位水平是细胞产生动作电位的必要条件。

（6）动作电位的传导

动作电位在同一细胞上的传播称为传导。动作电位传导的机制，可用局部电流学说来解释。当无髓鞘纤维某处受到足够强度的刺激而产生动作电位时，与此兴奋区相邻接的两侧未兴奋区仍处在静息的极化状态。由于膜内外两侧的溶液都是导电的，于是在兴奋区与邻接的未兴奋区之间将出现电位差而有电荷的移动，产生局部电流。局部电流的结果造成未兴奋区去极化；当这种去极化达到阈电位水平时，则激活膜上Na^+通道而导致动作电位连续进行下

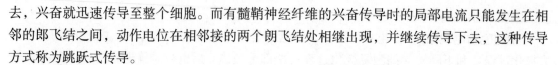

去，兴奋就迅速传导至整个细胞。而有髓鞘神经纤维的兴奋传导时的局部电流只能发生在相邻的郎飞结之间，动作电位在相邻接的两个朗飞结处相继出现，并继续传导下去，这种传导方式称为跳跃式传导。

3. 局部电位

（1）局部电位的概念

细胞受到阈下刺激时，可使细胞膜产生低于阈电位的局部较小的去极化称为局部电位，又称为局部兴奋或局部反应。

（2）局部电位的特点

1）非"全或无"式　电位幅度随刺激增强而增大。

2）电紧张扩布　局部电位不能像动作电位向远处传播，只能向邻近细胞膜做短距离的扩布，称为电紧张性扩布，这种电紧张扩布随扩布距离增加而衰减、消失。

3）可以总和　由于无不应期，几个阈下刺激所引起的局部可以叠加起来，称为总和。由多个相邻部位的局部电位同时产生的叠加称为空间总和，由连续刺激产生的多个局部电位先后产生的叠加称为时间总和。总和的结果，可使膜去极化到阈电位，从而爆发动作电位。因此，动作电位可以由一次阈刺激或阈上刺激引起，也可以由多个阈下刺激产生的局部电位总和而引发。

（3）局部电位与动作用电位的区别

1）局部电位是等级性的，其大小与刺激的强度成正比，而动作电位是"全或无"的。

2）局部电位可以总和，而动作电位不能总和。

3）局部电位不能远传，只能电紧张扩布，影响范围很小，而动作电位能沿着细胞膜进行不衰减的传导。

4）局部电位没有不应期，而动作电位有不应期。

4. 细胞在兴奋过程中兴奋性的周期性变化

动作电位是细胞产生兴奋的标志，受刺激后能够产生动作电位的细胞称为可兴奋细胞。神经细胞、肌细胞和腺细胞都属于可兴奋细胞。可兴奋细胞兴奋后兴奋性的变化规过程可分为以下几个时期：

（1）绝对不应期

绝对不应期相当于锋电位持续的时间，约0.4ms。在绝对不应期，任何强大的刺激都不能使细胞再次兴奋，表明细胞的兴奋性下降到零。

（2）相对不应期

相对不应期相当于负后电位的前段，约3ms。在相对不应期，用大于阈强度刺激才能引起细胞再次兴奋，表明细胞的兴奋性逐渐恢复，但尚未恢复到正常水平。

（3）超常期

超常期相当于负后电位的后段，约15ms。在超常期，用小于阈强度刺激就能引起细胞再次兴奋，表明细胞的兴奋性比正常水平高。

（4）低常期

低常期相当于正后电位持续的时间，在40~60ms。在低常期，用大于阈强度刺激才能引起细胞再次兴奋，表明细胞的兴奋性比正常水平高。

细胞生物电现象归纳（表2-2）。

表2-2 细胞生物电现象归纳

	概念	特点	形成原理	意义
静息电位	细胞安静时，膜两侧存在的电位差	1）细胞膜内负外正 2）相对稳定	K^+外流形成的电－化学平衡电位	细胞安静的标志
动作电位	细胞受到足够强的刺激时，在静息电位基础上细胞膜发生的一次快速可扩布电变化	1）"全或无" 2）不衰减传导 3）脉冲式	去极化：Na^+内流形成的电－化学平衡电位 复极化：K^+外流	细胞兴奋的标志
局部反应	细胞受到阈下刺激时，细胞膜局部低于阈电位的轻度去极化	1）随阈下刺激强度增大去极化增强 2）电紧张扩布 3）可总和	Na^+少量内流	提高细胞兴奋性

（四）肌细胞的收缩功能（以骨骼肌为例）

1. 神经－肌肉接头处的兴奋传递

骨骼肌收缩受躯体运动神经支配，运动神经的兴奋通过神经－肌肉接头传递给骨骼肌，引起骨骼肌的兴奋和收缩。

（1）神经－肌肉接头的结构

神经－肌肉接头是运动神经末梢和与骨骼肌细胞膜相互接触的部位。它由接头前膜、接头间隙和接头后膜（终板膜）三部分组成。接头前膜内有接头小泡，能合成和释放乙酰胆碱，接头后膜上有与乙酰胆碱特异结合的烟碱性型乙酰胆碱受体（N受体）。

（2）神经－肌肉接头处兴奋的传递过程

运动经末梢兴奋→神经冲动传到神经末梢→接头前膜去极化→接头前膜 Ca^{2+} 通道开放→Ca^{2+}内流→神经末梢释放递质乙酰胆碱→乙酰胆碱通过接头间隙扩散到接头后膜（终板膜）并与乙酰胆碱受体结合→终板膜上 Na^+ 通道开放→Na^+内流→终板电位→终板电位是局部电位，总和达阈电位→肌细胞产生动作电位。

（3）神经－肌肉接头处兴奋传递的特点

1）单向传递；

2）时间延搁；

3）易受环境因素和药物影响。

由于神经－肌肉接头处的兴奋传递容易受环境因素和药物的影响，许多药物和病理变化可作用于神经－肌肉接头兴奋传递过程中的不同环节，影响兴奋的正常传递和肌肉的收缩。如筒箭毒能特异性阻断终板膜上的 N 型乙酰胆碱受体，影响兴奋的正常传递，使肌细胞失去收缩力，故在外科手术中，可用筒箭毒作为肌肉松弛药；有机磷中毒时，有机磷能使胆碱

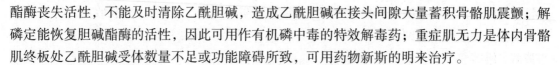

酯酶丧失活性，不能及时清除乙酰胆碱，造成乙酰胆碱在接头间隙大量蓄积骨骼肌震颤；解磷定能恢复胆碱酯酶的活性，因此可用作有机磷中毒的特效解毒药；重症肌无力是体内骨骼肌终板处乙酰胆碱受体数量不足或功能障碍所致，可用药物新斯的明来治疗。

2. 骨骼肌的收缩原理

（1）骨骼肌的结构

肌纤维内含大量肌原纤维和肌管系统，肌原纤维由肌小节构成，粗、细肌丝构成的肌小节是肌肉进行收缩和舒张的基本功能单位。肌管系统包括与肌原纤维走向一致的纵管系统和与肌原纤维垂直走向的横管系统。纵管系统的两端膨大形成含有大量 Ca^{2+} 的终末池，一条横管和两侧的终末池构成三联管结构，它是兴奋－收缩耦联的关键部位。

（2）骨骼肌的收缩机制

肌细胞的收缩机制目前公认的是肌丝滑行学说。该学说认为肌肉收缩并非肌细胞内肌丝或其结构的缩短或卷曲，而是由于细肌丝主动向暗带中央滑行，与粗肌丝之间发生更大程度的重叠；肌小节长度变短，造成肌原纤维以至整块肌肉的缩短。

1）肌丝分子的组成

粗肌丝主要由肌球蛋白（肌凝蛋白）组成。细肌丝由肌动蛋白（亦称肌纤蛋白）、原肌球蛋白（原肌凝蛋白）和肌钙蛋白组成。肌动蛋白和肌球蛋白与肌丝滑行有直接关系，故两者又称为收缩蛋白；肌钙蛋白则能影响和控制收缩蛋白质之间的相互作用，故称为调节蛋白。

2）肌丝滑行的过程

肌细胞膜兴奋传导到终池→终池 Ca^{2+} 释放→肌浆 Ca^{2+} 浓度增高→Ca^{2+} 与肌钙蛋白结合→原肌凝蛋白变构→肌球蛋白横桥头与肌动蛋白结合→横桥头 ATP 酶激活分解 ATP、横桥扭动→细肌丝向粗肌丝滑行→肌小节缩短，实现骨骼肌的收缩。

终池回收 Ca^{2+}→肌浆 Ca^{2+} ＋浓度降低→Ca^{2+} 与肌钙蛋白分离→原肌凝蛋白恢复原来的构型→肌球蛋白横桥头与肌动蛋白分离→细肌丝从粗肌丝中滑出→肌小节恢复原有的长度，实现骨骼肌的舒张。

（3）骨骼肌的兴奋－收缩耦联

将肌细胞的电兴奋和机械收缩联系起来的中介过程称为兴奋－收缩耦联。兴奋－收缩耦联过程的关键部位是三联管结构，耦联因子是钙离子。

兴奋－收缩耦联的基本过程包括以下几点：

1）电兴奋通过横管系统传向肌细胞深处；

2）三联管的信息传递；

3）纵管系统对 Ca^{2+} 的储存、释放和再聚积。

3. 骨骼肌的收缩形式

在不同情况下，肌肉收缩有不同的表现形式。

（1）等长收缩与等张收缩

骨骼肌收缩时可以产生两种变化：一是张力的变化；二是长度的变化。根据张力和长度的变化不同，骨骼肌的收缩形式分为等长收缩与等张收缩。

1）等长收缩：肌肉收缩时只有张力增加而无长度缩短的收缩称为等长收缩。等长收缩是肌肉张力小于肌肉收缩时所承受的负荷的情况下产生的。等长收缩的主要作用是保持一定的张力，维持机体的位置和姿势。

2）等张收缩：肌肉收缩时只有长度的缩短而张力保持不变的收缩称为等张收缩。等张收缩是肌肉张力等于或大于肌肉收缩时所承受的负荷的情况下产生的。等张收缩的主要作用是使物体位移，完成肌肉的做功。

骨骼肌的收缩通常是两种形式都有的混合式收缩。在收缩过程中，既有张力的变化，又有长度的变化，通常先是张力的增加，而肌肉的长度不变，当张力等于或大于负荷时，肌肉开始缩短，而张力不再增加。

（2）单收缩与强直收缩

骨骼肌受到刺激时，可发生动作电位，随后出现收缩。根据刺激频率的不同，骨骼肌的收缩形式分为单收缩与强直收缩。

1）单收缩：骨骼肌受到一次短促刺激时，可发生一次动作电位，随后出现一次收缩和舒张，这种形式的收缩称为单收缩。

2）强直收缩：骨骼肌受到连续刺激时，肌肉发生收缩的总和，称为强直收缩。肌肉发生强直收缩时，出现了收缩形式的总和，但引起收缩的动作电位不发生叠加或总和，是独立存在的。不同频率的连续刺激会引起不同程度的强直收缩。若连续刺激的频率较低时，每次新的收缩都出现在前次收缩的舒张期过程中，表现为锯齿形的收缩曲线，称为不完全强直收缩；若连续刺激的频率较高时，每次新的收缩都出现在前次收缩的收缩期内，表现为机械反应的平缓增加，称为完全强直收缩，通常所说的强直收缩是指完全强直收缩。完全强直收缩是在上一次收缩的基础上收缩，因此比单收缩效率高。正常情况下，支配骨骼肌的运动神经发出的神经冲动是快速连续的，因此骨骼肌的收缩都是完全强直收缩。

当骨骼肌受到连续刺激时，若连续刺激频率较低，刺激间隔大于单个收缩持续的时间时，出现的是一个个的单收缩，若连续刺激频率较高，刺激间隔时间短于单个单收缩持续的时间，则会出现强直收缩。

（3）影响骨骼肌收缩效能的因素

骨骼肌的收缩效能表现为肌肉收缩时产生的张力大小、缩短程度，以及产生张力或缩短的速度。骨骼肌的收缩效能主要受前负荷、后负荷、肌肉收缩能力和收缩总和的影响。

1）前负荷

前负荷指肌肉在收缩前所承受的负荷。前负荷能改变肌肉的初长度（肌肉在收缩之前的长度），从而影响肌张力。能使产生最大张力的前负荷称为最适前负荷，这时肌肉的长度称为最适初长度。在达到最适前负荷之前的一定范围内，前负荷增加，初长度增加，肌张力也增加；在前负荷达到最适前负荷时，肌肉的长度达到最适初长度，能使肌肉产生最大张力，产生最佳收缩效果；在前负荷超过最适前负荷时，肌肉的长度超过最适初长度，进一步增加前负荷，肌张力不但不增加，反而逐渐下降。因此，在一定范围内，前负荷与肌张力呈正变关系，超过一定范围，肌张力下降，呈反变关系。

2）后负荷

后负荷是指肌肉在收缩过程中所承受的负荷。后负荷是肌肉收缩的阻力，它影响肌肉收缩时产生的张力和和肌肉缩短的速度和长度。在前负荷固定的条件下，后负荷越大，肌肉若要克服后负荷，则肌肉收缩产生的张力就越大，肌肉缩短的速度会减慢，且缩短的长度减小。因此，后负荷与肉收缩产生的张力呈正变关系，与肌肉缩短速度和长度呈反变关系。

3）肌肉收缩能力

肌肉收缩能力指与负荷无关的，决定肌肉收缩效能的内在特性。肌肉收缩能力主要取决于肌肉兴奋－收缩耦联过程中胞质 Ca^{2+} 的水平、肌球蛋白 ATP 酶活性以及肌钙蛋白对 Ca^{2+} 的亲和力。许多神经体液因素、病理因素、药物，可以通过上述途径影响肌肉收缩能力。如钙离子、肾上腺素、咖啡因等提高肌肉收缩力；缺氧、酸中毒、低血钙等降低肌肉的收缩力。

4）肌肉收缩的总和

骨骼肌通过收缩的总和可快速调节收缩的强度。总和形式有两种：运动单位数量的总和及频率效应的总和。

三、自测试题

[A1 型题] 每一道试题配有 A、B、C、D、E 五个备选答案，请从中选择一个最佳答案。

1. 细胞膜所具有的功能，很大程度上取决于细胞膜所含的（　　）

A. 糖类　　　　　B. 蛋白质　　　　　C. 脂质　　　　D. 水分　　　　E. 脂肪酸

2. 小肠上皮细胞从肠腔中吸收葡萄糖是通过（　　）

A. 吞饮　　　　　　　　　　　　　　B. 载体转运

C. 泵转运　　　　　　　　　　　　　D. 继发性主动转运

E. 通道转运

3. 肾小管上皮细胞主动摄取葡萄糖的能量直接来自（　　）

A. 电场力　　　　　　　　　　　　　B. 葡萄糖浓度差

C. ATP 分解　　　　　　　　　　　　D. Na^+ 浓度差势能

E. 磷酸肌酸分解

4. 大分子物质或团块通过细胞膜转运的方式是（　　）

A. 单纯扩散　　　　　　　　　　　　B. 易化扩散

C. 主动转运　　　　　　　　　　　　D. 继发性主动转运

E. 入胞或出胞

5. 神经细胞动作电位主要部位形成的 Na^+、K^+ 通道属于（　　）

A. 电压门控通道　　　　　　　　　　B. 化学门控通道

C. 机械门控通道　　　　　　　　　　D. 温度门控通道

E. 水通道

6. 动作电位上升相 Na^+ 内流是通过（　）

A. 主动转运　　B. 通道转运　　C. 入胞作用　　D. 单纯扩散　　E. 载体转运

7. 安静状态下，细胞内的 K^+ 向细胞外移动属于（　）

A. 主动转运　　　　　　　　　　　B. 单纯扩散

C. 载体转运　　　　　　　　　　　D. 通道转运

E. 继发性主动转运

8. 神经纤维末梢释放递质的过程属于（　）

A. 单纯扩散　　B. 载体转运　　C. 通道转运　　D. 主动转运　　E. 出胞作用

9. 细胞内外正常 Na^+ 和 K^+ 浓度差的维持是由于细胞膜上（　）

A. ATP 的作用　　　　　　　　　　B. 钠泵的作用

C. 通道转运的结果　　　　　　　　D. 安静时对 K^+ 通透性大

E. 载体转运的结果

10. 钠泵的化学本质是（　）

A. 蛋白水解酶　　　　　　　　　　B. $Na^+ - K^+$ 依赖式 ATP 酶

C. 胆碱酯酶　　　　　　　　　　　D. 受体蛋白

E. 糖蛋白

11. 每分解一分子 ATP，钠泵可（　）

A. 排出 3 个 Na^+，移入 2 个 K^+

B. 排出 2 个 Na^+，移入 3 个 K^+

C. 排出 3 个 K^+，移入 2 个 Na^+

D. 排出 2 个 K^+，移入 3 个 Na^+

E. 排出和移入 Na^+，K^+ 数量相等

12. 钠泵活动形成的势能储备可使葡萄糖和氨基酸与下列何物质发生同向转运（　）

A. K^+　　B. Na^+　　C. Ca^{2+}　　D. Cl^-　　E. H^+

13. 钠泵抑制剂是（　）

A. 维拉帕米　　B. 胆碱酯酶　　C. 毒毛花苷　　D. 阿托品　　E. 箭毒

14. 受体的化学本质是（　）

A. 脂质　　B. 蛋白质　　C. 糖类　　D. 核酸　　E. 糖蛋白

15. 下列物质中属于第一信使的是（　）

A. cAMP　　B. cGMP　　C. IP_3　　D. 激素　　E. Ca^{2+}

16. 在信号跨膜转导过程中，下列哪项可激活腺苷酸环化酶（　）

A. cAMP　　B. DG　　C. IP_3　　D. G 蛋白　　E. Ca^{2+}

17. 可作为第二信使的物质是（　）

A. cAMP　　B. ATP　　C. ADP　　D. Ach　　E. ADH

18. 神经细胞静息电位的形成主要是由于（　）

A. Na^+ 内流　　B. Ca^{2+} 内流　　C. K^+ 外流　　D. Cl^- 内流　　E. 以上都是

19. 动作电位的"全或无"特点是指动作电位幅值（ ）

A. 不受细胞外 Na^+ 浓度影响　　　　　　B. 不受细胞外 K^+ 浓度影响

C. 与静息电位无关　　　　　　　　　　　D. 与刺激强度和传导距离无关

E. 与钠泵活动无关

20. 用强度为阈值两倍的刺激作用于神经纤维，下列哪项描述是正确的（ ）

A. 所产生的动作电位幅值增大一倍　　　　B. 去极化速度增大一倍

C. 动作电位传导速度增大一倍　　　　　　D. 阈电位增大一倍

E. 以上各参数与阈值刺激时一样

21. 使细胞膜 Na^+ 通道突然大量开放的电位水平称为（ ）

A. 局部电位　　B. 静息电位　　C. 阈电位　　D. 动作电位　　E. 跨膜电位

22. 给细胞一次阈下刺激引起的膜电位变化称为（ ）

A. 阈电位　　B. 锋电位　　C. 后电位　　D. 动作电位　　E. 局部电位

23. 神经细胞在接受一次阈上刺激后，兴奋性周期性变化顺序是（ ）

A. 相对不应期—绝对不应期—超常期—低常期

B. 相对不应期—低常期—绝对不应期—超常期

C. 绝对不应期—相对不应期—超常期—低常期

D. 绝对不应期—相对不应期—低常期—超常期

E. 低常期—绝对不应期—相对不应期—超常期

24. 组织细胞处于绝对不应期时，其兴奋性为（ ）

A. 零　　　　B. 无限大　　　C. 大于正常　　D. 小于正常　　E. 等于正常

25. 动作电位的锋电位过程，细胞兴奋性处于（ ）

A. 相对不应期　　B. 超常期　　　C. 低常期　　D. 正常　　　E. 绝对不应期

26. 衡量组织兴奋性高低的常用指标是（ ）

A. 阈值　　　　　　　　　　　　　　　　B. 绝对不应期的长短

C. 静息电位值大小　　　　　　　　　　　D. 动作电位值的大小

E. 刺激强度－时间变化率

27. 神经－肌肉接头传递兴奋的化学物质是（ ）

A. 肾上腺素　　B. 去甲肾上腺素　C. 乙酰胆碱　　D. 胆碱酯酶　　E. 筒箭毒

28. 在神经肌接头处兴奋传递中，导致神经末梢囊泡释放递质的因素是（ ）

A. Na^+ 内流　　B. Ca^{2+} 内流　　C. K^+ 外流　　D. Cl^- 内流　　E. 以上都是

29. 乙酰胆碱与终板膜受体结合后，引起终板膜（ ）

A. 对 Na^+ 和 K^+ 通透性都增加，发生去极化

B. 对 Na^+ 和 K^+ 通透性都增加，发生超极化

C. 仅对 Na^+ 通透性增加，发生去极化

D. 仅对 K^+ 通透性增加，发生超极化

E. 仅对 Cl^- 通透性增加，发生超极化

30. 终板膜上的化学门控通道属于（　　）

A. 胆碱能受体

B. 肾上腺素能受体

C. 多巴胺受体

D. 组胺受体

E. 以上都不是

31. 终板电位的本质是（　　）

A. 局部电位　　B. 动作电位　　C. 阈电位　　D. 静息电位　　E. 感受器电位

32. 能阻断神经 - 肌肉接头兴奋传递的物质是（　　）

A. 阿托品　　B. 河豚毒素　　C. 筒箭毒　　D. 四乙胺　　E. 维拉帕米

33. 骨骼肌收缩和舒张的基本功能单位是（　　）

A. 肌纤维　　B. 肌小节　　C. 肌原纤维　　D. H 带　　E. 明带

34. 骨骼肌横管系统的功能是（　　）

A. Ca^{2+} 储存库

B. 将兴奋传向肌细胞深部

C. 使 Ca^{2+} 与肌钙蛋白结合

D. 激活钙泵

E. 使横桥与细丝结合

35. 存在于骨骼肌细胞肌质网上的是（　　）

A. Ca^{2+} 泵　　B. Cl^- 泵　　C. Na^+-K^+ 泵　　D. I^- 泵　　E. H^+ 泵

36. 骨骼肌是否发生强直收缩取决于（　　）

A. 刺激频率

B. 刺激强度

C. 刺激持续时间

D. 刺激种类

E. 刺激时间 - 强度变率

37. 决定肌收缩能力的因素是（　　）

A. 肌小节初长度

B. 前负荷

C. 后负荷

D. 肌内部功能状态

E. 刺激强度

38. 肌收缩时，如后负荷越小，则（　　）

A. 收缩达到的张力越大

B. 开始出现缩短的时间越迟

C. 缩短的速度越快

D. 所做的机械功越大

E. 以上都不是

39. 在强直收缩中，肌细胞的动作电位（　　）

A. 发生叠加或总和

B. 幅值变大

C. 去极化速度变快

D. 呈脉冲式

E. 去极化持续时间延长

40. 当连续刺激时，刺激间隔时间短于单收缩的收缩期，肌肉出现（　　）

A. 一次单收缩

B. 一连串单收缩

C. 不完全强直收缩

D. 完全强直收缩

E. 无收缩反应

［A2 型题］每一道试题以一个案例出现，配有 A、B、C、D、E 五个备选答案，请从中

选择一个最佳答案。

41. 患者，男，遇到车祸造成广泛的组织损伤，使细胞外液钾浓度升高，从而使未损伤部位的（　　）

    A. 动作电位幅度变大
        B. 静息电位负值增大

    C. 静息电位负值不变
        D. 动作电位幅度变小

    E. 动作电位幅度不变

42. 某患者外科手术后，经一段时间输液出现肠麻痹，检查发现血钾偏低，出现肠麻痹可能是以下哪个原因（　　）

    A. 肠肌细胞兴奋性降低
        B. 兴奋 - 收缩脱耦联

    C. 神经纤维受损
        D. 肠肌纤维受损

    E. 肠肌细胞兴奋性升高

43. 某患者由于代谢性酸中毒，血液检查 pH 值降低，出现肌肉收缩力减弱，这是因为（　　）

    A. 肌小节过长
        B. 氢离子浓度增加

    C. 氢离子与肌钙蛋白结合增加
        D. 钙离子减少

    E. 肌小节过短

44. 某患者由于长期缺氧，造成 ATP 合成减少、ATP 酶活性降低，将会使（　　）

    A. 膜内钠浓度减小
        B. 膜内钾浓度增加

    C. 膜内外钠钾浓度不变
        D. 膜内钠、膜外钾浓度将会增加

    E. 膜内钠、膜外钾浓度将会降低

45. 某人进食河豚后 2 小时就出现神经麻痹症状，这主要是河豚毒素作用于神经轴突膜表面时阻断了以下哪个通道所致（　　）

    A. 钙通道　　　　B. 钠通道　　　　C. 钾通道　　　D. 钠与钾通道　　E. 钠与钙通道

[A3/A4 型题] 每个案例下设若干道题，请在每题的五个备选答案中选出最佳的一个。

(46 ~ 47 题共用题干)

患者，女，45 岁。家人争吵自服美曲膦酯（敌百虫）约 100mL，后出现头晕、恶心、呕吐伴四肢肌肉痉挛性收缩。体格检查：T 39.5℃，P 100 次/分，R 16 次/分，BP 169/mmHg，全身多汗。实验室检查：Na^+127mmol/L，Ca^{2+}3.0mmol/L，胆碱酯酶 159IU/L。

诊断：有机磷中毒。

46. 有机磷中毒的原理是（　　）

    A. 胆碱酯酶失活
        B. 磷酰化胆碱酯酶减少

    C. 胆碱酯酶活性增强
        D. 交感神经兴奋

    E. 肝功能受损

47. 抢救有机磷中毒的解毒药物是（　　）

    A. 解磷定
        B. 二巯丁二钠

    C. 硫代硫酸钠
        D. 丙二胺

    E. 维拉帕米

(48～50题共用题干)

患者，女，30岁。近3个月来感觉全身乏力和易疲劳。近1周，上述症状明显加重，梳头困难并伴有眼睑下垂，上楼时多次跌倒在地，但上述症状休息后可缓解。使用新斯的明治疗后肌力恢复。体格检查：血中抗胆碱酯酶受体数量增多；肌电图示重复刺激运动神经元时骨骼肌的反应性下降。

诊断：重症肌无力。

48. 重症肌无力的病变部位在（　　）

A. 周围神经系统　　　　　　　　　　B. 中枢神经系统

C. 神经肌肉接头　　　　　　　　　　D. 骨骼肌细胞

E. 线粒体

49. 重症肌无力的机制是（　　）

A. 乙酰胆碱释放增多　　　　　　　　B. 乙酰胆碱释放减少

C. 乙酰胆碱受体数目增多　　　　　　D. 乙酰胆碱受体数目减少

E. 胆碱酯酶活性增强

50. 重症肌无力患者应选用（　　）

A. 阿托品　　　B. 庆大霉素　　　C. 新斯的明　　　D. 肾上腺素　　　E. 去甲肾上腺素

［B型题］每组题对应同一组备选答案，每个题干对应一个正确的备选答案，备选答案可以重复选择或不选。

(51～53题共用备选答案)

A. 主动转运　　　B. 单纯扩散　　　C. 易化扩散　　　D. 入胞作用　　　E. 出胞作用

51. 小肠上皮吸收葡萄糖（　　）

52. 蛋白质转运进细胞（　　）

53. 神经末梢释放递质（　　）

(54～56题共用备选答案)

A. 极化　　　B. 去极化　　　C. 复极化　　　D. 超极化　　　E. 反极化

54. 细胞安静时膜两侧外正内负的状态（　　）

55. 产生动作电位时膜内电位由负变正（　　）

56. 阈下刺激可引起（　　）

(57～59题共用备选答案)

A. Na^+　　　B. K^+　　　C. Cl^-　　　D. Ca^{2+}　　　E. I^-

57. 触发和终止肌肉收缩的关键离子是（　　）

58. 形成神经细胞动作电位上升支的离子是（　　）

59. 形成神经细胞动作电位下降支的离子是（　　）

(60～62题共用备选答案)

A. 等长收缩　　　　　　　　　　　　B. 等张收缩

C. 单收缩　　　　　　　　　　　　　D. 不完全强直收缩

E. 完全强直收缩

60. 肌肉收缩时其长度缩短而张力不变的是（   ）

61. 肌肉收缩时其长度保持不变而张力增加的是（   ）

62. 正常体内的骨骼肌收缩都是（   ）

（63～65 题共用备选答案）

A. 阿托品　　　B. 筒箭毒　　　　C. 四乙胺　　　　D. 河豚毒素　　　E. 维拉帕米

63. K^+ 通道的阻断剂是（   ）

64. Na^+ 通道的阻断剂是（   ）

65. Ca^{2+} 通道的阻断剂是（   ）

四、自测试题答案

1. B　　2. D　　3. C　　4. E　　5. A　　6. B　　7. D　　8. E　　9. B　　10. B

11. A　　12. B　　13. C　　14. B　　15. D　　16. D　　17. A　　18. C　　19. D　　20. E

21. C　　22. E　　23. C　　24. A　　25. E　　26. A　　27. C　　28. B　　29. A　　30. A

31. A　　32. C　　33. B　　34. B　　35. A　　36. A　　37. D　　38. C　　39. D　　40. D

41. D　　42. A　　43. C　　44. D　　45. B　　46. A　　47. A　　48. C　　49. D　　50. C

51. A　　52. D　　53. E　　54. A　　55. E　　56. B　　57. D　　58. A　　59. B　　60. B

61. A　　62. E　　63. C　　64. D　　65. E

第三章 血 液

一、学习目标

（一）掌握

血浆渗透压；血浆酸碱度；血细胞的正常值及功能；红细胞的生成与破坏；红细胞的生理特性；血液凝固的基本步骤；血量；ABO 血型系统和 Rh 血型系统；输血原则；ABO 血型的鉴定。

（二）熟悉

血液的组成和理化特性（颜色、比重、黏滞度）、血浆的成分和作用；白细胞的生理特性；凝血因子；影响血液凝固的因素；交叉配血试验。

（三）了解

纤维蛋白溶解。

二、学习要点

（一）血液的组成和理化特性

1. 血液的组成

血液由血浆和血细胞组成。血细胞分红细胞、白细胞、血小板三类。将新采集的血液与抗凝剂混匀后，经离心可将血浆与血细胞分离，上层淡黄色透明的液体为血浆，下层为红细胞，红细胞表面呈灰白色的一薄层为白细胞和血小板。

血细胞在全血中所占的容积百分比，称为血细胞比容。正常人的血细胞比容是：男性为 40%~50%，女性为 37%~48%，新生儿约为 55%。血细胞比容可反映血细胞（主要是红细胞）和血浆相对数量变化，例如贫血患者血细胞比容可减小，而严重脱水患者或大面积烧伤患者的血细胞比容可增大。

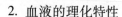

2. 血液的理化特性

（1）血液的颜色

血液的红色主要取决于红细胞内血红蛋白的颜色。动脉血中的红细胞内所含的血红蛋白大部分为氧合血红蛋白，呈鲜红色；静脉血中去氧血红蛋白增多，呈暗红色。空腹血浆清澈透明，进餐之后，尤其是摄入较多的脂类食物后，血浆中悬浮很多脂蛋白微滴而变得浑浊。因此，临床上进行某些血液化学成分检查时，要求空腹采血，以避免进食后食物的影响。

（2）血液的比重

正常人血液的比重（相对密度）为 1.050～1.060，其大小主要取决于红细胞的数量；血浆的比重为 1.025～1.030，其大小主要取决于血浆蛋白的含量；红细胞的比重为 1.090～1.092，其大小主要取决于红细胞内血红蛋白的含量。

（3）血液的黏滞性

血液的相对黏滞性为 4～5，这与血液所含红细胞的数量成正相关。血浆的黏滞性为 1.6～2.4，主要取决于血浆蛋白的含量。血液的黏滞性增大，可造成血流阻力增大，影响血液循环的正常进行。

（二）血浆

1. 血浆的成分及作用

（1）水：占 90%～92%。

（2）血浆蛋白

1）成分：血浆蛋白是血浆中各种蛋白质的总称，可将其分为白蛋白、球蛋白、纤维蛋白原三类。白蛋白与球蛋白的比值（A/G）为 1.5∶1～2.5∶1，血浆白蛋白和大多数球蛋白主要由肝合成（γ球蛋白除外），因此，临床上测定血浆蛋白的比例，有助于了解肝功能的状况。

2）主要生理作用：形成血浆胶体渗透压；球蛋白中的免疫球蛋白具有防御作用；非免疫球蛋白和白蛋白是体内多种物质运输的载体；形成血浆中的各缓冲对，参与酸碱平衡的调节；纤维蛋白原参与血液凝固。

（3）电解质

1）成分：正离子以 Na^+ 为主，还有少量的 Ca^{2+}、K^+、Mg^{2+} 等。负离子主要是 Cl^-，此外还有 HCO_3^-、HPO_4^{2-}、SO_4^{2-} 等。

2）主要生理作用：形成血浆晶体渗透压；维持神经和肌肉的正常兴奋性。

（4）非蛋白含氮化合物

血浆中除蛋白质以外的其他含氮物质称为非蛋白含氮化合物。主要包括尿素、尿酸、肌酐、肌酸、氨基酸、多肽、胆红素等。临床上把这些物质所含的氮，称为非蛋白氮。由于血浆中的非蛋白氮是蛋白质和核酸的代谢产物，主要通过肾排出体外，所以，测定血中非蛋白氮或尿素中氮的含量，有助于了解体内蛋白质的代谢状况和肾功能。

2. 血浆渗透压

（1）渗透压的概念

将两种溶质颗粒浓度不同的溶液用半透膜隔开，会发现颗粒浓度高的一侧溶液会越来越多，而颗粒浓度低的一侧溶液会越来越少，即颗粒浓度高的一侧溶液将水"吸引"过来了，这种水分子从溶液的低浓度侧通过半透膜进入溶液的高浓度侧的现象称为"渗透"。而溶液中溶质分子所具有的吸引水分子透过半透膜的力量，称为渗透压。渗透压的高低与溶液中所含溶质的颗粒数目成正比，而与溶质的种类、溶质颗粒的性质和大小无关。医学上用毫渗透克分子（mOsm）作为单位，简称毫渗。

（2）血浆渗透压的组成及正常值

血浆是一种成分复杂的水溶液，其渗透压由两部分溶质组成。一部分是溶解于其中的晶体物质（主要是 NaCl）形成的渗透压，称为晶体渗透压；另一部分是血浆中的蛋白质（主要是白蛋白）形成的渗透压，称为血浆胶体渗透压。正常人血浆总渗透压约为 300mOsm/L。晶体物质颗粒小，但数量多，所形成的晶体渗透压大，约为 298.7mOsm/L，血浆蛋白质分子量大，但颗粒数目少，所形成的胶体渗透压亦小，仅为 1.3mOsm/L。所以，血浆渗透压主要为血浆晶体渗透压。

（3）血浆渗透压的生理作用

体内血浆所接触的半透膜，即细胞膜和毛细血管壁，对溶质颗粒的通透性是不同的。因此，血浆晶体渗透压和血浆胶体渗透压的生理作用也不同。

1）血浆晶体渗透压的生理作用：由于晶体物质能够自由通过毛细血管壁，故血浆与组织液的晶体渗透压基本相等，所以正常情况下，血浆晶体渗透压对毛细血管内外水的分布不发生显著影响。但晶体物质大部分不易透过细胞膜，这样当晶体渗透压降低时，血浆中的水分被吸引进入细胞，使细胞膨胀，以致破裂；反之，但血浆晶体渗透压升高时，水移出细胞外，可使细胞皱缩、功能丧失。因此，血浆晶体渗透压对维持细胞内、外水平衡，保持细胞的正常形态和功能有重要作用。

2）血浆胶体渗透压的生理作用：血浆蛋白分子量大，难以通过毛细血管壁，正常情况下，血浆的蛋白质含量多于组织液中的蛋白质含量。因此，血浆的胶体渗透压高于组织液的胶体渗透压，可吸引组织液中的水分进入毛细血管，维持血容量。因此，血浆胶体渗透压在调节毛细血管内、外水的正常含量、维持血容量起重要的作用。当某些因素（如肝、肾疾病）导致血浆蛋白（尤其是白蛋白）减少，血浆胶体渗透压将降低，血浆吸水或保水的能力下降，水分在组织中滞留而形成水肿。

血浆渗透压的组成、形成及生理作用（表 3-1）。

表 3-1 血浆渗透压的组成、形成及生理作用

组成	形成	生理作用
血浆晶体渗透压	主要是 NaCl	维持细胞内、外水平衡，保持细胞的正常形态和功能
血浆胶体渗透压	主要是白蛋白	维持毛细血管内、外水的平衡，维持血容量

（4）等渗溶液和等张溶液

1）等渗溶液：以血浆渗透压为标准，与血浆渗透压相等的溶液称为等渗溶液，如 0.9% NaCl 溶液和 5% 葡萄糖溶液，高于或低于血浆渗透压的溶液则相应地称为高渗或低渗

溶液。临床上给患者大量输液时，一般应输入等渗液，以避免影响细胞的形态和功能。

2）等张溶液：并非所有的等渗溶液均能使置于其中的红细胞保持正常形态和大小，如 1.9% 的尿素溶液虽然是等渗溶液，但将红细胞置于其中后很快发生溶血。这是因为尿素分子能自由通过红细胞膜，并顺浓度差进入红细胞内，使红细胞内渗透压升高，水进入细胞内，从而使红细胞破裂溶血。将能使悬浮于其中的红细胞保持正常形态和大小的溶液，称为等张溶液。所以 1.9% 的尿素溶液是等渗溶液但不是等张溶液。NaCl 不能自由透过红细胞膜，所以 0.9% NaCl 溶液即使等渗溶液也是等张溶液。由此可见，等张溶液一定是等渗溶液，而等渗溶液不一定是等张溶液。

3. 血浆的酸碱度

（1）正常值

正常血浆 pH 为 7.35 ~ 7.45，呈弱碱性，是机体内环境稳态的一项重要指标。

（2）维持体内酸碱稳态的机制

1）缓冲对：血浆和红细胞中含有对酸碱物质进行缓冲作用的缓冲对，血浆中有 $NaHCO_3/H_2CO_3$、蛋白质钠盐/血浆蛋白、Na_2HPO_4/NaH_2PO_4，其中最重要的是 $NaHCO_3/H_2CO_3$，通常其比值是 20。红细胞中有血红蛋白钾盐/血红蛋白、K_2HPO_4/KH_2PO_4、$KHCO_3/H_2CO_3$ 等。

2）肺的调节：肺通过改变呼吸运动的频率和幅度，从而调节二氧化碳的排出量，控制血浆碳酸的浓度，以调节酸碱平衡。

3）肾的调节：肾通过排酸保碱调节酸碱平衡。

（3）酸碱失衡

保持血浆酸碱度相对稳定，是组织细胞正常活动的必要条件。pH 增高或降低都会影响酶的活性，使组织细胞的代谢活动和正常的生理功能发生紊乱。当 pH 低于 7.35 时，即为酸中毒；高于 7.45 时，则为碱中毒。如果血浆 pH 低于 6.9 或高于 7.8，将会危及生命。

（三）血细胞

1. 红细胞

（1）形态结构

呈双凹圆盘状，成熟红细胞无细胞核与细胞器，胞质内充满血红蛋白。

（2）正常值

红细胞是血液中数量最多的细胞，男性红细胞正常值为 $(4.0 ~ 5.5) \times 10^{12}/L$；女性为 $(3.5 ~ 5.0) \times 10^{12}/L$，新生儿的红细胞数可达 $(6.0 ~ 7.0) \times 10^{12}/L$。红细胞内的蛋白质主要是血红蛋白，血红蛋白正常值：男性为 120 ~ 160g/L，女性为 110 ~ 150g/L，新生儿为 170 ~ 200g/L。血液中红细胞数或血红蛋白含量低于正常最低值，称为贫血。

（3）生理功能

红细胞的主要功能是运输氧气和二氧化碳，红细胞运输气体的生理功能是由红细胞内的血红蛋白完成的。血红蛋白只有存在于红细胞内才能发挥作用，红细胞破裂，血红蛋白溢出到血浆中的现象称为溶血，一旦发生溶血，血红蛋白丧失运输气体的功能。红细胞的另一功

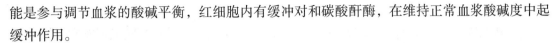

能是参与调节血浆的酸碱平衡，红细胞内有缓冲对和碳酸酐酶，在维持正常血浆酸碱度中起缓冲作用。

（4）生理特性

1）可塑变形性：红细胞通过变形可通过比它直径小得多的毛细血管和血窦的孔隙，后又恢复原状。这一特性称为红细胞的可塑变形性。变形能力的大小主要取决于表面积和体积的比值，比值增大，容易变形，比值减小，则变形能力减弱（如遗传性球形红细胞增多症）。

2）悬浮稳定性：血液中的红细胞能在一定时间内较稳定地悬浮于血浆中不易下沉，这一特性称为红细胞的悬浮稳定性。悬浮稳定性可用红细胞沉降率（血沉）来衡量。成年男性为 0~15mm/h，女性为 0~20mm/h。血沉加快，表明红细胞的悬浮稳定性降低，其主要原因是红细胞叠连，而红细胞叠连与红细胞本身无关，主要是因为血浆成分的变化引起的，当球蛋白、纤维蛋白原及胆固醇含量增多时可加速红细胞叠连，降低红细胞悬浮稳定性，使血沉加快。

3）渗透脆性：红细胞在低渗溶液中膨胀破裂，释放血红蛋白，导致溶血的特性。红细胞的渗透脆性与红细胞膜对低渗溶液的抵抗力呈反变关系，抵抗力大则其脆性小，不容易破裂溶血，反之则其脆性大，容易破裂溶血。

（5）红细胞的生成与破坏

1）红细胞的生成

①红细胞生成的部位：胚胎时期，红细胞生成部位在卵黄囊、肝、脾及骨髓。出生后，红骨髓为生成红细胞的器官。红骨髓中的造血干细胞分化成原红母细胞，再通过增殖分化，经早、中、晚幼红细胞，网织红细胞而至成熟红细胞入血。当机体受到大量放射线或某些药物（如氯霉素、抗癌药）作用时，骨髓的造血功能受到抑制，可致再生障碍性贫血。

②红细胞生成的原料：红细胞的主要成分是血红蛋白，合成血红蛋白的主要原料是铁和蛋白质。缺铁将导致缺铁性贫血。

③红细胞的成熟因子：叶酸和维生素 B_{12} 是合成 DNA 不可缺少的辅酶。当叶酸或维生素 B_{12} 缺乏时，会导致红细胞分裂和成熟障碍，使红细胞停留在幼稚期，产生巨幼红细胞性贫血（大细胞性贫血）。维生素 B_{12} 有赖于内因子参与。内因子是由胃黏膜的壁细胞分泌的一种糖蛋白，它与维生素 B_{12} 结合形成内因子 B_{12} 复合物，从而保护维生素 B_{12} 不受小肠内蛋白水解酶的破坏，并促进维生素 B_{12} 在回肠远端的吸收。当胃大部分切除或萎缩性胃炎时，内因子缺乏，可导致维生素 B_{12} 吸收障碍，出现巨幼红细胞性贫血。

2）红细胞的破坏

红细胞平均寿命为 120 天。衰老的红细胞主要被肝、脾等器官的巨噬细胞吞噬和分解。血红蛋白分解释出的铁可再利用，脱铁血红素转变为胆色素，随粪、尿排出体外。当脾功能亢进时，可使红细胞破坏增加，引起脾性贫血。某些毒素进入体内（如蛇毒等），也可使红细胞大量破坏，导致溶血性贫血。

3）红细胞的生成调节

红细胞数量的相对恒定，是红细胞的破坏和生成平衡的结果。红细胞的生成主要受促红细胞生成素和雄激素的调控。

① 促红细胞生成素：促红细胞生成素主要是在肾内合成的一种糖蛋白，当组织缺氧时，刺激肾合成和分泌的促红细胞生成素增多，它作用于红骨髓，促进血红蛋白合成和红细胞发育，使血中成熟红细胞增多。当红细胞数目增加，机体缺氧得到缓解时，肾释放的促红细胞生成素也随之减少，从而保持红细胞数量的相对恒定。肾病或肾切除的患者，由于促红细胞生成素减少可发生肾性贫血。

② 雄激素：雄激素能直接刺激骨髓造血组织，使红细胞生成增多；也能作用于肾，使其合成、释放促红细胞生成素增多，增强骨髓的造血功能。所以，青春期后男性红细胞数量多于女性。

红细胞的生成与破坏异常和贫血之间的关系（表3-2）。

表3-2　红细胞的生成与破坏异常和贫血

红细胞的生成与破坏异常	贫血
骨髓的造血功能受到抑制	再生障碍性贫血
缺铁	缺铁性贫血
叶酸或维生素 B_{12} 缺乏	巨幼红细胞性贫血
脾功能亢进	脾性贫血
促红细胞生成素减少	肾性贫血

2. 白细胞

（1）正常值及分类

成人安静时，白细胞总数为 $(4.0 \sim 10) \times 10^9/L$，其中中性粒细胞占 $50\% \sim 70\%$，嗜酸性粒细胞占 $0.5\% \sim 5\%$，嗜碱性粒细胞占 $0 \sim 1\%$，单核细胞占 $3\% \sim 8\%$，淋巴细胞占 $20\% \sim 40\%$。

（2）形态结构

1）中性粒细胞：细胞核呈弯曲的杆状或分叶状。核一般为 $2 \sim 5$ 叶，分叶越多，越近衰老。细胞质内有许多均匀、染成淡红色的细小颗粒。

2）嗜碱性粒细胞：核分叶，呈 S 形或不规则形，着色浅。胞质内含大小不等、分布不均的嗜碱性颗粒。

3）嗜酸性粒细胞：核分为两叶，胞质中充满粗大的嗜酸性颗粒。

4）单核细胞：核呈肾形或马蹄形，着色浅。胞质含许多细小的颗粒，即溶酶体。

5）淋巴细胞：核大而圆，着色深，细胞质很少，嗜碱性，染成天蓝色。

（3）生理功能

1）中性粒细胞：中性粒细胞是血液中最主要的吞噬细胞，特别是急性化脓性细菌入侵的第一线，当细菌入侵时，中性粒细胞在炎性区域产生的趋化因子的作用下，渗出血管游走到炎症部位，吞噬细菌。其细胞内含有大量的溶酶体酶，能将吞噬的细菌和组织碎片分解。一个中性粒细胞吞噬数十个细菌后，自身即解体，并释放出溶酶体酶溶解周围组织，死亡的中性粒细胞与细菌及组织溶解物共同形成脓液。当体内中性粒细胞数量减少到 $1.0 \times 10^9/L$ 时，机体抵抗力明显下降，极易发生感染。当机体受细菌感染时，白细胞总数增高，中性粒细胞的百分比亦显著增高。

2）嗜酸性粒细胞：嗜酸性粒细胞缺乏溶菌酶，仅有较弱的吞噬能力，基本上无杀菌作用，在抗细菌感染防御中不起重要作用。嗜酸性粒细胞的主要作用表现为限制肥大细胞和嗜碱性粒细胞在Ⅰ型超敏反应中的作用，参与对蠕虫的免疫反应。因此，当机体发生过敏反应（荨麻疹）或寄生虫感染（血吸虫、线虫等）时，常伴有嗜酸性粒细胞增多。

3）嗜碱性粒细胞：嗜碱性粒细胞能合成并释放肝素、组胺、白三烯和嗜酸性粒细胞趋化因子等。肝素具有很强的抗凝血作用，组胺和白三烯可使毛细血管壁通透性增加，会导致细支气管平滑肌收缩，引起哮喘、荨麻疹等过敏症状。释放的嗜酸性粒细胞趋化因子能吸引嗜酸性粒细胞聚集于过敏反应的局部，以限制嗜碱性粒细胞在过敏反应中的作用。

4）单核细胞：单核细胞经变形运动穿出毛细血管壁，进入其他组织而分化为巨噬细胞，吞噬并杀灭外来微生物，特别是细胞内的致病物，如病毒、疟原虫、真菌、结核杆菌等。

5）淋巴细胞：淋巴细胞在机体的特异性免疫反应应答过程中起着关键作用。根据发生部位、结构特征和免疫功能不同，淋巴细胞分3类：胸腺依赖淋巴细胞（简称 T 细胞）、骨髓依赖淋巴细胞（简称 B 细胞）和自然杀伤细胞（简称 NK 细胞）。T 细胞产生于胸腺，占淋巴细胞总数的 75%，与细胞免疫有关；B 细胞产生于骨髓，占淋巴细胞总数的 15%，受抗原刺激后增殖分化为浆细胞，产生抗体，参与体液免疫；NK 细胞产生于骨髓，约占10%，参与细胞免疫。

3. 血小板

（1）正常值

正常成年人血小板数量约为 $(100 \sim 300) \times 10^9/L$。

（2）生理功能

1）参与生理性止血：生理性止血是指小血管受损后引起的出血，在几分钟内就会自行停止的现象。衡量生理学止血功能的指标是出血时间。所谓出血时间是指用小针刺破耳垂或指端使血液自然流出到自然停止所需要的时间，正常为 1~3 分钟。生理性止血的基本过程包括血管收缩、血小板血栓形成、血液凝固。血小板减少或血小板功能有缺陷时，出血时间会延长，甚至出血不止。

2）维持毛细血管内皮的完整性：血小板能随时填补血管内皮细胞脱落后留下的空隙，并与血管内皮细胞融合。当血液中血小板减少时，会出现皮肤瘀点或紫癜，称血小板减少性紫癜。

（3）生理特性

1）黏附：血小板不能黏附于正常内皮细胞的表面。当血管损伤，暴露内皮下的胶原纤维时，血小板便黏附于胶原纤维上，这是血小板发挥作用的第一步。

2）聚集：血小板相互黏附、聚合在一起的现象。

3）释放：血小板受到刺激后可释放一些生物活性物质，可使血管收缩、血小板聚集等。

4）吸附：血小板能将许多凝血因子吸附在其磷脂表面，促使血液凝固的发生与进行。

5）收缩：血小板中的收缩蛋白可发生收缩，使血小板收缩，血凝块回缩、变硬，使止血更加牢固。

各种血细胞的正常值及功能（表3-3）。

表3-3　血细胞的正常值及功能

血细胞	正常值	生理功能
红细胞	男性：（4.0～5.5）×10^{12}/L 女性：（3.5～5.0）×10^{12}/L	运输氧气和二氧化碳；参与调节血浆的酸碱平衡
中性粒细胞	50%～70%	吞噬细菌
嗜碱性粒细胞	0～1%	参与过敏反应，抗凝
嗜酸性粒细胞	0.5%～5%	减轻过敏反应；杀灭寄生虫
单核细胞	3%～8%	分化为巨噬细胞，具有吞噬功能
淋巴细胞	20%～40%	参与免疫反应
血小板	（100～300）×10^9/L	参与生理性止血；维持毛细血管内皮的完整性

（四）血液凝固与纤维蛋白溶解

1. 血液凝固

概念：血液由流动的液体状态变成不能流动的凝胶状态的过程，称为血液凝固。其最本质的变化是血浆中可溶性的纤维蛋白原转变为不溶的纤维蛋白。

（1）凝血因子

血浆与组织中直接参与凝血的物质，统称为凝血因子。其中按国际命名法用罗马数字编号的有（因子Ⅰ～因子Ⅻ）12种（表3-4）。

表3-4　凝血因子

编号	同义名
因子Ⅰ	纤维蛋白原
因子Ⅱ	凝血酶原
因子Ⅲ	组织凝血激酶
因子Ⅳ	钙离子（Ca^{2+}）
因子Ⅴ	前加速素
因子Ⅶ	前转变素
因子Ⅷ	抗血友病因子
因子Ⅸ	血浆凝血激酶

续表

编号	同义名
因子X	斯图亚特因子
因子XI	血浆凝血激酶前质
因子XII	接触因子
因子XIII	纤维蛋白稳定因子

凝血因子的特征：

1）通常大部分凝血因子是以无活性的酶原形式存在，需要被激活才具有酶的活性。

2）除FIII（组织因子）正常时只存在于血管外的组织细胞，其他凝血因子均存在于血浆。

3）除FIV是Ca^{2+}外，其余的凝血因子均为蛋白质。

4）大部分凝血因子在肝内合成，其中FII、FVII、FIX、FX的合成还必须有维生素K的参与。因此，肝疾病或维生素K不足时，常伴有凝血障碍。

（2）凝血过程

血液凝固是一系列凝血因子相继激活的过程，可分为三个基本步骤。

1）凝血酶原激活物的形成：凝血酶原激活物形成的关键是因子X的激活。根据凝血酶原激活物形成的途径不同，将凝血分为内源性凝血和外源性凝血。

2）凝血酶的形成：由多种因子形成的凝血酶原激活物，可迅速地将血浆中无活性的凝血酶原（因子II）激活成有活性的凝血酶（IIa）。

3）纤维蛋白的形成：在凝血酶的作用下，纤维蛋白原变成纤维蛋白单体。同时，不稳定的纤维蛋白单体以共价键形成稳固的、不溶性的纤维蛋白多聚体（血纤维）。纤维蛋白多聚体相互交织成网，将血细胞网络形成血凝块。

血清：血液凝固后血凝块回缩，析出淡黄色的液体，称为血清。血清与血浆的主要区别是血清中没有纤维蛋白原以及被消耗的其他凝血因子，故血清不能再凝固，而血浆和全血一样，从血管流出，不经抗凝处理就会自行凝固，因为血浆中含有全部的凝血因子。

（3）影响血液凝固的因素

1）体内抗凝血物质：血浆中最主要的抗凝血物质是抗凝血酶III和肝素。抗凝血酶III是肝细胞合成的脂蛋白，在血液中可使多种凝血因子失活，并与凝血酶结合形成复合物，使凝血酶失活，不能形成纤维蛋白，而达到抗凝血作用。肝素是一种由肥大细胞和嗜碱性粒细胞产生的酸性黏多糖，可与抗凝血酶III结合，增强其抗凝作用。

2）物理因素：外科手术中用温盐水纱布或吸收性明胶海绵压迫伤口，可加速凝血。反之，光滑面、低温都可使血液凝固延缓。

3）化学因素：Ca^{2+}是血液凝固过程中不可缺少的，如枸橼酸钠能与血浆中的Ca^{2+}结合成不易电离的络合物，并且用量适度对机体无害，故可作为输血时的抗凝剂。

2. 纤维蛋白溶解

（1）概念

纤维蛋白在纤溶酶的作用下，降解液化的过程称为纤维蛋白溶解，简称纤溶。

（2）生理意义

当血管内一旦形成少量纤维蛋白时，能随时溶解，防止血栓形成。即使在生理止血过程中局部形成了小血栓，创伤愈合后，血纤维也能逐渐溶解使管腔重新畅通。

血液凝固与纤维蛋白溶解是对立统一的，保持动态平衡。病理状态下，若某一方面的作用过强或过弱，可能导致凝血功能障碍或血栓形成，甚至出现广泛性血管内凝血。

（五）血量、血型和输血

1. 血量

（1）正常血量

成人血液总量占体重的 7%~8%，即每公斤体重有 70~80mL 血液。安静状态下，绝大部分的血量在心血管系统中循环，称为循环血量；小部分在肝、脾、肺和皮下静脉丛等贮血库中，称为贮存血量。机体在剧烈运动或失血等应急状态下，贮存血量会进入心血管系统中成为循环血量，以满足机体代谢的需要。

（2）失血对机体的影响

1）一次失血不超过全身血量的 10% 时，经贮存血量的补偿和心血管系统的调节，能够维持正常血压。一次献血 200~300mL，一般不会影响健康。

2）一次失血达全身血量的 20% 时，机体的代偿功能不足，会出现一系列症状，如血压下降、脉搏加快、四肢冰冷、眩晕等现象。

3）严重失血即一次失血达全身血量的 30% 时，不及时抢救，会危及生命。

2. 血型

血型是指血细胞膜上特异性抗原的类型。广义的血型包括红细胞血型、白细胞血型和血小板血型。通常所说的血型是指红细胞血型。

与医学相关最重要的是 ABO 血型系统和 Rh 血型系统。

（1）ABO 血型系统

1）ABO 血型系统的抗原、抗体：ABO 血型系统的抗原称为凝集原，在红细胞膜的表面，有 A 凝集原和 B 凝集原两种。ABO 血型系统的抗体称为凝集素，在血浆中，有抗 A 凝集素和抗 B 凝集素两种。ABO 血型系统的抗体是一种天然抗体，在出生后半年出现，原因不明。当凝集原与其对应的凝集素相遇时，如 A 凝集原与抗 A 凝集素相遇时，就会出现红细胞凝集反应。

2）ABO 血型系统的分型：ABO 血型系统是依据红细胞膜上凝集原的有无和种类不同，将人的血液分成 4 个类型（表 3-5）。红细胞膜上只含有 A 凝集原者称 A 型，其血浆中只含有抗 B 凝集素；只有 B 凝集原者称 B 型，其血浆中只含有抗 A 凝集素；A、B 两种凝集原都有称 AB 型，其血浆中没有抗 A 及抗 B 凝集素；A、B 两种凝集原都没有称 O 型，其血浆中含有抗 A 抗 B 两种凝集素。

表3-5 **ABO血型系统的凝集原与凝集素**

血型（表现型）	红细胞上的凝集原	血清中的凝集素	基因型
A	A	抗B	AA 或 AO
B	B	抗A	BB 或 BO
AB	A 和 B	无	AB
O	无	抗A 和抗B	OO

3）ABO血型系统的鉴定：当红细胞膜上的凝集原与相应的凝集素相遇时，红细胞彼此聚集在一起，形成一簇簇不规则的细胞团，称为红细胞凝集反应。根据红细胞凝集反应的原理，采用已知含有抗A抗体的标准血清和含有抗B抗体的标准血清，鉴定被测者红细胞膜上未知的抗原，以判断其血型。

（2）Rh血型系统

1）Rh血型系统的抗原与分型：人红细胞膜上Rh抗原有5种，即C、c、D、E、e，其中D抗原的抗原性最强，故将红细胞膜上含有D抗原的，称为Rh阳性，不含D抗原的，称为Rh阴性。汉族人口中大多数为Rh阳性，Rh阴性者不足1%。但有些少数民族，Rh阴性者的比例比汉族高。

2）Rh血型系统的特点：血清中不存在抗Rh抗原的天然抗体，只有当Rh阴性的人在接受Rh阳性的血液后，可通过体液免疫产生抗Rh的免疫性抗体。

3）Rh血型系统的临床意义：① Rh阴性的受血者，第一次接受Rh阳性的血液时，不会发生红细胞凝集反应。但由于输入Rh阳性血液后，可使Rh阴性的受血者产生抗Rh抗体，以后再输入Rh阳性血液时，会使输入的Rh阳性红细胞发生凝集而溶血。故临床上即使重复输同一供血者的血液时，也要做交叉配血试验。② Rh阴性的母亲第一胎怀有Rh阳性的胎儿时，由于某种原因胎儿的红细胞进入母体血液循环中，可刺激母体产生抗Rh抗体，抗Rh抗体主要是IgG，分子量较小，能透过胎盘进入胎儿血液，但是抗Rh抗体的浓度是缓慢增加的，故第一胎通常不会发生新生儿溶血。但是如果Rh阴性的母亲再次怀有Rh阳性的胎儿时，就可引起胎儿红细胞凝集而溶血，严重时可致胎儿死亡。

3. 输血

（1）输血原则

输血所遵循的根本原则，就是避免在输血过程中出现红细胞的凝集反应。

1）同型血输血不受输血量的限制，是输血的首选原则。

2）在异型血输血时，主要考虑供血者的红细胞不被受血者的血清所凝集，而且要缓慢、少量地输入。例如，在缺乏同型血的情况下，可以将O型血少量、缓慢地输给其他血型的患者，AB型血的人也可以接受其他三种血型的血。这是因为O型血红细胞膜的表面没有凝集原，不能被任何血型的血清所凝集，而输入的O型血浆中所含的抗A、抗B凝集素，因量少速度又慢，可被受血者的血液所稀释，不足以与受血者的红细胞发生凝集反应。AB血型的人能够接受其他血型的血液，是因其血清中不含抗A、抗B凝集素，不能使输入的红细胞凝集（图3-1）。

（2）交叉配血试验

保证输血安全，避免因血型不合产生溶血反应，进而导致休克、弥散性血管内凝血和急性肾功能衰竭，所以临床上在输血前，即使已知是同型血输血或重复输血，也必须做交叉配血试验（图3-2）。

试验方法：把供血者的红细胞与受血者的血清相混（主侧），再将受血者的红细胞与供血者的血清相混（次侧），观察有无凝集反应。

试验结果：当主侧、次侧均无凝集反应时，称为配血相合，输血最理想；如果主侧不凝集，次侧凝集，为配血基本相合，可缓慢、少量地输血，并密切观察有无输血反应；如果主侧凝集，无论次侧凝集与否都为配血不合严禁输血，输血时必须遵守配血原则。

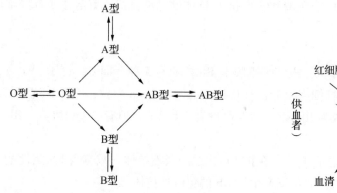

图3-1　ABO血型之间输血关系示意图

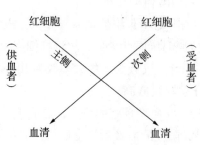

图3-2　交叉配血试验示意图

三、自测试题

[A1型题]　每一道试题配有A、B、C、D、E五个备选答案，请从中选择一个最佳答案。

1. 血液的组成不包括（　　）

A. 血浆 B. 血清 C. 红细胞

D. 白细胞 E. 血小板

2. 红细胞比容是指红细胞与（　　）

A. 白细胞容积之比 B. 血小板容积之比

C. 血浆容积之比 D. 血液容积之比

E. 血细胞容积之比

3. 下列哪项不属于血液理化性质（　　）

A. 比重 B. 吸附 C. 酸碱度

D. 黏滞性 E. 渗透压

4. 血液的颜色主要决定于（　　）

A. 血红蛋白的颜色 B. 血浆蛋白的颜色 C. 葡萄糖的含量

D. 胆色素的颜色　　　　　　E. 摄入食物的颜色

5. 全血的比重主要决定于（　　）

A. 血压的高低　　　　　　B. 红细胞的数量　　　　　　C. 血浆蛋白的含量

D. 血红蛋白的含量　　　　E. 渗透压的高低

6. 血浆的比重主要决定于（　　）

A. 血压的高低　　　　　　B. 红细胞的数量　　　　　　C. 血浆蛋白的含量

D. 血红蛋白的含量　　　　E. 渗透压的高低

7. 全血的黏滞性主要取决于（　　）

A. 白细胞的数量　　　　　B. 红细胞的数量　　　　　　C. 血浆蛋白的含量

D. 血红蛋白的含量　　　　E. NaCl 的含量

8. 不属于血浆蛋白功能的是（　　）

A. 运输功能　　　　　　　B. 免疫功能　　　　　　　　C. 缓冲功能

D. 血液凝固功能　　　　　E. 形成血浆晶体渗透压

9. 哪种器官功能受损，会出现白蛋白与球蛋白的比值下降（　　）

A. 心　　　　　　　　　　B. 肝　　　　　　　　　　　C. 脾

D. 肺　　　　　　　　　　E. 肾

10. 测定血中 NPN 的含量，有助于了解哪种器官的功能（　　）

A. 心　　　　　　　　　　B. 肝　　　　　　　　　　　C. 脾

D. 肺　　　　　　　　　　E. 肾

11. 血浆中主要的阳离子是（　　）

A. Na^+　　　　　　　　　B. K^+　　　　　　　　　　C. Ca^{2+}

D. H^+　　　　　　　　　E. Fe^{2+}

12. 血浆中主要的阴离子是（　　）

A. Cl^-　　　　　　　　　B. HCO_3^-　　　　　　　　C. HPO_4^{2-}

D. OH^-　　　　　　　　E. SO_4^{2-}

13. 正常人血浆的 pH 为（　　）

A. 6.35～6.45　　　　　　B. 6.55～6.75　　　　　　　C. 7.15～7.35

D. 7.35～7.45　　　　　　E. 7.45～7.85

14. 机体的正常代谢必须处于（　　）

A. 弱酸性的体液环境中　　B. 弱碱性的体液环境中　　　C. 较强的酸性体液环境中

D. 较强的碱性体液环境中　E. 中性的体液环境中

15. 血浆中最重要的缓冲对是（　　）

A. $KHCO_3/H_2CO_3$　　　　B. $NaHCO_3/H_2CO_3$　　　　C. Na_2HPO_4/NaH_2PO_4

D. K_2HPO_4/KH_2PO_4　　　E. 血红蛋白钾盐/血红蛋白

16. 正常血浆渗透压为（　　）

A. 290～310mOsm　　　　B. 180～310mOsm　　　　　C. 290～400mOsm

D. 60～100mOsm　　　　　E. 100～200mOsm

17. 临床上给患者大量输液时，一般应输入 （ ）

A. 等渗溶液　　　　　　　B. 高渗溶液　　　　　　　C. 低渗溶液

D. 以上都可以　　　　　　E. 以上都不可以

18. 溶液渗透压的高低取决于 （ ）

A. 溶质的种类　　　　　　B. 溶质颗粒的大小　　　　C. 溶质颗粒的数目

D. 溶质颗粒的形状　　　　E. 溶质的性质

19. 形成血浆晶体渗透压的主要物质是 （ ）

A. 白蛋白　　　　　　　　B. 球蛋白　　　　　　　　C. 纤维蛋白原

D. 无机盐　　　　　　　　E. 葡萄糖

20. 血浆晶体渗透压升高可引起 （ ）

A. 红细胞膨胀　　　　　　B. 红细胞破裂　　　　　　C. 红细胞皱缩

D. 组织液增多　　　　　　E. 组织液减少

21. 血浆胶体渗透压的形成主要取决于其中的 （ ）

A. 蛋白质　　　　　　　　B. 葡萄糖　　　　　　　　C. NaCl

D. 非蛋白氮　　　　　　　E. 脂类

22. 使血浆胶体渗透压降低的主要因素是 （ ）

A. 血浆白蛋白减少　　　　B. 血浆白蛋白增多　　　　C. 血浆球蛋白减少

D. 血浆球蛋白增多　　　　E. 血浆纤维蛋白原增多

23. 调节血细胞内外水平衡的渗透压是 （ ）

A. 血浆晶体渗透压　　　　B. 血浆胶体渗透压　　　　C. 组织液胶体渗透压

D. 组织液晶体渗透压　　　E. 血浆渗透压

24. 在血浆与组织液中基本相等的是 （ ）

A. 白蛋白　　　　　　　　B. 胶体渗透压　　　　　　C. 压力

D. 晶体渗透压　　　　　　E. 总渗透压

25. 组织液与血浆成分的主要区别是组织液内 （ ）

A. 不含血细胞　　　　　　B. 蛋白含量低　　　　　　C. Na^+ 含量高

D. K^+ 含量高　　　　　　E. Cl^- 含量高

26. 蛋白质的浓度在体液中的分布是 （ ）

A. 细胞内液 > 血浆 > 组织液

B. 细胞内液 > 组织液 > 血浆

C. 血浆 > 组织液 > 细胞内液

D. 细胞内液 = 组织液 > 血浆

E. 组织液 > 血浆 > 细胞内液

27. 血浆胶体渗透压降低可引起 （ ）

A. 红细胞膨胀　　　　　　B. 红细胞皱缩　　　　　　C. 组织液增多

D. 组织液减少　　　　　　E. 血容量增多

28. 维持血管内外水平衡和血容量的主要因素是（ ）

A. 血浆渗透压　　　　　B. 血浆胶体渗透压　　　　C. 血浆晶体渗透压

D. 组织液胶体渗透压　　E. 组织液晶体渗透压

29. 血浆蛋白浓度下降时，引起水肿的主要原因是（ ）

A. 血浆晶体渗透压降低　　B. 毛细血管通透性增高　　C. 组织液胶体渗透压降低

D. 血浆胶体渗透压降低　　E. 以上均不是

30. 将红细胞置于下列哪种溶液中会出现细胞膨胀（ ）

A. 5% 葡萄糖溶液　　　　B. 10% 葡萄糖溶液　　　C. 20% 葡萄糖溶液

D. 0.6% NaCl 溶液　　　　E. 0.9% NaCl 溶液

31. 静脉注入 0.9% NaCl 溶液，血浆渗透压（ ）

A. 不变　　　　　　　　　B. 升高　　　　　　　　C. 下降

D. 红细胞皱缩　　　　　　E. 红细胞膨胀

32. 1.9% 尿素溶液（ ）

A. 不是等渗溶液，也不是等张溶液

B. 是等渗溶液，也是等张溶液

C. 不是等渗溶液，是等张溶液

D. 是高渗溶液

E. 是等渗溶液，但不是等张溶液

33. 等渗溶液是指渗透压（ ）

A. 大于血浆　　　　　　　B. 小于血浆　　　　　　C. 相近或等于血浆渗透压

D. 10% 葡萄糖溶液　　　　E. 0.35% NaCl 溶液

34. 可作为等张溶液的是（ ）

A. 0.6% 氯化钠溶液　　　B. 10% 葡萄糖溶液　　　C. 20% 葡萄糖溶液

D. 0.9% 氯化钠溶液　　　E. 1.9% 尿素溶液

35. 血细胞的分化来源于（ ）

A. 皮细胞　　　　　　　　B. 干细胞　　　　　　　C. 腺细胞

D. 神经细胞　　　　　　　E. 平滑肌细胞

36. 成年人的主要造血器官是（ ）

A. 卵黄囊　　　　　　　　B. 肝　　　　　　　　　C. 脾

D. 红骨髓　　　　　　　　E. 淋巴结

37. 胚胎时期最早的造血部位是（ ）

A. 卵黄囊　　　　　　　　B. 肝　　　　　　　　　C. 脾

D. 红骨髓　　　　　　　　E. 淋巴结

38. 红细胞的平均寿命约为（ ）

A. 30 天　　　　　　　　　B. 60 天　　　　　　　C. 120 天

D. 180 天　　　　　　　　E. 210 天

39. 低温贮存较久的血液，血浆中哪种离子浓度会升高（   ）

A. Na^+ 　　　　　　B. Cl^- 　　　　　　C. Ca^{2+}

D. K^+ 　　　　　　E. HCO_3^-

40. 红细胞的变形能力的大小取决于红细胞的（   ）

A. 表面积 　　　　　　B. 体积 　　　　　　C. 表面积与体积的比值

D. 比重 　　　　　　E. 数量

41. 红细胞表面积与体积的比值减小可引起红细胞（   ）

A. 变形能力增大 　　　B. 变形能力减小 　　　C. 悬浮稳定性下降

D. 渗透脆性增加 　　　E. 溶血

42. 红细胞沉降率可反映红细胞的（   ）

A. 可塑变形性 　　　　B. 悬浮稳定性 　　　　C. 运输氧的特性

D. 渗透脆性 　　　　　E. 数量

43. 红细胞沉降率加快是由于（   ）

A. 红细胞叠连 　　　　B. 红细胞膨胀 　　　　C. 红细胞皱缩

D. 红细胞破裂 　　　　E. 红细胞凝集

44. 与红细胞叠连形成有关的因素是（   ）

A. 血浆白蛋白增多 　　　　　B. 血浆球蛋白和纤维蛋白原增多

C. 红细胞数量增多 　　　　　D. 白细胞数量增多

E. 血小板数量增多

45. 某肺结核患者血沉加快，如将该患者的红细胞置于正常人血浆中，其红细胞沉降的速度将（   ）

A. 不变 　　　　　　B. 加快 　　　　　　C. 减慢

D. 正常 　　　　　　E. 无法判断

46. 红细胞悬浮稳定性差时，将发生（   ）

A. 凝集反应 　　　　　B. 脆性增加 　　　　　C. 溶血反应

D. 血沉加快 　　　　　E. 以上都不对

47. 当红细胞的渗透脆性增大时（   ）

A. 红细胞不易破裂

B. 红细胞对高渗溶液的抵抗力增大

C. 红细胞对低渗溶液的抵抗力增大

D. 红细胞对高渗溶液的抵抗力减小

E. 红细胞对高渗溶液的抵抗力减小

48. 红细胞对低渗 NaCl 溶液的抵抗力小，表示（   ）

A. 红细胞变形性大 　　B. 红细胞变形性小 　　C. 红细胞渗透脆性大

D. 红细胞渗透脆性小 　　E. 红细胞悬浮稳定性差

49. 将正常人红细胞置于 0.4% NaCl 溶液中将会出现（   ）

A. 红细胞凝集 　　　　B. 红细胞沉降速度加快 　　C. 溶血

D. 红细胞皱缩 　　　E. 红细胞叠连

50. 红细胞的主要功能是（　　）

A. 参与免疫反应　　　B. 参与生理性止血　　　C. 参与过敏反应

D. 运输氧气和二氧化碳　　　E. 吞噬

51. 下列有关红细胞功能的说法不正确的是（　　）

A. 其功能通过血红蛋白实现

B. 可调节机体的酸碱平衡

C. 溶血后的血红蛋白功能不变

D. 运输氧气

E. 运输二氧化碳

52. 红细胞运输气体的生理功能依赖于（　　）

A. 红细胞膜上的受体　　　B. 红细胞膜上的载体　　　C. 红细胞内的血红蛋白

D. 红细胞的可塑变形性　　　E. 红细胞的悬浮稳定性

53. 再生障碍性贫血的形成是由于（　　）

A. 骨髓造血功能受到抑制　　　B. 造血原料不足　　　C. 维生素 B_{12} 吸收障碍

D. 叶酸利用率下降　　　E. 脾功能亢进

54. 红细胞生成过程中血红蛋白合成所需的重要原料是（　　）

A. 雄激素　　　B. 内因子　　　C. 蛋白质和铁

D. 促红细胞生成素　　　E. 叶酸和维生素 B_{12}

55. 小细胞低色素性贫血是由于机体缺乏（　　）

A. 叶酸　　　B. 内因子　　　C. 铁

D. 促红细胞生成素　　　E. 维生素 B_{12}

56. 巨幼红细胞性贫血的原因是（　　）

A. 造血原料不足　　　B. 骨髓造血功能受抑制　　　C. 缺乏维生素 B_{12} 和叶酸

D. 促红细胞生成素减少　　　E. 血红蛋白合成减少

57. 小细胞低色素性贫血的原因是（　　）

A. 缺乏内因子　　　B. 骨髓造血功能受抑制　　　C. 缺乏维生素 B_{12} 和叶酸

D. 缺乏铁离子　　　E. 肾功能下降

58. 促进红细胞成熟的因子是（　　）

A. 雄激素　　　B. 内因子　　　C. 蛋白质和铁

D. 促红细胞生成素　　　E. 叶酸和维生素 B_{12}

59. 关于红细胞的叙述，错误的是（　　）

A. 衰老的红细胞可塑变形性增强

B. 红细胞发生叠连时血沉加快

C. 儿童红细胞数相对多于成人

D. 成年男性红细胞数相对多于成年女生

E. 缺铁引起小细胞低色素贫血

60. 调节红细胞生成的主要体液因素是（　　）

A. 雄激素   B. 雌激素   C. 促红细胞生成素

D. 甲状腺激素   E. 肾上腺素

61. 生活在高原地区居民红细胞数量增多的原因是（　　）

A. 铁吸收增多   B. 蛋白质食物增多   C. 促红细胞生成素增多

D. 维生素 B_{12} 增多   E. 内因子分泌增多

62. 促红细胞生成素主要合成于（　　）

A. 心   B. 肝   C. 脾

D. 肺   E. 肾

63. 肾性贫血的原因是（　　）

A. 铁含量不足   B. 蛋白质不足   C. 维生素 B_{12} 不足

D. 骨髓造血功能减弱   E. 促红细胞生成素分泌减少

64. 红细胞在血管外破坏的主要场所是（　　）

A. 肝、肾   B. 肝、脾   C. 胸腺

D. 淋巴结   E. 肾、脾

65. 中性粒细胞的主要功能是（　　）

A. 吞噬微生物病原体   B. 参与对蠕虫的免疫反应   C. 清除衰老细胞

D. 执行细胞免疫功能   E. 识别和杀伤肿瘤细胞

66. 人体发生急性化脓性炎症时，分类计数明显增多的白细胞是（　　）

A. 中性粒细胞   B. 嗜酸性粒细胞   C. 嗜碱性粒细胞

D. 单核细胞   E. 淋巴细胞

67. 颗粒中含有肝素的白细胞是（　　）

A. 中性粒细胞   B. 嗜碱性粒细胞   C. 嗜酸性粒细胞

D. 单核细胞   E. 淋巴细胞

68. 在机体的特异性免疫过程中起核心作用的细胞是（　　）

A. 淋巴细胞   B. 单核细胞   C. 中性粒细胞

D. 嗜酸性粒细胞   E. 嗜碱性粒细胞

69. 人体感染蠕虫时分类计数增多的白细胞是（　　）

A. 中性粒细胞   B. 嗜酸性粒细胞   C. 嗜碱性粒细胞

D. 单核细胞   E. 淋巴细胞

70. 下列细胞中，吞噬能力最强的是（　　）

A. 单核细胞   B. 巨噬细胞   C. 中性粒细胞

D. 嗜酸性粒细胞   E. 嗜碱性粒细胞

71. 参与细胞免疫活动的细胞是（　　）

A. B 淋巴细胞   B. T 淋巴细胞   C. 中性粒细胞

D. 嗜酸性粒细胞   E. 嗜碱性粒细胞

72. 血液中数量最多的白细胞是（ ）

A. 淋巴细胞　　　　　　B. 单核细胞　　　　　　C. 中性粒细胞

D. 嗜酸性粒细胞　　　　E. 嗜碱性粒细胞

73. 进入组织后转变为巨噬细胞的血细胞是（ ）

A. 淋巴细胞　　　　　　B. 单核细胞　　　　　　C. 中性粒细胞

D. 嗜酸性粒细胞　　　　E. 嗜碱性粒细胞

74. 具有变形性运动和吞噬能力，并参与激活淋巴特异免疫功能的是（ ）

A. 淋巴细胞　　　　　　B. 单核巨噬细胞　　　　C. 中性粒细胞

D. 嗜酸性粒细胞　　　　E. 嗜碱性粒细胞

75. 生理性止血过程不包括（ ）

A. 局部血管收缩　　　　B. 血小板激活　　　　　C. 血小板血栓形成

D. 血管壁修复，伤口愈合　E. 血凝块形成

76. 血小板的生理特性不包括（ ）

A. 黏附　　　　　　　　B. 聚集　　　　　　　　C. 释放

D. 趋化性　　　　　　　E. 可塑变形性

77. 血小板的生理功能不包括（ ）

A. 释放血管活性物质　　B. 维持血管内皮的完整性　C. 参与止血

D. 促进凝血　　　　　　E. 吞噬病原微生物，识别和杀伤肿瘤细胞

78. 血管损伤后，止血栓能正确定位于损伤部位，有赖于血小板的生理特性是（ ）

A. 黏附　　　　　　　　B. 聚集　　　　　　　　C. 释放

D. 趋化性　　　　　　　E. 吸附

79. 在生理性止血过程中有重要作用的是（ ）

A. 红细胞　　　　　　　B. 血小板　　　　　　　C. 单核细胞

D. 淋巴细胞　　　　　　E. 中性粒细胞

80. 人体表现易出血或出血时间延长的原因是（ ）

A. 红细胞减少　　　　　B. 血小板减少　　　　　C. 单核细胞减少

D. 淋巴细胞减少　　　　E. 中性粒细胞减少

81. 血小板少于 $50 \times 10^9/L$ 的患者，皮肤、黏膜常自发性出现出血点，主要是由于（ ）

A. 不易形成止血栓　　　　　　　　　　　　　　B. 血管不易收缩

C. 不能维持血管内皮的完整性　　　　　　　　　D. 血凝块回缩障碍

E. 血液凝固障碍

82. 阿司匹林具有抗血小板聚集的作用，是因为阿司匹林可抑制血小板的（ ）

A. 磷脂酶 A2　　　　　　B. 环氧化酶　　　　　　C. 血栓素合酶

D. 前列环素合酶　　　　E. 以上都不对

83. 血小板在凝血过程中主要起下列哪一种作用（ ）

A. 作为组织因子，参与外源性凝血

B. 与 FⅫ接触，参与内源性凝血

C. 为 FIXa、FXa 提供催化表面

D. 稳定纤维蛋白

E. 以上都不对

84. 我国成年人血细胞的下列正常参考值错误的是（ ）

A. 男性红细胞 $(4.0 \sim 5.5) \times 10^{12}/L$

B. 女性血红蛋白 $110 \sim 150g/L$

C. 白细胞总数 $(4.0 \sim 10.0) \times 10^{12}/L$

D. 中性粒细胞为 $50\% \sim 70\%$

E. 血小板 $(100 \sim 300) \times 10^9/L$

85. 关于凝血因子错误的是（ ）

A. 用国际命名法以罗马数字编号

B. FIV 结构为钙离子

C. 只有 FXII 存在于血管外组织中

D. FXa 表示该因子被激活

E. 肝脏合成凝血因子需要维生素 K 的参与

86. 正常时只存在于血液之外的凝血因子是（ ）

A. FII   B. FIII   C. FIX

D. FX   E. FXII

87. 多数凝血因子合成于（ ）

A. 心   B. 肝   C. 脾

D. 肺   E. 肾

88. FII、FVII、FIX、FX 的生成需要（ ）

A. 维生素 A   B. 维生素 B   C. 维生素 C

D. 维生素 K   E. 维生素 D

89. 不属于蛋白质的凝血因子是（ ）

A. FII   B. FIII   C. FIV

D. FX   E. FXII

90. 肝功能受损时可引起凝血障碍，主要是因为（ ）

A. 血小板减少   B. 维生素 A 缺乏   C. 某些凝血因子不足

D. 维生素 B_{12} 缺乏   E. 毛细血管通透性增加

91. 内源性凝血途径的启动因子是（ ）

A. FII   B. FIII   C. FIX

D. FX   E. FXII

92. 外源性凝血途径的启动因子是（ ）

A. FII   B. FIII   C. FIX

D. FX   E. FXII

93. 外源性凝血途径和内源性凝血途径的主要区别是（ ）

A. 凝血酶激活过程   B. 纤维蛋白形成过程   C. 有无血小板参与

D. FX 的激活过程   E. 有无 Ca^{2+} 参与

94. 内源性激活途径与外源性激活途径的共同点是（　　）

A. 激活 FⅡ　　　　　　　B. 释放 FⅢ　　　　　　　C. 激活 FⅨ

D. 激活 FⅩ　　　　　　　E. 激活 FⅫ

95. 血液凝固的基本步骤是（　　）

A. 凝血酶原激活物形成→凝血酶形成→纤维蛋白形成

B. 凝血酶原激活物形成→凝血酶形成→纤维蛋白原形成

C. 凝血酶原形成→纤维蛋白原形成→纤维蛋白形成

D. 凝血酶原形成→凝血酶形成→纤维蛋白原形成

E. 凝血酶原形成→凝血酶形成→纤维蛋白形成

96. 凝血酶的主要作用是（　　）

A. 加速 FⅦ复合物的形成

B. 加速凝血酶原激活物的形成

C. 使纤维蛋白原转变为纤维蛋白

D. 激活 FⅫ

E. 促进血小板聚集

97. 在凝血过程中将纤维蛋白原转变为纤维蛋白的凝血因子是（　　）

A. FⅡa　　　　　　　　　B. FⅢ　　　　　　　　　C. FⅣ

D. FⅫa　　　　　　　　　E. FⅩⅢa

98. 血液凝固基本步骤的第一步是（　　）

A. FⅫ被激活　　　　　　B. 组织释放 FⅢ

C. 凝血酶原酶复合物的形成　　D. 凝血酶的形成

E. 纤维蛋白的形成

99. 血液凝固过程的最后阶段是（　　）

A. FⅫ被激活　　　　　　B. 组织释放 FⅢ

C. 凝血酶原酶复合物的形成　　D. 凝血酶的形成

E. 纤维蛋白的形成

100. 甲型血友病是由于缺乏（　　）

A. FⅡ　　　　　　　　　B. FⅣ　　　　　　　　　C. FⅧ

D. FⅩ　　　　　　　　　E. FⅫ

101. 血液凝固后血凝块收缩释放出的液体是（　　）

A. 体液　　　　　　　　　B. 血浆　　　　　　　　　C. 血清

D. 细胞内液　　　　　　　E. 细胞外液

102. 血清与血浆的主要区别在于血清缺乏（　　）

A. 抗体　　　　　　　　　B. 纤维蛋白原　　　　　　C. 红细胞

D. Ca^{2+}　　　　　　　　　E. 血小板

103. 血清是指（　　）

A. 血液去掉纤维蛋白

B. 血液加抗凝剂后离心沉淀后的上清物

C. 血浆去掉纤维蛋白原及其他某些凝血因子

D. 全血去掉血细胞

E. 血浆去掉蛋白质

104. 血浆中最主要的抗凝物质是（　　）

A. 磷脂　　　　　　　　B. 蛋白质 C　　　　　　　　C. 抗凝血酶Ⅲ和肝素

D. Ca^{2+}　　　　　　　E. 血小板 3 因子

105. 体内抗凝活动不包括（　　）

A. 肝素　　　　　　　　B. 蛋白质 C　　　　　　　　C. 枸橼酸钠

D. 抗凝血酶Ⅲ　　　　　E. 血管内皮完整光滑

106. 抗凝血酶Ⅲ的抗凝作用主要是（　　）

A. 抑制血小板的黏附和聚集

B. 抑制凝血酶原激活物的形成

C. 阻止纤维蛋白原转变为纤维蛋白

D. 使凝血酶失去活性

E. 激活纤维蛋白溶解系统

107. 肝素抗凝的主要机制是（　　）

A. 抑制凝血酶原的激活　　　B. 增强抗凝血酶Ⅲ活性

C. 促进纤维蛋白吸附凝血酶　D. 抑制血小板聚集

E. 抑制 FX 的激活

108. 枸橼酸钠的抗凝作用是去除血浆中（　　）

A. FⅡ　　　　　　　　B. FⅣ　　　　　　　　C. FⅦ

D. FⅧ　　　　　　　　E. FX

109. 下列因素中可加快血液凝固的是（　　）

A. 肝素　　　　　　　　B. 低温　　　　　　　　C. 草酸盐

D. 粗糙面　　　　　　　E. 枸橼酸钠

110. 延缓血液在体外凝固的措施有（　　）

A. 加入适量枸橼酸钠　　　B. 加入适量肝素　　　　C. 置于低温环境中

D. 将血液与粗糙面接触　　E. 加入维生素 C

111. 正常情况下血液在血管内能保持流体状态而不凝固，原因不包括（　　）

A. 血管内膜光滑完整　　　B. 没有凝血因子　　　　C. 血流速度快

D. 有抗凝物质存在　　　　E. 纤维蛋白溶解系统的作用

112. 月经血液一般不凝固的原理是（　　）

A. 缺乏凝血因子　　　　B. 抗凝血酶含量高　　　　C. 肝素含量高

D. 组织激活物多　　　　E. 缺乏维生素 K

113. 使纤维蛋白被裂解的酶是（　　）

A. 纤溶酶　　　　　　　B. 凝血酶　　　　　　　　C. 尿激酶

D. 激肽释放酶　　　　　E. 凝血酶原酶复合物

114. 纤溶活动中激活物的作用是 （　　）

A. 使纤溶酶原转变为纤溶酶　B. 使纤维蛋白裂解

C. 使纤维蛋白原裂解　　　　D. 抑制纤溶酶原激活

E. 抑制纤溶酶的作用

115. 临床应用尿激酶治疗血栓病的机制是 （　　）

A. 加快 FⅫ活化　　　　　　B. 加快 FX 活化　　　　　C. 加快 FⅡ活化

D. 加快纤维蛋白形成　　　　E. 加快纤溶酶原激活

116. 正常成年人血量约为体重的 （　　）

A. 2%～4%　　　　　　　　B. 4%～6%　　　　　　　　C. 7%～8%

D. 8%～10%　　　　　　　　E. 10%～12%

117. 正常成年人的血量相当于每千克体重 （　　）

A. 70～80mL　　　　　　　 B. 80～90mL　　　　　　　 C. 50～60mL

D. 40～50mL　　　　　　　 E. 60～70mL

118. 60kg 体重的正常人的血量约为 （　　）

A. 3500mL　　　　　　　　 B. 4500mL　　　　　　　　 C. 5500mL

D. 6500mL　　　　　　　　 E. 7500mL

119. 对机体生命活动产生严重影响的一次急性失血量是超过人体总血量的 （　　）

A. 10%　　　　　　　　　　B. 15%　　　　　　　　　　C. 20%

D. 30%　　　　　　　　　　E. 40%

120. 通常所说的血型是指 （　　）

A. 红细胞膜上受体的类型

B. 红细胞膜上特异抗原的类型

C. 红细胞膜上特异抗体的类型

D. 血浆中特异抗体的类型

E. 血浆中特异抗原的类型

121. ABO 血型的分型依据是 （　　）

A. 红细胞膜上特异抗原的有无和种类

B. 白细胞膜上特异抗原的有无和种类

C. 红细胞膜上特异抗体的有无和种类

D. 血浆中特异抗体的有无和种类

E. 血浆中特异抗原的有无和种类

122. O 型血的红细胞膜上的抗原是 （　　）

A. A 抗原　　　　　　　　　B. B 抗原　　　　　　　　　C. O 抗原

D. D 抗原　　　　　　　　　E. H 抗原

123. 父母的血型一方为 B 型，一方为 O 型，其子女可能的血型为 （　　）

A. A 型或 B 型　　　　　　　B. B 型或 O 型　　　　　　　C. A 型或 O 型

D. AB 型或 O 型　　　　　　E. B 型或 AB 型

124. A 型标准血清与 B 型血液混合时，可引起的反应是（　　）

A. 红细胞叠连　　　　　　　B. 红细胞聚集　　　　　　C. 血液凝固

D. 红细胞凝集　　　　　　　E. 红细胞沉淀

125. 血型鉴定时某人的红细胞只被抗 B 抗体凝集，其血型是（　　）

A. A 型　　　　　　　　　　B. B 型　　　　　　　　　C. AB 型

D. O 型　　　　　　　　　　E. Rh 阳性

126. 某人的红细胞与 A 型血的血清发生凝集，而其血清与 A 型血的红细胞不发生凝集，其血型是（　　）

A. A 型　　　　　　　　　　B. B 型　　　　　　　　　C. AB 型

D. O 型　　　　　　　　　　E. Rh 阳性

127. AB 型血的红细胞膜上含有（　　）

A. A 抗原　　　　　　　　　B. B 抗原　　　　　　　　C. A 和 B 抗原

D. Rh 抗原　　　　　　　　 E. D 抗原

128. 血浆中含抗 A 和抗 B 凝集素的血型是（　　）

A. A 型　　　　　　　　　　B. B 型　　　　　　　　　C. AB 型

D. O 型　　　　　　　　　　E. Rh 阳性

129. A 型血红细胞膜上含有的凝集原是（　　）

A. A 凝集原　　　　　　　　B. B 凝集原　　　　　　　C. D 抗原

D. A 凝集原和 B 凝集原　　　E. 无 A 凝集原和 B 凝集原

130. A 型血清中含有（　　）

A. A 抗原　　　　　　　　　B. B 抗原　　　　　　　　C. D 抗原

D. 抗 A 抗体　　　　　　　　E. 抗 B 抗体

131. O 型血可缓慢、少量输给其他任何血型的人的原因是（　　）

A. 红细胞膜上含有 A、B 抗原

B. 红细胞膜上不含有 A、B 抗原

C. 血浆中含抗 A、抗 B 抗体

D. 血浆中不含抗 A、抗 B 抗体

E. 以上均正确

132. Rh 阳性是指红细胞膜上含有（　　）

A. A 抗原　　　　　　　　　B. B 抗原　　　　　　　　C. C 抗原

D. D 抗原　　　　　　　　　E. E 抗原

133. Rh 血型系统的血型抗体是（　　）

A. IgA　　　　　　　　　　 B. IgD　　　　　　　　　 C. IgE

D. IgG　　　　　　　　　　 E. IgM

134. 关于 Rh 血型系统的说法不正确的是（　　）

A. Rh 血型系统包括多种抗原，其中最重要的是 D 抗原

B. Rh 抗原首先在恒河猴红细胞膜表面发现

C. 红细胞膜表面有 D 抗原者为 Rh 阳性

D. 我国大部分人为 Rh 阳性

E. 人的血浆中存在 Rh 抗原的天然抗体

135. 新生儿溶血性贫血可发生于 （ ）

A. Rh 阴性母亲所生 AB 型婴儿

B. Rh 阳性母亲所生 Rh 阳性婴儿

C. Rh 阳性母亲所生 Rh 阴性婴儿

D. Rh 阴性母亲所生 Rh 阳性婴儿

E. Rh 阴性母亲所生 Rh 阴性婴儿

136. Rh 血型系统的临床意义是避免 （ ）

A. Rh 阴性受血者第二次接受 Rh 阳性血液

B. Rh 阳性受血者第二次接受 Rh 阴性血液

C. Rh 阴性母亲再次孕育 Rh 阳性的胎儿

D. Rh 阳性母亲再次孕育 Rh 阳性的胎儿

E. A 和 C 均正确

137. 根据输血原则，输血时应主要考虑的是 （ ）

A. 供血者的红细胞不被受血者的红细胞所凝集

B. 供血者的红细胞不被受血者的血清所凝集

C. 受血者的红细胞不被供血者的血清所凝集

D. 受血者的红细胞不被供血者的红细胞所凝集

E. 供血者的血清不被受血者的血清所凝集

138. ABO 血型系统输血时严禁 （ ）

A. O 型输给 B 型   B. O 型输给 A 型   C. B 型输给 O 型

D. B 型输给 AB 型   E. A 型输给 AB 型

139. 违反输血原则可导致 （ ）

A. 溶血现象   B. 凝血现象   C. 红细胞叠连

D. 红细胞皱缩   E. 过敏性休克

140. 输血时发生血红蛋白尿，可能发生的输血不良反应是 （ ）

A. 发热反应   B. 过敏反应   C. 细菌污染反映

D. 溶血反应   E. 血液循环超负荷

141. 交叉配血试验的主侧配血应是 （ ）

A. 供血者的红细胞与受血者的血清

B. 供血者的血细胞与受血者的血清

C. 供血者的血清与受血者的红细胞

D. 受血者的血细胞与供血者的血清

E. 受血者的血清与供血者的血清

142. 对交叉配血试验的叙述，错误的是（　　）

A. 主侧指供血者的红细胞与受血者的血清相混合

B. 对已知的同型血液输血，可不必做此试验

C. 主侧和次侧无凝集反应，可以输血

D. 主侧有凝集反应，不论次侧有何结果，均不能输血

E. 主侧无凝集反应，次侧发生凝集，可以少量、缓慢输血

143. 献血者为 O 型，受血者为 B 型，其交叉配血为（　　）

A. 主侧不凝集，次侧凝集　　　B. 主侧不凝集，次侧不凝集

C. 主侧凝集，次侧不凝集　　　D. 主侧凝集，次侧凝集

E. 以上都不对

144. 供血者血型为 A 型，与受血者做交叉配血试验，主侧凝集，次侧不凝聚，受血者的血型为（　　）

A. A 型　　　　　　　　B. B 型　　　　　　　　C. AB 型

D. O 型　　　　　　　　E. Rh 阳性

145. 新生儿 ABO 血型不合是指（　　）

A. 母亲为 A 型，婴儿是 O 型

B. 母亲为 B 型，婴儿是 O 型

C. 母亲为 AB 型，婴儿是 O 型

D. 母亲为 O 型，婴儿是 A 型或 B 型

E. 母亲为 A 型，婴儿是 AB 型

[A2 型题] 每一道试题以一个案例出现，配有 A、B、C、D、E 五个备选答案，请从中选择一个最佳答案。

146. 患者，女，36 岁，因为宫外孕接受输血治疗，在输血 10～20mL 后，患者主诉腰背剧痛、四肢麻木，该患者可能出现了（　　）

A. 过敏反应　　　　　　B. 溶血反应　　　　　　C. 肾功能障碍

D. 空气栓塞　　　　　　E. 以上都不是

147. 患儿，男，第二胎，生后 2 小时发现颜面部皮肤黄染，后收治入院，查血型为 B 型，Rh 血型（+），其母亲血型 B 型，Rh 血型（-）。后诊断为新生儿溶血，医院决定进行换血治疗，那应该选择何种血型的血液进行换血治疗呢？（　　）

A. B 型　Rh 血型（+）　　B. B 型　Rh 血型（-）　　C. AB 型　Rh 血型（+）

D. AB 型　Rh 血型（-）　　E. 以上都不可以

148. 在某凝血功能障碍患者血浆中加入足量组织因子和 Ca^{2+} 后血浆凝固时间明显较正常人延长，该患者可能缺乏下面哪种物质？（　　）

A. Ca^{2+}　　　　　　　B. F XII　　　　　　　C. F VIII

D. 血小板　　　　　　　E. F IV

149. 在患者失血后，先后输入 A 型血、B 型血各 150mL，均为发生凝集反应，该人血型为（　　）

A．A 型　　　　　　　　　B．B 型　　　　　　　　　C．AB 型

D．O 型　　　　　　　　　E．Rh 阳性

150．足月女婴，生后 15 小时出现黄疸，总胆红素 102μmol/L，第 2、3 天血清胆红素分别为 204μmol/L 和 306μmol/L，为明确诊断，首选的检查是（　　）

　　A．血型及血型抗体检查　　　B．肝功能检查　　　　　　C．肾功能检查

　　D．血培养　　　　　　　　　E．血常规

151．患儿，男，9 个月，生后一直人工喂养，未加辅食，近 2 个月面色苍白、食欲减退入院。查体：T 37℃，P 100 次/分，R 20 次/分，面色、睑结膜、口唇、甲床均苍白，两肺听诊无异常、心音有力、律齐。腹平软，肝右肋下 2.5cm，脾左肋下刚扪及。血常规示红细胞及血红蛋白均低于正常，外周血涂片示红细胞大小不等，以小细胞为主，中央淡染区扩大。该患儿最可能的诊断是（　　）

　　A．再生障碍性贫血　　　　　B．缺铁性贫血　　　　　　C．巨幼红细胞性贫血

　　D．脾性贫血　　　　　　　　E．以上都不是

152．患者，男，45 岁，血型为 A 型，一年前曾输血 400mL，现因病手术，术中输入 A 型红细胞后，出现休克，尿呈深红色，创面渗血不止，该患者最大可能是（　　）

　　A．发热反应　　　　　　　　　　　　　　　　B．过敏反应

　　C．Rh 血型不合引起的溶血反应　　　　　　　D．细菌污染反应

　　E．输血过量引起肺水肿

[A3/A4 型题] 每个案例下设若干道题，请在每题的五个备选答案中选出最佳的一个。

(153 ~ 154 题共用题干)

患者，女，20 岁，反复牙龈出血伴月经过多、皮肤瘀点瘀斑，查血小板 30×10^9/L。

153．该患者最可能的诊断是（　　）

　　A．口腔溃疡　　　　　　　　B．血小板减少性紫癜　　　C．巨幼红细胞性贫血

　　D．缺铁性贫血　　　　　　　E．以上都不是

154．皮肤出现瘀点、瘀斑，其最主要的原因是（　　）

　　A．血小板不易相互黏附　　　B．释放血管活性物质的量不足

　　C．血管收缩障碍　　　　　　D．延缓凝血过程

　　E．不能修复和保持血管内皮细胞完整性

(154 ~ 156 题共用题干)

足月女婴，生后 24 小时内出现黄疸、拒乳。查体：嗜睡，面色苍白，Hb 90g/L，血清未结合胆红素 342μmol/L。

155．该患儿最可能的诊断是（　　）

　　A．新生儿肝炎　　　　　　　B．新生儿溶血病　　　　　C．新生儿败血症

　　D．新生儿胆管发育不佳　　　E．以上都不是

156．首选的检查是（　　）

　　A．肝功能　　　　　　　　　B．肾功能　　　　　　　　C．血型

　　D．血常规　　　　　　　　　E．血培养

(157～160 题共用题干)

患者，男，56 岁，胃大部切除术后，面色苍白，血常规 Hb 70g/L，WBC 2.1×10^{12}/L，外周血涂片示红细胞大小不等，以大细胞为主，骨髓象中红系增生活跃，幼红细胞巨幼变。

157. 该患者最可能的诊断是（ ）

A. 再生障碍性贫血　　　　B. 缺铁性贫血　　　　C. 巨幼红细胞性贫血

D. 脾性贫血　　　　E. 以上都不是

158. 胃大部切除术后出现巨幼红细胞性贫血的原因是胃（ ）

A. 分泌内因子减少　　　　B. 分泌胃酸减少　　　　C. 分泌胃蛋白酶减少

D. 分泌叶酸减少　　　　E. 以上都不是

159. 内因子由胃壁的哪种细胞分泌（ ）

A. 主细胞　　　　B. 壁细胞　　　　C. 颈黏液细胞

D. 胃黏膜上皮细胞　　　　E. 以上都不是

160. 内因子分泌减少会影响哪种物质的吸收（ ）

A. 维生素 B$_{12}$　　　　B. 叶酸　　　　C. 铁

D. 蛋白质　　　　E. 以上都不是

(161～163 题共用题干)

患者，男，10 岁，因贫血、黄疸 5 年入院。检查示：脾肋下 2.5cm，Hb 70g/L，骨髓增生明显活跃，以红系增生为主，红细胞渗透脆性试验：在 0.7% NaCl 溶液中开始溶血。其父也有轻度贫血及黄疸。

161. 该患者最可能的诊断是（ ）

A. 海洋性贫血　　　　B. 缺铁性贫血

C. 遗传性球形红细胞增多症　D. 巨幼红细胞性贫血

E. 以上都不是

162. 为进一步明确诊断，需做哪项检查（ ）

A. 外周涂片观察　　　　B. 血清铁蛋白　　　　C. 血红蛋白电泳

D. 高铁血红蛋白还原试验　　E. 以上都不是

163. 最主要的治疗方法是（ ）

A. 补铁　　　　B. 肾上腺皮质激素　　　　C. 脾切除

D. 输血　　　　E. 叶酸及维生素 B$_{12}$

(164～166 题共用题干)

患者，男，30 岁，因车祸大量失血入院，需要输血治疗。

164. 输血前首先要给患者（ ）

A. 输生理盐水　　　　B. 鉴定血型　　　　C. 量体温

D. 做交叉配血试验　　　　E. 以上都不是

165. 若该患者红细胞膜上只有 A 抗原，那么其血型为（ ）

A. A 型　　　　B. B 型　　　　C. AB 型

D. O 型　　　　E. 以上都不是

166. 鉴定血型后，应该（ ）

A. 直接输入同型血

B. 做交叉配血试验，只有次侧发生凝集反应，可以少量、缓慢输血

C. 做交叉配血试验，只有主侧发生凝集反应，可以少量、缓慢输血

D. 做交叉配血试验，不管主侧还是次侧发生凝集反应，都能输血

E. 以上都不对

（167～170 题共用题干）

患者，女，25 岁，因骨折手术，术中输入 B 型红细胞 200mL 后，出现腰痛，血压下降，尿液呈酱油色。

167. 该患者最可能出现的是（ ）

A. 发热反应　　　　　　B. 过敏反应　　　　　　C. 溶血反应

D. 细菌污染反应　　　　E. 急性肺水肿

168. 酱油色尿是因为尿中存在（ ）

A. 红细胞　　　　　　　B. 血小板　　　　　　　C. 胆红素

D. 血红蛋白　　　　　　E. 红细胞管型

169. 首选检查是（ ）

A. 血型和配血试验　　　B. 心电图　　　　　　　C. 腹部 B 超

D. 血常规　　　　　　　E. 肝肾功能

170. 治疗着重于（ ）

A. 抗休克和保肾　　　　B. 强心药物　　　　　　C. 大量抗生素

D. 保肝药物　　　　　　E. 静脉注射葡萄糖酸钙

[B 型题] 每组题对应同一组备选答案，每个题干对应一个正确的备选答案，备选答案可以重复选择或不选。

（171～174 题共用备选答案）

A. 白蛋白　　　　　　　B. 球蛋白　　　　　　　C. 纤维蛋白原

D. NaCl　　　　　　　　E. 葡萄糖

171. 形成血浆晶体渗透压的主要成分是（ ）

172. 形成血浆胶体渗透压的主要成分是（ ）

173. 参与机体免疫功能的主要物质是（ ）

174. 与血凝块生成有直接关系的是（ ）

（175～178 题共用备选答案）

A. 再生障碍性贫血　　　B. 缺铁性贫血　　　　　C. 巨幼红细胞性贫血

D. 溶血性贫血　　　　　E. 脾性贫血

175. 骨髓受到 X 射线损害引起的贫血是（ ）

176. 内因子缺乏引起的贫血是（ ）

177. 出现大量血红蛋白尿的贫血是（ ）

178. 维生素 B_{12} 缺乏引起的贫血是（ ）

（179～181 题共用备选答案）

A. 叠连　　　　　　　　B. 粘连　　　　　　　　C. 聚集

D. 凝固　　　　　　　　E. 凝集

179. 红细胞互相以凹面相贴称（　　）

180. 血液由流体状态变成凝胶状态称（　　）

181. 血型不相符的血液混合后出现红细胞聚集成团称（　　）

（182～186 题共用备选答案）

A. 中性粒细胞　　　　　B. 嗜酸粒细胞　　　　　C. 嗜碱粒细胞

D. T 淋巴细胞　　　　　E. B 淋巴细胞

182. 能吞噬病原微生物和清除坏死组织的细胞是（　　）

183. 能释放组胺等物质的细胞是（　　）

184. 参与对蠕虫免疫反应功能的细胞是（　　）

185. 具有体液免疫功能的细胞是（　　）

186. 具有细胞免疫功能的细胞是（　　）

（187～189 题共用备选答案）

A. F Ⅱ　　　　　　　　B. F Ⅲ　　　　　　　　C. F Ⅶ

D. F Ⅷ　　　　　　　　E. F Ⅻ

187. 外源性凝血途径的启动因子是（　　）

188. 内源性凝血途径的启动因子是（　　）

189. 血友病的主要原因是由于缺乏（　　）

（190～192 题共用备选答案）

A. 0～5mm/h　　　　　B. 0～10mm/h　　　　　C. 0～15mm/h

D. 0～20mm/h　　　　　E. ＞20mm/h

190. 正常男性的红细胞沉降率为（　　）

191. 正常女性的红细胞沉降率为（　　）

192. 活动期肺结核和风湿热患者的血沉可（　　）

四、自测试题答案

1. B	2. D	3. B	4. A	5. B	6. C	7. B	8. E	9. B	10. E
11. A	12. A	13. D	14. B	15. B	16. A	17. A	18. C	19. D	20. C
21. A	22. A	23. A	24. D	25. B	26. A	27. C	28. B	29. D	30. D
31. A	32. E	33. C	34. D	35. B	36. D	37. A	38. C	39. D	40. C
41. B	42. B	43. A	44. B	45. D	46. D	47. A	48. C	49. C	50. D
51. C	52. C	53. A	54. C	55. C	56. C	57. D	58. E	59. A	60. C
61. C	62. E	63. E	64. B	65. A	66. A	67. B	68. A	69. B	70. B
71. B	72. C	73. B	74. B	75. D	76. E	77. E	78. A	79. B	80. B

81. C　82. B　83. C　84. C　85. C　86. B　87. B　88. D　89. C　90. C

91. E　92. B　93. D　94. D　95. A　96. C　97. A　98. C　99. E　100. C

101. C　102. B　103. C　104. C　105. C　106. D　107. B　108. B　109. D　110. E

111. B　112. D　113. A　114. A　115. E　116. C　117. A　118. B　119. D　120. B

121. A　122. E　123. B　124. D　125. B　126. C　127. C　128. D　129. A　130. E

131. B　132. D　133. D　134. E　135. D　136. E　137. B　138. C　139. A　140. D

141. A　142. B　143. A　144. D　145. D　146. B　147. B　148. E　149. C　150. A

151. B　152. C　153. B　154. E　155. B　156. C　157. C　158. A　159. B　160. A

161. C　162. A　163. C　164. B　165. A　166. B　167. C　168. D　169. A　170. A

171. D　172. A　173. B　174. C　175. A　176. C　177. D　178. C　179. A　180. D

181. E　182. A　183. C　184. B　185. E　186. D　187. B　188. E　189. D　190. C

191. D　192. E

第四章 血液循环

一、学习目标

（一）掌握

1. 心动周期、心率、搏出量和心输出量的基本概念；心脏泵血功能的评价；影响心输出量的因素。

2. 心室肌细胞动作电位及其形成机制；窦房结细胞跨膜电位的特点；正常起搏点、自律性的基本概念；心肌兴奋性的周期性变化及特点；心脏内兴奋传播的途径、特点及意义。

3. 动脉血压的形成及正常值；影响动脉血压的因素；中心静脉压概念。

4. 心交感、心迷走、交感缩血管神经的作用；减压反射的反射过程及生理意义；血管紧张素 II、肾上腺素、去甲肾上腺素的作用。

（二）熟悉

1. 心室射血和充盈的过程中心室内压力、容积、瓣膜和血流方向的变化；第一、第二心音的特点及其产生原因。

2. 窦房结细胞和浦肯野纤维细胞生物电现象的形成机制；影响兴奋性、自律性、传导性的因素；心肌收缩的特点。

3. 静脉回心血量及其影响因素；微循环的组成、通路及其血流量的调节作用；组织液的生成及影响因素。

4. 颈动脉体、主动脉体的化学感受性反射；血管升压素的作用。

5. 冠脉循环、肺循环和脑循环的血流特点。

（三）了解

1. 心脏泵血功能的储备。

2. 正常心电图的波形及其意义。

3. 各类血管的功能特点；血流量、血流阻力和血压之间的关系；淋巴液的生成及淋巴回流的生理意义。

4. 心肺感受器引起的反射；血管内皮细胞生成的血管活性物质；心血管活动的自身调节。

二、学习要点

血液在心血管系统中按一定的方向周而复始地流动称为血液循环。血液循环的主要功能是完成体内物质的运输，以保证机体代谢活动的不断进行，维持机体内环境的相对稳定。

（一）心脏的泵血功能

1. 心动周期和心率

每分钟心跳的次数，称心率。心率可因年龄、性别和其他生理情况而变化。成年人安静时每分钟 60～100 次，平均每分钟 75 次。

心脏每收缩和舒张一次所构成的一个机械活动周期，称为心动周期。心房与心室的心动周期均包括收缩期和舒张期。在一个心动周期中，两心房首先收缩，持续 0.1s，继而心房舒张，持续 0.7s。心房进入舒张期时，心室开始收缩，持续 0.3s，随后进入舒张期，占时 0.5s（图 4-1）。在心室舒张的前 0.4s，心房和心室都处于舒张期的这段时间，称为全心舒张期。由此可见，一次心动周期中，心房和心室各自按一定的时程进行舒张与收缩相交替的活动，而心房和心室两者的活动又依一定的次序先后进行，左右两侧心房或两侧心室的活动则几乎是同步的。

无论心房或心室，收缩期均短于舒张期，这保证了心室有充分的血液充盈，使心肌得到充分休息。如果心率增快，心动周期持续时间缩短，收缩期和舒张期均相应缩短，但舒张期缩短的比例较大。因此，心率增快时，心肌工作的时间相对延长，休息时间相对缩短，这对心脏的持久活动是不利的。

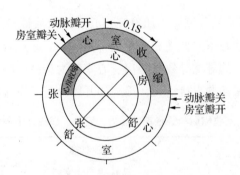

图 4-1　心动周期中心房和心室活动的顺序和时间关系

由于心室在心脏泵血活动中起主要作用。故通常心动周期是指心室的活动周期而言。

2. 心脏的泵血过程

在心脏的泵血过程中，左、右心的活动基本一致，心室起主力泵的作用，心房起辅助泵的作用。在泵血过程中，心腔内压力、容积、瓣膜活动及血流方向等发生一系列规律性的变化（表 4-1）。

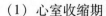

（1）心室收缩期

包括等容收缩期、快速射血期和减慢射血期。

1）等容收缩期　心房收缩结束，心室开始收缩，心室内压力迅速升高，高于房内压，房室瓣关闭，动脉瓣仍然处于关闭状态，心室成为封闭腔。此时，心室肌收缩，室内压极快的速度大幅度升高，但容积不变，持续约 0.05s。

2）快速射血期　心室肌仍在作强烈收缩，当室内压高于动脉压时，血液顺着心室—动脉压力梯度冲开主动脉瓣并快速射入主动脉，心室容积明显缩小，室内压持续上升并达到峰值。此期持续约 0.10s。血液量很大（大约占总射血量的 2/3 左右），流速也很快。

3）减慢射血期　由于大量血液进入主动脉，主动脉压相应增高。随后，由于心室内血液减少及心室肌收缩强度减弱，心室容积缩小，射血速度逐渐减弱。此时期内，心室内压和主动脉压都相应由峰值逐步下降。依其惯性作用可以逆着压力梯度继续射入主动脉。

（2）心室舒张期

包括等容舒张期、快速充盈期、减慢充盈期和心房收缩期。

1）等容舒张期　心室肌开始舒张后，室内压下降，半月瓣关闭，房室瓣仍然处于关闭状态，心室又成为封闭腔。此时，心室肌舒张，室内压以极快的速度大幅度下降，但容积并不改变，持续约 0.06 ~ 0.08s。

2）快速充盈期　当室内压下降到低于心房压时，血液顺着房室压力梯度冲开房室瓣并快速进入心室，心室容积增大，占时 0.11s 左右。其间进入心室的血液约为总充盈量的 2/3。

3）减慢充盈期　血液以较慢的速度继续流入心室，心室容积进一步增大，此期占时约 0.22s。

4）心房收缩期　心房开始收缩，内压升高，心房内血液被挤入已经充盈了血液但仍然处于舒张期状态的心室，使心室的血液充盈量进一步增加。心房收缩持续约 0.1s。

心脏泵血的机制：心的舒缩导致了心房、心室和大动脉之间产生压力梯度，压力梯度是推动血液在各腔室之间流动的直接动力，瓣膜的开闭决定了血流的方向。

表 4-1　心室收缩期和舒张期的压力、容积、瓣膜开闭和血流方向

时相	压力	瓣膜状态		心室容积	血流
		动脉瓣	房室瓣		
等容收缩期	房内压<室内压<动脉压	关闭	关闭	不变	血液存于心室
快速射血期	房内压<室内压>动脉压	开放	关闭	迅速下降	由心室流向动脉
减慢射血期	房内压<室内压>动脉压	开放	关闭	下降	由心室流向动脉
等容舒张期	房内压<室内压<动脉压	关闭	关闭	不变	血液存于心房
快速充盈期	房内压>室内压<动脉压	关闭	开放	迅速升高	由心房流向心室
减慢充盈期	房内压>室内压<动脉压	关闭	开放	升高	由心房流向心室
心房收缩期	房内压>室内压<动脉压	关闭	开放	升高	由心房流向心室

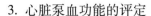

3. 心脏泵血功能的评定

（1）每搏输出量和射血分数

在一次心搏中，由一侧心室收缩所射出的血液量，称每搏输出量，简称搏出量。正常成年人安静状态下为 60～80mL，平均 70mL。每搏输出量占心室舒张末期容积的百分比称为射血分数。健康成年人射血分数为 55%～65%。射血分数是评价心脏泵血功能较为客观的指标。

（2）每分钟输出量和心指数

每分钟由一侧心室射出的血液量，称每分钟输出量，简称心输出量，它等于每搏输出量乘以心率。是衡量心泵血功能的基本指标。若心率以平均每分钟 75 次计算，则成人每分钟输出量约为 5L。心输出量多少与机体的代谢水平相适应，运动、情绪激动、怀孕等，心输出量增加。正常人安静时的心输出量与体表面积成正比，以单位体表面积（m²）计算的心输出量，称为心指数。安静空腹状态下的心指数，称为静息心指数，是分析比较不同个体间心功能常用的评定指标。一般 10 岁左右时，静息心指数最大，可达 4.0L/（min·m²）以上，以后随年龄增长而逐渐下降，到 80 岁时，静息心指数接近于 2.0L/（min·m²）。

（3）心脏做功量

心室一次收缩所做的功，称为每搏功。每搏功乘以心率即为每分功。动脉血压对心泵血功能有很大的影响。在不同动脉血压的条件下，心射出相同血量所消耗的能量和做功量是不同的。动脉血压升高时，心搏出血量要保持与原来相同，就必须加强收缩，做更大的功；而动脉血压下降时，心做同样的功，却能射出更多的血液。因此，评价心功能的指标不但要考虑搏出量的多少，还要考虑动脉血压的影响。

4. 心脏泵血功能的储备

剧烈运动时，心输出量可达 25～30L，是安静时的 5～6 倍。这种心输出量能随人体代谢需要而提高的能力，称心力储备。心力储备包括心率和搏出量两方面的储备。

（1）搏出量储备

搏出量的储备能力是由心室舒张末期容积的储备量（约为 15mL）和收缩末期容积的储备量（约为 40mL）二者共同构成。而收缩期储备作用更为明显。

（2）心率储备

心率在 40 次/分到 180 次/分范围内，增快心率并保持搏出量不变，心输出量可增加至静息状态时的 2～2.5 倍。

5. 影响心脏泵血功能的因素

心脏的泵血功能除受神经和体液的调节外，心脏自身对其泵血功能也有调节作用。凡是影响搏出量和心率的因素都能影响心输出量。在心率不变时，搏出量的多少决定于心脏的前负荷、后负荷和心肌收缩能力的大小。

（1）前负荷

心肌在收缩前所承载的负荷，称为前负荷。心室肌的前负荷可用心室舒张末期的容积（或用心室舒张末期压力）来表示。前负荷使心肌具有一定的初长度。在一定范围内增加前负荷时，心肌收缩力量加强，搏出量增多。这种通过改变心肌细胞初长度而引起心肌收缩强

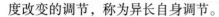
度改变的调节，称为异长自身调节。

（2）后负荷

心肌在收缩时所遇到的负荷，称为后负荷。对左心室而言，主动脉血压就是后负荷。在前负荷、心肌收缩能力和心率都不变的情况下，如果主动脉压增高，即后负荷增大，导致心肌的收缩张力增大，使心室等容收缩期延长而射血期相应缩短，搏出量减少。反之，主动脉压降低则有利于射血。

（3）心肌收缩力

心肌不依赖于前、后负荷而改变其收缩强度和速度的特性，称为心肌收缩能力。这种调节机制称为等长自身调节。凡能影响兴奋－收缩耦联过程中各个环节的因素都能影响收缩能力，其中活化横桥数目和肌球蛋白头部 ATP 酶的活性是调控心肌收缩能力的主要因素。

（4）心率

在安静状态下正常成年人心率约为 $60 \sim 100$ 次/分。在一定范围内，心率加快可使心输出量增加。但如果心率超过 $160 \sim 180$ 次/分或低于 40 次/分，心搏出量会明显减少。

6. 心音

心动周期中，动脉瓣和房室瓣的开闭、血流撞击心壁和动脉壁引起的机械振动，通过心脏周围组织传到胸壁，用听诊器在胸部一定部位听到的声音，称为心音。

（1）第一心音　出现在心室收缩期，由房室瓣突然关闭引起，特点是音调低，持续时间长。在心尖搏动处听得最清楚。它的强弱能反映心室收缩力以及房室瓣的功能状况。

（2）第二心音　出现在心室舒张期，当心室舒张时，由动脉瓣关闭引起，特点是音调高，持续时间短。在胸骨旁第二肋间处听得最清楚。其声音的强弱能反映动脉血压的高低以及动脉瓣的功能状态。

第一心音（S_1）和第二心音（S_2）的比较（表4-2）。

表4-2　S_1、S_2的比较

	第一心音（S_1）	第二心音（S_2）
发生时间	等容收缩期初	等容舒张期初
标志	心室收缩开始	心室舒张开始
主要成分	房室瓣关闭音	主动脉瓣关闭音
最佳听诊部位	心尖部	心底部
特点	音调低、持续时间长	音调高、持续时间短
间隔时间	$S_1 \sim S_2$ 短	$S_2 \sim S_1$ 长

一般情况下能听到第一心音和第二心音。第三心音和第四心音偶尔可以听到。第三心音发生在心室快速充盈期末，儿童和健康青少年可以听到。第四心音是由心房收缩和心室充盈所产生的振动引起的，故又称为心房音，难以听诊到。心音的听诊在临床上对诊断心瓣膜病变有重要意义。

（二）心肌细胞的生物电现象

1. 心肌细胞的分类

心肌细胞根据其结构特点和电生理特征以及功能不同，心肌细胞可分为：

（1）自律细胞和非自律细胞　心传导系统中的细胞，收缩功能基本消失，但有兴奋性、自律性和传导性，称为自律细胞。普通的心肌细胞没有自律性，但有兴奋性、传导性和收缩性，称为非自律细胞，因其主要功能是收缩，又称工作细胞。

（2）快反应细胞和慢反应细胞　心肌细胞膜上普遍存在钙通道，这是心肌细胞的一个重要特点。钙通道激活和失活的速度比钠通道慢，因此，把钙通道称为慢通道，钠通道称为快通道。由 Na^+ 内流引发动作电位的心肌细胞，去极化速度快，称为快反应细胞，如心室肌细胞；由 Ca^{2+} 内流引发动作电位的心肌细胞，去极化速度慢，称为慢反应细胞，如窦房结细胞。

2. 工作细胞的跨膜电位及其形成机制

（1）静息电位

心室肌细胞的静息电位约为 $-90mV$ 水平，主要是 K^+ 顺浓度梯度由膜内向膜外扩散形成的。

（2）动作电位

心室肌细胞的动作电位包括除极化和复极化两个过程。心室肌细胞动作电位的主要特征是复极过程复杂，持续时间长，动作电位上升支与下降支很不对称。全过程包括0、1、2、3、4 五个时期（图4-2）。

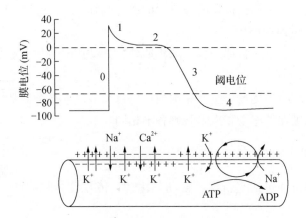

图4-2　心室肌细胞跨膜电位和离子流示意图

1）0期（去极化期）　膜内电位由静息状态时的 $-90mV$ 迅速上升到 $+30\ mV$，膜电位由极化状态转成反极化状态，构成动作电位的上升支，0 期时间很短，历时大约 $1\sim2ms$。其形成机制主要是 Na^+ 通道开放，Na^+ 内流所致。

2）1期（快速复极初期）　膜内电位由 $+30mV$ 迅速下降到 $0mV$ 左右，历时约 $10ms$。其形成机制主要是以 K^+ 外流形成。0 期去极化和 1 期复极化两个时期的膜电位，变化速度很快，波形尖锐，称为峰电位。

3）2 期（缓慢复极期或平台期） 膜电位一直接近于 0 电位水平，曲线平坦，称平台期。此期缓慢，历时 100 ~ 150ms。平台期的形成是由于 Ca^{2+} 缓慢内流和 K^+ 外流。

4）3 期（快速复极化末期） 膜内电位快速下降至静息时的 – 90mV，历时 100 ~ 150ms。此期的形成是膜对 K^+ 的通透性进一步增高，K^+ 快速外流造成的。

5）4 期（静息期） 心室肌细胞膜电位恢复并稳定于静息电位水平。由于 Na^+、Ca^{2+} 的内流和 K^+ 外流，使膜内外上述离子浓度发生一定变化。此时离子泵加速转运，将 Na^+、Ca^{2+} 迅速泵出，K^+ 内流摄入，恢复膜内、外正常离子梯度，保持细胞正常的兴奋性，为下一次兴奋做准备。

3. 自律细胞的跨膜电位及其形成机制

（1）窦房结细胞的跨膜电位

窦房结的自动节律性最高，属于慢反应自律细胞。窦房结细胞的跨膜电位包括 0 期、3 期、4 期三个时期。

1）0 期（去极化期） 窦房结起搏细胞膜内电位由 – 40mV 上升至 0mV 左右。去极化幅度低，持续时间较长，去极化的速率较慢。此期的形成主要是 Ca^{2+} 内流导致。

2）3 期（复极化期） 窦房结起搏细胞膜内电位由 0mV 下降至最大复极电位（ – 70mV）。此期的形成由于 Ca^{2+} 内流的逐渐减少和 K^+ 外流的逐渐增加，主要是 K^+ 外流。

3）4 期自动去极化 膜电位由最大复极电位（ – 70mV）自动去极化达到阈电位水平（约 – 40mV）。此期形成的离子基础包括由于 K^+ 通道的时间依从性的失活所造成的 K^+ 外流的进行性衰减、Na^+ 通道进行性 Na^+ 内流和钙通道开放钙内流增强等。而 K^+ 外流的进行性衰减，是窦房结细胞 4 期自动去极化的最重要的离子基础。

（2）浦肯野细胞的跨膜电位

浦肯野细胞是一种快反应自律细胞，除 4 期外，其动作电位与心室肌细胞的动作电位基本相同。

自律细胞 4 期自动除极化是心肌自律细胞产生自动节律性兴奋的基础。不同类型的自律细胞，其 4 期自动除极化的速度和离子基础各不相同。

（三）心肌细胞的生理特性

心肌细胞的生理特性包括兴奋性、自动节律性、传导性和收缩性。前三者为电生理特性，后者为机械特性。

1. 兴奋性

兴奋性是指心肌细胞具有对刺激产生兴奋的能力。

（1）心肌兴奋性周期性变化 心肌细胞每产生一次兴奋，其兴奋性发生相应的周期性变化。依次包括有效不应期、相对不应期和超常期。

1）有效不应期 是指从心室肌细胞动作电位的 0 期去极开始，到复极化 3 期至膜内电位 – 60mV。这段时间内，不论多么强大的刺激都不能使心肌细胞发生兴奋，主要是因为 Na^+ 通道完全失活或刚刚开始复活，还没有恢复到静息状态。

2）相对不应期 是从膜电位复极化 −60 ～ −80mV 这一段时间。此期心肌钠通道逐渐恢复，但开放能力尚未达到正常状态。细胞的兴奋性虽有所恢复，但仍低于正常，只有给予阈上刺激才能引起细胞兴奋，而且产生动作电位去极化的速度和幅度小于正常水平，兴奋的传导速度也较慢。

3）超常期 是指膜内电位从 −80mV 复极化到 −90mV 这段时间。在此期间膜上的 Na^+ 通道状态基本恢复正常，但膜电位尚低于静息电位，与阈电位之间的差距小于正常，阈下刺激即可以引起细胞兴奋，说明细胞的兴奋性高于正常，故称为超常期。

（2）影响心肌兴奋性的因素

1）静息电位水平 静息电位绝对值增大时，距离阈电位的差距就加大，引起兴奋所需的刺激阈值增大，表现为兴奋性降低；反之，兴奋性增高。

2）阈电位水平 阈电位水平上移，则和静息电位之间的差距增大，引起兴奋所需的刺激阈值增大，兴奋性降低；反之亦然。

3）Na^+ 通道的性状 Na^+ 通道有激活、失活和备用三种功能状态。Na^+ 通道是否处于备用状态，是心肌细胞当时是否具有兴奋性的前提，Na^+ 通道处于激活或失活状态时，心肌细胞兴奋性为零。

（3）心肌兴奋性周期性变化与收缩活动的关系

心肌细胞的有效不应期长，相当于心肌的整个收缩期和舒张早期。因而在心脏收缩期内，任何强度的刺激都不能使心肌细胞产生扩布性兴奋。这就使心肌不会产生像骨骼肌那样的完全强直收缩，只能做收缩和舒张交替进行的节律性活动，从而保证心脏的射血与充盈，实现心脏的泵血功能。

1）期前收缩 在有效不应期后，下一次窦房结产生的兴奋到达之前，受到额外病理性刺激，则可提前产生一次兴奋和收缩，称为期前收缩。

2）代偿间歇 当下一次窦房结兴奋传到心室时，恰好落在期前的有效不应期内，不能引起心室肌兴奋和收缩，因而出现一次较长时间的舒张期，称为代偿性间歇（图4-3）。

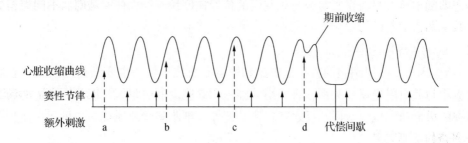

注：额外刺激 a、b、c 落在有效不应期内，不引起反应。额外刺激 d 落在相对不应期引起期前收缩和代偿间歇。

图4-3 期前收缩和代偿间歇

2. 自律性

心脏在离体和脱离神经支配的情况下，仍能自动地产生节律性兴奋和收缩的特性，称为自律性。心肌的自律性源于自律细胞的 4 期自动去极化，4 期自动去极化的速度快，则自律性高。

（1）心脏的起搏点

心的传导系统各部位自律细胞的自律性不同，窦房结自律性最高，每分钟约 100 次，为心脏的起搏点。以窦房结为起搏点引起的心跳节律，称为窦性心律。其他传导组织为潜在起搏点。当潜在起搏点的自律性增高超过窦房结时，会导致心律失常。由潜在起搏点控制的心律，称异位心律。

（2）影响自律性的因素

1）4 期自动去极化的速度　去极化速率增快，达到电位水平所需的时间缩短，单位时间内发生兴奋的次数就增多，即心肌的自律性增高；反之，则自律性降低。

2）最大复极电位与阈电位之间的差距　最大复极电位的绝对值减小，或阈电位水平下移，都能使二者之间的差距减小，使自动去极化达到阈电位水平所需的时间缩短，自律性增高；反之则自律性降低。迷走神经兴奋时释放乙酰胆碱可使窦房结自律细胞膜上的 K^+ 通透性增强，复极 3 期 K^+ 的外流增加，导致最大复极电位的绝对值增大，因而自律性降低，心率减慢。

3. 传导性

心肌细胞传导兴奋的能力，称为传导性。心传导系统、心肌都有传导性，但各部位的传导速度不同。

（1）兴奋在心内传导的途径与特点

兴奋在心内传导的顺序是：窦房结→心房肌→房室交界→房室束及左右束支→浦肯野纤维→心室肌。不同心肌细胞的传导速度不同。兴奋在心房内经"优势传导通路"传导速度较快，兴奋传遍整个心房。房室交界的传导速度慢。兴奋在心室内经浦肯野纤维传导，传导速度速度最快。

房室交界的传导速度慢，需 0.08～0.10s，这种现象称为房室延搁。房室延搁的生理意义在于：使心房肌与心室肌不会同时兴奋和收缩，保证心室在收缩之前有充分的血液充盈，有利于心室的射血。兴奋在心房内与心室内的传导速度快，这样使左右心肌细胞同步兴奋和收缩。

（2）影响传导性的因素

1）结构因素　心肌细胞的直径是决定和影响心肌传导性的主要结构性因素。心肌细胞的直径大小与其电阻呈反变关系，直径小的细胞，细胞内的电阻大，因此，产生的局部电流小，兴奋的传导速度也较缓慢；反之则较快。此外，细胞间缝隙连接的数量和功能状态也是影响传导性的重要因素。

2）生理因素　心肌细胞的电生理特性是影响心肌传导性的主要因素，包括两个方面：①0 期去极化的速度和幅度，心肌细胞兴奋部位动作电位 0 期去极化的速度越快、幅度越大，则兴奋传导越快；反之，传导的速度较慢。②邻近未兴奋部位膜的兴奋性，当邻近未兴奋部位膜的静息电位（或最大复极电位）与阈电位之间的差距增大时，膜的兴奋性降低，心肌的传导性降低；反之，传导性增高。此外邻近未兴奋部位膜上离子通道的状态也与兴奋传导有关。

4. 收缩性

心肌受刺激后在动作电位引发下，心肌产生张力和缩短的能力，称为收缩性。心肌收缩的机制与骨骼肌基本相同，但其收缩性有以下特点。

（1）不发生强直收缩

由于心肌细胞兴奋时，其兴奋性变化的特点是有效不应期特别长，一直延续到心肌机械活动的整个收缩期和舒张早期。因此，在心肌收缩期和舒张早期，不论受到多强的刺激，均不能引起心肌兴奋和收缩，故心肌不会像骨骼肌那样发生强直收缩。这就使心肌能够始终保持收缩与舒张交替进行，保证心有序的充盈与射血。

（2）"全或无"式的收缩

心肌细胞间由于存在缝隙连接，所以，兴奋可以在细胞间迅速传播，使整个心室的所有细胞发生同步收缩。

（3）对细胞外液 Ca^{2+} 依赖性大

心肌的肌质网不发达，终池储 Ca^{2+} 少，心肌收缩依赖于细胞外液 Ca^{2+}，当血 Ca^{2+} 升高时，心肌收缩力增强；反之，心肌收缩力减弱。

（四）心电图

人体是一个容积导体，心内兴奋传布时发生的电变化，可以传到体表。将心电图机的引导电极放置于体表一定部位，记录到心电变化的波形，称为心电图。它是反映整个心兴奋的产生、传导和恢复过程的综合电变化。不同导联所记录的心电图波形不一样，但都含有固定的波段（图4-4）。

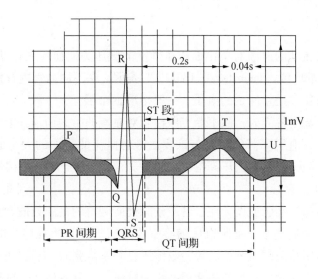

图4-4　正常心电图

1. P 波

反映两心房的去极化过程。历时 $0.08 \sim 0.11s$，波幅不超过 $0.25mV$。

2. QRS 波群

反映两心室去极化过程的电位变化。QRS 波群历时 0.06 ~ 0.10s。若时间延长，表示心室肥厚、扩张或传导阻滞。

3. T 波

反映两心室复极化的电位变化。幅度一般 0.1 ~ 0.8mV，历时 0.05 ~ 0.25s，T 波方向与 QRS 波群的主波方向一致。

4. P-Q 间期（P-R 间期）

是指从 P 波开始到 QRS 波群起点之间的时间。正常值为 0.12 ~ 0.20s。P-Q 间期表示窦房结兴奋经由心房、房室交界、房室束，传到心室并引起心室兴奋所经历的时间，也称为房室传导时间。P-Q 间期延长，表示房室传导阻滞。

5. QT 间期

是从 QRS 波群起点开始，到 T 波终点的时间。QT 间期表示心室去极化和复极化到静息电位所需的时间。正常心率时，QT 间期为 0.36 ~ 0.40s。

6. ST 段

是从 QRS 波群终点到 T 波起点间的线段。代表心室复极化 2 期的电位变化，各部位之间无明显电位差。ST 段若偏离正常基线，升高或降低超过一定范围时，表示心肌细胞缺血或损伤。

7. U 波

在 T 波后 0.02 ~ 0.04s，方向与 T 波一致，U 波形成的原因和生理意义尚不明了。

（五）血压与动脉血压

1. 血压

血压是指血管内流动的血液对单位面积血管壁的侧压力。血压常以毫米汞柱（mmHg）或千帕（kPa）为计量单位（1mmHg≈0.133kPa）表示。在不同血管内分别称动脉血压、毛细血管血压和静脉血压。通常所说的血压，一般指动脉血压。

当血液从主动脉流向外周时，因不断克服血管对血流的阻力而消耗能量，血压也就逐渐降低。在各段血管中，血压降落的幅度与该段血管对血流的阻力的大小成正比。在体循环中，微动脉段的血流阻力最大，血压降落也最为显著。

2. 动脉血压及其正常值

动脉血压通常是指主动脉血压，在上臂肱动脉处所测得的血压数值，基本上可以代表主动脉血压。在一个心动周期中，动脉血压随心室收缩与舒张发生规律性的波动。心室收缩时，动脉血压升高，所达到的最高值，称为收缩压；心室舒张时，动脉血压下降，所降到的最低值，称为舒张压。收缩压和舒张压之差，称为脉压，又称脉搏压，脉压的大小反映动脉血压波动的幅度。一个心动周期中，动脉血压的平均值，称为平均动脉压。平均动脉压大约等于舒张压加 1/3 脉压。临床上动脉血压的习惯写法是"收缩压/舒张压 mmHg"。正常人在安静状态下动脉血压比较稳定，我国健康青年人在安静状态时的收缩压为 100 ~ 120mmHg，舒张压为 60 ~ 80mmHg，脉搏压为 30 ~ 40mmHg。动脉血压存在个体差异，并随性别、年龄等的不同而不同。

3. 动脉血压的形成

在心血管系统中有足够的血液充盈是形成动脉血压的前提。心室收缩射血的动力与血液流动时遇到的外周阻力的相互作用是形成动脉血压的主要因素。如果没有外周阻力（主要指血液流经小动脉、微动脉所遇到的阻力），心室收缩释放的能量将全部表现为动能，使血液迅速流向外周，不能保持其对动脉管壁的侧压力，即不能产生动脉血压。每次左心室收缩射出 60~80mL 血液，由于大动脉的弹性储器作用及外周阻力的存在，仅有 1/3 流向外周（即动脉系统以后的部分），其余约 2/3 则暂时储存在主动脉和大动脉内，使动脉血压升高。并使大动脉管壁借助弹性而扩张，将心室收缩释放的一部分能量以势能的形式储存在弹性储器血管的管壁中。心室舒张时，射血停止，大动脉借助其自身弹性而回缩，将心室收缩期储存的一部分势能转为动能，推动血液继续流向外周，并使舒张期动脉血压仍能维持一定的水平。由此可见，大动脉的弹性储器作用可缓冲动脉血压，使收缩压不致过高，舒张压不致过低。并且可使心室的间断射血变为动脉内持续的血流。

4. 影响动脉血压的因素

凡影响动脉血压形成的因素，均可影响动脉血压。收缩压的高低主要反映每搏输出量的多少；舒张压的高低主要反映外周阻力的大小。动脉血压还受心率、大动脉的弹性储器作用、循环血量与血管容积的比例变化等因素的影响（表4-3）。

5. 动脉脉搏

在每个心动周期中，动脉内的压力所发生的周期性波动引起动脉血管发生搏动，称为动脉脉搏。用手指可摸到身体浅表部位的动脉搏动。用脉搏描记仪记录的浅表动脉脉搏的波形，称为脉搏图。由于动脉脉搏与心输出量、动脉的可扩张性及外周阻力等因素有密切的关系。因此，在某些情况下脉搏可以反映心血管系统的异常状况。

表4-3　影响动脉血压的因素及其效应

影响因素	效应		
	收缩压	舒张压	脉压
每搏输出量↑	↑↑	↑	↑
心率↑	↑	↑↑	↓
外周阻力↑	↑	↑↑	↓
大动脉的弹性储器作用↓	↑	↓	↑↑
循环血量与血管容积的比例↓	↓↓	↓	↓

（六）静脉血压与静脉回流

1. 静脉血压

（1）中心静脉压　是指胸腔内大静脉或右心房的压力，正常变动范围为 0.4~1.2kPa（4~12cmH$_2$O）。其高低取决于心脏射血能力和静脉回心血量之间的相互关系。中心静脉压

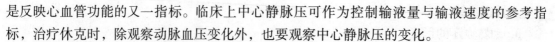

是反映心血管功能的又一指标。临床上中心静脉压可作为控制输液量与输液速度的参考指标，治疗休克时，除观察动脉血压变化外，也要观察中心静脉压的变化。

（2）外周静脉压　是指各器官的静脉血压。静脉血管对血流的阻力占整个体循环总阻力的比例小。

2. 静脉回心血量及其影响因素

单位时间内静脉回心血量取决于外周静脉压和中心静脉压的压差以及静脉对血流的阻力，凡能改变两者之间压力差的因素，均能影响静脉血液的回心。此外，由于静脉管壁薄、易扩张，静脉血流还受重力和体位改变，骨骼肌的收缩挤压，呼吸等的影响（表4-4）。

表4-4　影响静脉回心血量的因素

影响因素	静脉回心血量
循环系统平均充盈压↑	↑
心肌收缩力↑	↑
骨骼肌的挤压作用	收缩时↑，舒张时↓
呼吸运动	吸气时↑，呼气时↓
重力和体位的影响	立→卧↑，卧→立↓

（七）微循环

1. 微循环的通路

微循环是指微动脉和微静脉之间的血液循环。典型的微循环是由微动脉、后微动脉、毛细血管前括约肌、真毛细血管、通血毛细血管、动-静脉吻合支和微静脉等7部分组成，包括迂回通路、直捷通路和动-静脉短路（表4-5）。微循环的功能主要是实现血液与组织细胞间的物质交换和调节血量。

表4-5　微循环通路的主要途径及生理功能

血流通路	血流主要途径	血流特点	主要生理功能
迂回通路	真毛细血管网	管壁薄、通透性好、途径长、血流慢、轮流交替开放	实现物质交换
直捷通路	通血毛细血管网	途径短、血流快、常呈开放状态	保证静脉血回流
动-静脉短路	动-静脉吻合支	管壁厚、途径最短、血流快、常呈关闭状态	调节体温

2. 微循环血流量的调节

微循环中的微动脉、后微动脉、毛细血管前括约肌和微静脉均具有平滑肌。通过平滑肌的收缩和舒张，可以改变血管阻力，进而影响血流量。微动脉、微静脉受交感缩血管神经的支配。当交感神经兴奋时，微动脉、微静脉收缩，使微循环血流量减少。同时，这些血管也

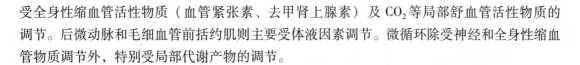

受全身性缩血管活性物质（血管紧张素、去甲肾上腺素）及 CO_2 等局部舒血管活性物质的调节。后微动脉和毛细血管前括约肌则主要受体液因素调节。微循环除受神经和全身性缩血管物质调节外，特别受局部代谢产物的调节。

（八）组织液与淋巴液的生成与回流

1. 组织液的生成与回流

组织液是血浆经毛细血管壁滤出而生成的，可通过毛细血管壁回流入血液，毛细血管壁的通透性是组织液生成与回流的结构基础。组织液的生成与回流，取决于有效滤过压值。

有效滤过压=（毛细血管血压+组织液胶体渗透压）-（血浆胶体渗透压+组织液静水压）。当有效滤过压为正值时，毛细血管内液体滤出，生成组织液；有效滤过压为负值时，组织液则被"重吸收"，回流入血液。在毛细血管动脉端有组织液不断的生成，约有90%的组织液在毛细血管静脉端被重吸收，其余的则进入毛细淋巴管形成淋巴液，再经淋巴系统回流入血液。

2. 影响组织液生成的因素

在正常情况下，组织液不断生成，又不断被重吸收，保持动态平衡，故血量和组织液量能维持相对稳定。如果这种动态平衡遭到破坏，发生组织液生成过多或重吸收减少，组织间隙中就有过多的潴留，形成组织水肿。凡能影响有效滤过压和毛细血管壁通透性以及淋巴循环的因素，都能影响组织液生成与回流（表4-6）。

表4-6　影响组织液生成的因素

主要因素	生成量	回流量	例　症
毛细血管压↑	↑	↓	炎症、充血性心功能不全等所致的水肿
血浆胶体渗透压↓	↑	↓	营养不良、肾炎等血浆蛋白↓所致水肿
淋巴回流受阻	↑	↓	丝虫病、癌症等使受阻部位远端水肿
毛细血管通透性↑	↑	↓	过敏、细菌感染所致的局部水肿

3. 淋巴循环

组织液进入毛细淋巴管，即为淋巴液。全身的淋巴液最后由右淋巴导管和胸导管汇流入静脉，故淋巴循环是血液循环的重要的辅助循环系统。其生理意义有以下几点：

（1）维持组织液生成和回流的平衡。

（2）回收蛋白质　由毛细血管动脉端滤出的血浆蛋白分子只能通过毛细淋巴管进入淋巴液，再转运至血液。这对维持血管内外胶体渗透压以及水平衡，有重要意义。

（3）运输脂类和其他营养物质　由小肠吸收的脂肪，有80%~90%是通过小肠的毛细淋巴管运输进入血液。

（4）淋巴结的防御屏障作用　淋巴液中的巨噬细胞能清除淋巴液中的细菌及其他异物。淋巴结还产生淋巴细胞，参与机体的免疫功能。

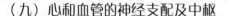

（九）心和血管的神经支配及中枢

1. 心脏的神经支配

（1）心交感神经及其作用

心交感节后神经纤维组成心脏神经丛，支配窦房结、房室交界、房室束、心房肌和心室肌。心交感节后纤维末梢释放的递质为去甲肾上腺素，与心肌细胞膜上的 β 受体结合，可导致心率加快，房室交界的传导加快，心肌的收缩能力加强。这些效应分别称为正性变时作用、正性变传导作用和正性变力作用。

两侧心交感神经对心脏的支配有所差别。支配窦房结的交感纤维主要来自右侧心交感神经，支配房室交界的交感主要来自左侧心交感神经。在功能上，右侧心交感神经兴奋时以引起心率加快的效应为主，而左侧心交感神经兴奋则以加强心肌收缩能力的效应为主。

（2）心迷走神经及其作用

支配心脏的副交感神经起于脑干迷走神经核，其节后神经纤维支配窦房结、心房肌、房室交界、房室束及其分支。心迷走神经节后纤维末梢释放的乙酰胆碱作用于心肌细胞膜的 M 受体，可导致心率减慢，心房肌收缩能力减弱，心房肌不应期缩短，房室传导速度减慢，即具有负性变时、变力和变传导作用。

两侧心迷走神经对心脏的支配也有差别，但不如两侧心交感神经支配的差别显著。右侧迷走神经对窦房结的影响占优势；左侧迷走神经对房室交界的作用占优势。

一般说来，心迷走神经和心交感神经对心脏的作用是相对抗的。在多数情况下，心迷走神经的作用比交感神经的作用占有较大的优势。

2. 血管的神经支配

除毛细血管外，血管壁内都有平滑肌，绝大部分血管平滑肌都受内脏运动神经支配。支配血管平滑肌的神经纤维可分为缩血管神经纤维和舒血管神经纤维两大类。

（1）缩血管神经纤维

缩血管神经纤维属于交感神经纤维，其末梢释放去甲肾上腺素。血管平滑肌上有 α 和 β_2 两类肾上腺素受体。去甲肾上腺素与 α 受体结合后，可导管平滑肌收缩；与 β_2 受体结合后，可致血管平滑肌舒张。去甲肾上腺素与 α 受体结合的能力与 β_2 受体结合的能力强。故缩血管神经纤维兴奋时引起缩血管效应。

体内几乎所有的血管平滑肌都受交感神经支配，但不同部位的血管中缩血管神经纤维分布的密度不同。皮肤血管平滑肌缩血管纤维分布最密，其次是骨骼肌和内脏的血管平滑肌，冠状血管和脑血管中分布较少。在同一器官中，动脉中缩血管神经纤维的密度高于静脉，微动脉中密度最高。

人体内多数血管只接受交感缩血管纤维的单一神经支配。在安静状态下，交感缩血管纤维持续发放低频冲动，使血管平滑肌保持一定程度的收缩状态。

（2）舒血管神经纤维

舒血管神经纤维分布的范围较少，只有个别器官的血管接受舒血管神经纤维支配。根据神经纤维来源，分为交感舒血管纤维和副交感舒血管纤维两种，末梢释放乙酰胆碱，与平滑肌上的 M 受体结合引起血管平滑肌舒张。

1）交感舒血管神经纤维 主要分布于骨骼肌血管上。在安静时这类神经纤维无紧张性活动，只在人情绪激动、恐慌或进行肌肉运动时才发放冲动，使骨骼肌血管舒张，血流量增加。

2）副交感舒血管神经纤维 分布于少数器官如脑膜、唾液腺、胃肠外分泌腺和外生殖器等部位血管。副交感舒血管纤维的活动只对器官组织局部血流起调节作用，对循环系统总的外周阻力的影响很小。

3. 心血管中枢

控制心血管活动有关的神经元集中的部位称为心血管中枢。心血管中枢分布在中枢神经系统从脊髓到大脑皮层的各个水平，它们各具不同的功能，又互相密切联系，使整个心血管系统的活动协调一致，并与整个机体的活动相适应。

（1）延髓心血管中枢

延髓是心血管活动的最基本中枢，其内存在心血管交感中枢和心迷走中枢。

1）心血管交感中枢 位于延髓网状结构腹外侧部。延髓心血管交感中枢神经元的轴突下行与脊髓交感节前神经元相联系，通过心交感神经和交感缩血管神经调节心血管活动。刺激该处，可引起心血管活动增强的效应：心率加快、心肌收缩力增强、血管平滑肌收缩和血压升高。

2）心迷走中枢 在延髓中的疑核和迷走神经背核。心迷走中枢通过迷走神经传出纤维支配心，起抑制作用。刺激该处，可出现心活动抑制效应：心率减慢、心肌收缩力减弱和房室传导减慢。

正常人在安静时，心迷走中枢紧张性较高，因而心率较窦房结自身的兴奋频率慢，维持在每分钟 75 次左右；在情绪激动或运动时，心血管交感中枢紧张性占优势，心率加快，血压升高。

（2）延髓以上心血管中枢

延髓心血管中枢并不是独立地完成心血管反射的，而是在高级中枢的控制下，统一协调完成。脑干、下丘脑、小脑以及大脑皮质都存在与心血管活动有关的神经元。它们对心血管活动和其他生理功能进行调节。

（十）心血管反射

1. 颈动脉窦和主动脉弓压力感受性反射

当动脉血压升高时，可引起压力感受性反射，其反射效应是使心率减慢，外周血管阻力降低，血压回降，故这一反射又被称为降压反射。

（1）动脉压力感受器

压力感受性反射的感受器是位于颈动脉窦和主动脉弓血管外膜下的感觉神经末梢。其感受血管壁的机械牵张程度。当动脉血压升高时，动脉管壁被牵张的的程度就升高，压力感受器发放的神经冲动也就增多。在一定范围内，压力感受器的传入冲动频率与动脉管壁扩张程度成正比。

（2）传入神经和中枢联系

颈动脉窦压力感受器的传入神经纤维组成颈动脉窦神经。窦神经加入舌咽神经，进入延髓和孤束核的神经元发生突触联系。主动脉弓压力感受器的传入神经纤维行走于迷走神经干内，然后进入延髓，到达孤束核。

（3）反射效应

动脉血压升高时，压力感受器传入冲动增多，通过中枢机制，使心迷走紧张加强，心交感紧张和交感缩血管紧张减弱，其效应为心率减慢，心输出量减少，外周血管阻力降低，故动脉血压下降。反之，当动脉血压降低时，压力感受器传入冲动减少，使迷走紧张减弱，交感紧张加强，于是心率加快，心输出量增加，外周血管阻力增高，血压回升。

（4）压力感受性反射的生理意义

压力感受性反射是一种负反馈调节机制。其生理意义在于对动脉血压进行即时监控，使动脉血压处于相对稳定状态。

2. 颈动脉体、主动脉体的化学感受性反射

颈动脉体和主动脉体化学感受器感受血液化学成分（PCO_2、PO_2 及 H^+ 等）变化。当血中 PCO_2 增高、PO_2 下降、H^+ 过高时，感受器兴奋并把信息沿窦神经和迷走神经传入至延髓，使呼吸中枢兴奋，呼吸加深加快，肺通气量增多。同时缩血管中枢紧张性增强，交感缩血管神经传出冲动增多，引起血管收缩，外周阻力增大，血压升高。此时，心、脑以外的器官血流量减少，保证了心、脑等重要器官的血液供应。

在正常生理情况下，颈动脉体和主动脉体化学感受性反射主要是调节呼吸运动，而对心血管活动的调节作用很小，只有在低氧、窒息、动脉压过低、酸中毒等异常情况下才发挥作用。

3. 心肺感受器引起的心血管反射

在心房、心室和肺循环大血管壁上存在许多感受器，总称为心肺感受器。引起心肺感受器兴奋的适宜刺激有两大类。一类是血管壁的机械牵张，另一类心肺感受器的适宜刺激是一些化学物质，如前列腺素、缓激肽等。大多数心肺感受器受刺激时引起的反射效应是交感紧张降低，心迷走紧张加强，导致心率减慢，心输出量减少，外周血管阻力降低，故血压下降。

在实验动物中，心肺感受器兴奋时，肾交感神经活动抑制，使肾血流量增加，肾排水和排钠量增多。

（十一）体液调节

1. 肾上腺素和去甲肾上腺素

血液中的肾上腺素和去甲肾上腺素主要由肾上腺髓质分泌。肾上腺素和去甲肾上腺素对心脏和血管的作用相似但不完全相同（表4-7），其作用取决于它们与肾上腺素能受体结合的能力。

表 4-7　肾上腺素和去甲肾上腺素对心脏、血管作用的比较

比较项目	肾上腺素	去甲肾上腺素
对心脏的作用	与 β₁ 受体结合	与 β₁ 受体结合，心收缩力↑心输出量↑
	心率↑心收缩力↑心输出量↑	在整体通过减压反射，使心脏活动减弱
对血管的作用	皮肤、内脏血管收缩（α 受体）	全身各器官血管收缩（α 受体）
	骨骼肌血管舒张（β₂受体）	（冠脉除外）外周阻力↑、血压↑
	血流重新分配	
临床应用	强心剂	升压药

2. 肾素－血管紧张素系统

肾近球细胞合成和分泌肾素，肾素进入血液循环后，可使血浆中血管紧张素原生成血管紧张素 Ⅰ，血管紧张素 Ⅰ 在血管紧张素转化酶的作用下生成血管紧张素 Ⅱ，血管紧张素 Ⅱ 在氨基肽酶的作用下生成血管紧张素 Ⅲ。这一系统称为肾素－血管紧张素系统。血管紧张素 Ⅱ 是一种具有强烈缩血管活性的肽类物质。

在生理情况下，血液中的血管紧张素的浓度很低，对心血管活动的调节作用不大。但当大量失血，导致血压下降，肾血流量减少时，可刺激肾球旁细胞分泌大量肾素，肾素可使血液中血管紧张素含量增多，从而促使血压回升和血量恢复。

3. 血管升压素

血管升压素是由下丘脑视上核和室旁核神经元合成，经下丘脑垂体束进入垂体后叶，并由其末梢释放。血管升压素作用于血管平滑肌的相应受体，引起血管平滑肌收缩，是已知的最强的缩血管物质之一。血管升压素在肾集合管可促进水的重吸收，故又称为抗利尿激素（见第八章）。

在正常情况下，血浆中血管升压素浓度升高时首先出现抗利尿效应；只有当其血浆浓度明显高于正常时，才引起血压升高。

4. 血管内皮生成的血管活性物质

由毛细血管内皮细胞可以生成并释放若干种血管活性物质，可引起血管平滑肌舒张或收缩。包括血管内皮生成的舒血管物质（如前列环素、内皮舒张因子）和缩血管物质（如内皮素）。

5. 激肽释放酶－激肽系统

激肽释放酶是体内的一类蛋白酶，可使某些蛋白质底物激肽原分解为激肽。激肽具有舒血管活性，可参与对血压和局部组织血流的调节。

6. 局部血流调节

关于器官组织血流量的局部调节机制，一般认为主要有以下两类。

（1）代谢性自身调节机制

组织细胞代谢需要氧，并产生各种代谢产物。局部组织中的氧和代谢产物对该组织局部的血流量起代谢性自身调节作用。

（2）肌源性自身调节机制

肌源性的自身调节现象，在肾血管表现特别明显，在脑、心、肝、肠系膜和骨骼肌的血管也能看到，但皮肤血管一般没有这种表现。

（十二）器官循环

1. 冠脉循环

（1）冠脉循环的解剖特点

心肌的血液供应来自左、右冠状动脉。冠状动脉的主干行走于心脏的表面，其小分支以垂直于心脏表面的方向穿入心肌，并在心内膜下层分支成网。心肌的毛细血管网分布极为丰富。冠状动脉之间有侧支互相吻合，正常心脏的冠脉侧支较细小，血流量很少。

（2）冠脉血流的特点

冠脉血流量大；心肌耗氧量大，平静时动－静脉血含氧量差很大；由于冠脉的大部分分支深埋于心肌内，心肌节律性收缩对冠脉血流有很大的影响，尤其对左冠脉血流的影响更为显著；主动脉舒张压的高低及心舒期的长短是影响冠脉血流量的重要因素。

（4）冠脉血流量的调节

对冠脉血流量进行调节的各种因素中，最重要的是心肌本身的代谢水平。在各种代谢产物中，腺苷起最重要的作用。腺苷具有强烈的舒张小动脉的作用，引起冠脉血管舒张。心肌的其他代谢产物如 H^+、CO_2、乳酸等，虽也能使冠脉舒张，但作用较弱。此外，缓激肽和前列腺素 E 等体液因素也能使冠脉血管舒张。

交感和副交感神经也支配冠脉血管平滑肌，但它们的调节作用是次要的。

2. 肺循环

（1）肺循环的生理特点

1）血流阻力小，血压低，利于组织液回流。

2）血容量大，变动范围大　肺血容量为 450mL，占全身血量 9%，由于肺组织和肺血管的可扩张性大，故肺部血容量的变化范围较大。在每一个呼吸周期中，肺循环的血容量也发生周期性的变化，并对左心室输出量和动脉血压发生影响。

（2）肺循环血流量的调节

1）神经调节　肺循环血管受交感神经和迷走神经支配。刺激交感神经对肺血管的直接作用是引起收缩和血流阻力增大。但在整体情况下，交感神经兴奋时体循环的血管收缩，将一部分血液挤入肺循环，使肺循环内血容量增加。循环血液中的儿茶酚胺也有同样的效应。刺激迷走神经可使肺血管舒张。

2）肺泡气的氧分压　肺泡气的氧分压对肺部血管的舒缩活动有明显的影响。急性或慢性的低氧都能使肺部血管收缩，血流阻力增大。

3）血管活性物质对肺血管的影响　肾上腺素、去甲肾上腺素、血管紧张素Ⅱ、血栓素 A_2 等能使肺循环的微动脉收缩；组胺、5－羟色胺能使肺循环静脉收缩。

3. 脑循环

（1）脑循环的特点

1）脑血管舒缩程度受颅腔限制，血流量变化小。

2）毛细血管中的血液和神经元之间并不直接接触，而为胶质细胞所隔开，为血脑屏障。

（2）脑血流量的调节

1）脑血管的自身调节 当平均动脉压在 8.0～18.6kPa（60～140mmHg）范围内变化时，脑血管可通过自身调节的机制使脑血流量保持恒定。

2）CO_2 和 O_2 分压对脑血流量的影响 血液 CO_2 分压升高、O_2 分压降低时，脑血管舒张，血流量增加。

3）神经调节 脑神经接受少量的交感缩血管及副交感舒血管神经支配，但对脑血管活动的作用很小。

三、自测试题

[A1 型题] 每一道考试题下面有 A、B、C、D、E 五个备选答案，请从中选择一个最佳答案。

1. 心动周期中，左心室内压急剧升高的是在 （ ）

A. 心房收缩期   B. 等容收缩期   C. 快速射血期

D. 减慢射血期   E. 快速充盈期

2. 关于正常人心输出量的说明，错误的是 （ ）

A. 左心室输出量较右心室多

B. 一侧心室每次的射血量称搏出量

C. 搏出量乘以心率等于心输出量

D. 静脉回流量与搏出量维持动态平衡

E. 心率在一定范围增快，心输出量增多

3. 在哪个期给予心室一个额外刺激不引起兴奋 （ ）

A. 心房收缩   B. 心室收缩   C. 心室舒张中期

D. 心房舒张晚期   E. 心室舒张晚期

4. 心脏内兴奋传播速度最慢的部位是 （ ）

A. 窦房结   B. 心房肌   C. 房室交界

D. 心室肌   E. 浦肯野纤维

5. 心交感神经末梢释放的递质是 （ ）

A. 肾上腺素   B. 去甲肾上腺素   C. 乙酰胆碱

D. 血管紧张素   E. 肾素

6. 心室肌细胞动作电位的主要特点是 （ ）

A. 0 期除极化缓慢   B. 形成 2 期平台期   C. 4 期自动除极化

D. 无明显 I 期　　　　　　　E. 4 期为静息期

7. 生理情况下，维持动脉血压相对稳定的主要反射是（　　）

A. 牵张反射

B. 颈动脉体和主动脉体化学感受性反射

C. 心肺感受器反射

D. 颈动脉窦和主动脉弓压力感受性反射

E. 容量感受器反射

8. 心动周期中，心室血液充盈主要是由于（　　）

A. 血液依赖地心吸引力而回流

B. 骨骼肌的挤压作用加速静脉回流

C. 心房收缩的挤压作用

D. 心室舒张的抽吸作用

E. 胸内负压促进静脉回流

9. 一般情况下，舒张压的高低主要反映（　　）

A. 搏出量的大小　　　　　　B. 外周阻力的大小　　　　　C. 大动脉弹性

D. 回心血量多少　　　　　　E. 大动脉弹性的大小

10. 下列哪种情况出现时，心输出量减少（　　）

A. 心肌收缩力增强　　　　　B. 后负荷增大　　　　　　　C. 前负荷适当增大

D. 心率增加到 100 次/分钟　E. 后负荷减小

11. 对血管不起直接作用的是（　　）

A. 肾上腺素　　　　　　　　B. 去甲肾上腺素　　　　　　C. 肾素

D. 血管紧张素　　　　　　　E. 血管升压素

12. 不能使血管平滑肌舒张的物质是（　　）

A. 组织代谢产物　　　　　　B. 组胺　　　　　　　　　　C. 胆碱酯酶

D. 缓激肽　　　　　　　　　E. 一氧化氮

13. 影响冠脉血流量的重要因素主要是（　　）

A. 主动脉压的高低　　　　　B. 心缩期的长短和收缩压的高低

C. 血液黏滞性大小　　　　　D. 心舒期的长短和舒张压的高低

E. 心肌收缩力的大小

14. 第一心音的产生主要是由于（　　）

A. 半月瓣关闭　　　　　　　B. 半月瓣开放　　　　　　　C. 房室瓣开放

D. 房室瓣关闭　　　　　　　E. 心室射血入大动脉，引起动脉管壁振动

15. 关于心交感神经对心脏的作用，下列哪一项叙述是错误的（　　）

A. 末梢释放的递质是去甲肾上腺素

B. 作用于心肌细胞膜上的 β 受体

C. 可使心率加快、心肌收缩力加强

D. 使心室舒张末期容积增大

E. 使心输出量增加

16. 下述形成心室肌细胞动作电位的离子基础，哪一项是错误的（　）

A. 0 期主要是 Na^+ 内流

B. 1 期主要是 Cl^- 外流

C. 2 期主要是 Ca^{2+} 内流和 K^+ 外流

D. 3 期主要是 K^+ 外流

E. 1 期主要是 K^+ 外流

17. 心肌不会产生强直收缩的原因是（　）

A. 心肌是功能上的合胞体　　　B. 心肌肌质网不发达，Ca^{2+} 储存少

C. 心肌的有效不应期较长　　　D. 心肌有自律性，会自动节律收缩

E. 心肌呈"全或无"收缩

18. 以下心电图的各段时间中，最长的是哪一段（　）

A. P – R 段　　　　　　　　B. P – R 间期　　　　　　C. S – T 段

D. QRS 波群时间　　　　　　E. Q – T 间期

19. 支配心脏的交感神经节后纤维释放的递质是（　）

A. 去甲肾上腺素　　　　　　B. 肾上腺素　　　　　　　C. 乙酰胆碱

D. 血管升压素　　　　　　　E. 血管紧张素 Ⅱ

20. 容量血管指的是（　）

A. 大动脉　　　　　　　　　B. 微动脉　　　　　　　　C. 肺动脉

D. 毛细血管　　　　　　　　E. 静脉

21. 血液在血管内流动时，血流阻力（　）

A. 与血管的半径成正比　　　B. 与血管半径的平方成正比

C. 与血管半径的平方成反比　D. 与血管半径的立方成反比

E. 与血管半径的 4 次方成反比

22. 阻力血管主要是指（　）

A. 大动脉　　　　　　　　　B. 小动脉和微动脉　　　　C. 小静脉

D. 毛细血管　　　　　　　　E. 大静脉

23. 交感缩血管纤维分布最密集的是（　）

A. 皮肤血管　　　　　　　　B. 冠状动脉　　　　　　　C. 骨骼肌血管

D. 脑动脉　　　　　　　　　E. 胃肠道血管

24. 心血管活动的基本中枢位于（　）

A. 大脑　　　　　　　　　　B. 下丘脑　　　　　　　　C. 中脑和脑桥

D. 延髓　　　　　　　　　　E. 脊髓

25. 心肌缺氧引起冠状动脉舒张，主要是通过下列哪一种因素引起的（　）

A. 氢离子　　　　　　　　　B. 组胺　　　　　　　　　C. 腺苷

D. 前列腺素　　　　　　　　E. 乳酸

26. 心动周期中，在下列哪个时期主动脉压最低（   ）

A. 等容收缩期末　　　　　B. 等容舒张期末　　　　　C. 减慢射血期末

D. 快速充盈期末　　　　　E. 减慢充盈期末

27. 房室瓣开放见于（   ）

A. 等容收缩期末　　　　　B. 心室收缩期初　　　　　C. 等容舒张期初

D. 等容收缩期初　　　　　E. 等容舒张期末

28. 主动脉瓣关闭见于（   ）

A. 快速射血期开始时　　　B. 快速充盈期开始时　　　C. 等容收缩期开始时

D. 等容舒张期开始时　　　E. 减慢充盈期开始时

29. 心室肌的后负荷是指（   ）

A. 心房压力　　　　　　　B. 大动脉血压　　　　　　C. 快速射血期心室内

D. 减慢射血期心室内压　　E. 等容收缩期初心室内压

30. 窦房结能成为心脏正常起搏点的原因是（   ）

A. 静息电位仅为 −70mV　　B. 阈电位为 −40mV　　　　C. 0 期除极化速度快

D. 动作电位没有明显的平台期　　　　　　　　　　　　E. 4 期电位除极速率快

31. 心脏内兴奋传导的顺序是（   ）

A. 窦房结→房室交界→心房肌→心室肌

B. 窦房结→房室交界→心室肌→浦肯野纤维

C. 窦房结→心房肌→心室肌→浦肯野纤维

D. 窦房结→心房肌→左右束之→浦肯野纤维

E. 窦房结→心房肌→房室交界→房室束和左右束支→浦肯野纤维→心室肌

32. 房室延搁一般发生于（   ）

A. 兴奋由窦房结传至心房肌时

B. 由房室结传至房室交界处时

C. 在房室交界内传导时

D. 由房室束至左、右束支时

E. 由左、右束支传至心室肌时

33. 心室肌细胞与浦肯野细胞动作电位的最大区别是（   ）

A. 0 期　　　　　　　　　B. 1 期　　　　　　　　　C. 2 期

D. 3 期　　　　　　　　　E. 4 期

34. 心室肌细胞与浦肯野细胞动作电位的主要区别是（   ）

A. 0 期除极化的速度与幅度　B. 1 期复极化的速度　　C. 平台期复极化的机制

D. 3 期复极化的机制　　　E. 4 期自动除极化的有无

35. 区分心肌快、慢反应细胞的依据是（   ）

A. 静息电位的大小　　　　B. 0 期除极化的速率　　　C. 平台期的长短

D. 3 期复极化的快慢　　　E. 4 期自动除极化的速度

36. 心肌细胞分为自律细胞和非自律细胞的主要依据是（　）

A. 静息电位的数值　　　　B. 动作电位时程的长短　　　　C. 0 期除极化的速度

D. 动作电位复极化的速度　　E. 4 期有无自动除极化

37. 衡量自律性高低的主要指标是（　）

A. 动作电位的幅值　　　　　B. 最大复极电位水平

C. 4 期自动除极化的速度　　D. 阈电位的水平

E. 0 期除极化的速度

38. 心室肌有效不应期较长，一直持续到（　）

A. 收缩期开始　　　　　　B. 收缩期中间　　　　　　C. 舒张期开始

D. 舒张早期　　　　　　　E. 舒张期结束

39. 心肌细胞超常期内兴奋性高于正常，所以（　）

A. 兴奋传导速度高于正常

B. 动作电位幅度大于正常

C. 动作电位 0 期除极速度快于正常

D. 刺激阈值低于正常

E. 自动节律性高于正常

40. 下列关于正常心电图的描述哪一项是错误的（　）

A. P 波代表两心房除极化

B. QRS 波群代表两心室的除极化

C. PR 间期延长说明房室传导阻滞

D. ST 段表明心室各部分之间没有电位差

E. ST 段很稳定，表明心室肌处于静息状态

41. 当血流通过下列哪一部位时，血压的降落最大（　）

A. 主动脉和大动脉　　　　B. 小动脉和微动脉　　　　C. 毛细血管

D. 微静脉和小静脉　　　　E. 大静脉和腔静脉

42. 关于血流阻力，以下哪一项叙述是错误的（　）

A. 与血管的长度成正比　　　　B. 与血液的黏滞度成正比

C. 与血流量成反比　　　　　　D. 与血管半径的平方成反比

E. 是由于血液流动时发生的摩擦造成的

43. 在不同的血管段，交感缩血管纤维分布最密集的是（　）

A. 大动脉　　　　　　　　B. 微动脉　　　　　　　　C. 毛细血管前括约肌

D. 微静脉　　　　　　　　E. 大静脉

44. 影响外周阻力的主要因素是（　）

A. 血液黏滞度　　　　　　B. 红细胞数　　　　　　C. 血管长度

D. 小动脉口径　　　　　　E. 大动脉弹性

45. 组织液生成主要取决于（　）

A. 毛细血管压　　　　　　　B. 有效滤过压　　　　　　C. 血浆胶体渗透压

D. 血浆晶体渗透压　　　　　E. 组织液静水压

46. 心脏收缩力增强时，静脉回心血量增加，这是因为（　）

A. 动脉血压增高　　　　B. 血流速度加快　　　　C. 心输出量增加

D. 舒张期室内压低　　　E. 静脉压增高

47. 生成组织液的有效滤过压等于（　）

A.（毛细血管压＋组织液胶体渗透压）－（血浆胶体渗透压＋组织液静水压）

B.（毛细血管压＋血浆胶体渗透压）－（组织液胶体渗透压＋组织液静水压）

C.（毛细血管压＋组织液静水压）－（血浆胶体渗透压＋组织液胶体渗透压）

D.（毛细血管压＋组织液胶体渗透压）－（血浆胶体渗透压－组织液静水压）

E.（毛细血管压－组织液胶体渗透压）＋（血浆胶体渗透压－组织液静水压）

48. 平时维持交感缩血管纤维紧张性活动的基本中枢位于（　）

A. 大脑　　　　　　　B. 下丘脑　　　　　　C. 中脑和脑桥

D. 延髓　　　　　　　E. 脊髓中间外侧柱

49. 关于降压反射，下列哪一项是错误的（　）

A. 也称为颈动脉窦和主动脉弓压力感受性反射

B. 对搏动性的压力变化更敏感

C. 是一种负反馈调节机制

D. 在平时安静状态下不起作用

E. 当动脉压突然变化时，反射活动加强，导致血压回降

50. 肾素－血管紧张素系统活动加强时（　）

A. 醛固酮释放减少　　　　B. 肾脏排出钠量减少　　　　C. 肾脏排出钾量减少

D. 静脉回心血量减少　　　E. 抑制肾小管对水的重吸收

51. 房室结细胞和心室肌细胞的动作电位的主要区别是（　）

A. 0 期除极化速度不同　　　　　　　　　　　　B. 1 期形成的机制不同

C. 平台期持续时间相差特别悬殊　　　　　　　　D. 3 期复极速度不同

E. 4 期自动除极化

52. 心肌的等长自身调节通过改变下列哪个因素来调节心脏的泵血功能（　）

A. 心肌的收缩能力　　　　B. 心肌初长度　　　　C. 肌小节的初长度

D. 横桥联结的数目　　　　E. 心室舒张末期容积

53. 关于心电图的描述，下列哪一项是错误的（　）

A. 心电图反映心脏兴奋的产生、传导和恢复过程中的生物电变化

B. 心电图与心脏的机械收缩活动无直接关系

C. 心肌细胞的生物电变化是心电图的来源

D. 电极放置的位置不同，记录出来的心电图曲线基本相同

E. 心电图曲线与单个心肌细胞的生物电变化曲线有明显的区别

54. 心肌细胞一次兴奋过程中，产生有效不应期的原因是（　）

A. Na^+ 通道已基本上复活，处于可被激活的正常备用状态

B. Na^+ 通道开放能力已达到最大限度

C. Na^+ 通道完全失活或刚刚开始复活

D. Na^+ 通道开放能力已恢复正常

E. Na^+ 通道开放已逐渐复活，但其开放能力尚未恢复正常

55. 对心室肌细胞有效不应期特征的叙述，错误的是（　　）

A. 可产生局部兴奋

B. 阈上刺激能产生动作电位

C. Na^+ 通道失活

D. 此期相当于心室全收缩期和舒张早期

E. 此期时间较长

56. 心室肌细胞动作电位持续时间长的主要原因是哪一期的时程长（　　）

A. 0 期除极　　　　　　　B. 1 期复极　　　　　　　C. 2 期复极

D. 3 期复极　　　　　　　E. 4 期

57. 超常期内心肌兴奋性高于正常，所以（　　）

A. 兴奋传导速度高于正常　　B. 动作电位幅度大于正常　　C. 0 期除极速率高于正常

D. 刺激阈值低于正常　　　　E. 自动节律性高于正常

58. 室性期前收缩之后出现代偿间歇的原因是（　　）

A. 窦房结的节律性兴奋延迟发放

B. 窦房结的节律性兴奋少发放一次

C. 窦房结的节律性兴奋传出速度大大减慢

D. 窦房结的一次节律性兴奋落在室性期前收缩的有效不应期中

E. 窦房结的节律性兴奋落在室性期前收缩的相对不应期中

59. 心室肌细胞不具有下列哪一生理特性（　　）

A. 兴奋性　　　　　　　　B. 自律性　　　　　　　　C. 传导性

D. 收缩性　　　　　　　　E. 有效不应期长

60. 心脏正常起搏点位于（　　）

A. 窦房结　　　　　　　　B. 心房　　　　　　　　　C. 房室交界区

D. 浦肯野氏纤维　　　　　E. 心室

61. 兴奋在心脏内传导时，速度最慢的是（　　）

A. 心室肌　　　　　　　　B. 心房肌　　　　　　　　C. 房室交界

D. 房室束　　　　　　　　E. 浦肯野纤维

62. 下列传导速度最快的细胞是（　　）

A. 窦房结细胞　　　　　　B. 心房肌细胞　　　　　　C. 心室肌细胞

D. 浦肯野纤维　　　　　　E. 房室交界区

63. 下列收缩力最强的细胞是（　　）

A. 心室肌细胞　　　　　　B. 浦肯野纤维　　　　　　C. 心房肌细胞

D. 窦房结细胞　　　　　　E. 以上都不是

64. 房室延搁的生理意义（　　）

A. 使 P 波增宽

B. 使 QRS 波增宽

C. 使心室肌有效不应期延长

D. 使心室肌不会产生强直收缩

E. 使心房、心室不会产生收缩重叠

65. 交感神经兴奋使窦房结自律性升高的原因是（　　）

A. 阈电位水平下移　　　B. 最大复极电位绝对值减小　　C. 0 期除极速率加快

D. 4 期除极加速　　　　E. 以上都不是

66. 自律细胞区别于非自律细胞的生物电活动主要特征是（　　）

A. 0 期除极速度快　　　　B. 平台期较明显　　　　C. 1 期复极速度慢

D. 3 期复极速度慢　　　　E. 4 期有自动除极

67. 下列哪项不影响心肌细胞的自律性（　　）

A. 最大复极电位　　　　B. 阈电位　　　　C. 有效不应期

D. 4 期自动除极速度　　E. 最大复极电位与阈电位差距

68. 心肌收缩呈"全或无"特点是因为心肌细胞（　　）

A. 动作电位时程长　　　B. 动作电位有平台　　　C. 细胞间有闰盘

D. 有自律性　　　　　　E. 兴奋传导快

69. 在心电图上反映左右心室去极化的波形是（　　）

A. T 波　　　　　　　　B. QRS 波群　　　　　　C. P－R 间期

D. P 波　　　　　　　　E. Q－T 间期

70. 在心电图上反映左右心房去极化的波形是（　　）

A. T 波　　　　　　　　B. QRS 波群　　　　　　C. P－R 间期

D. P 波　　　　　　　　E. Q－T 间期

71. 下列关于正常心电图的描述哪项是错误的（　　）

A. P 波代表两心房去极　　B. QRS 波代表两心室去极

C. QRS 波代表两心室复极　　D. P－R 间期超过 0.30s 说明房室传导阻滞

E. ST 段代表心室各部分均处于去极化状态

72. 心电图 P－R 间期代表兴奋经下列哪项传导的时间（　　）

A. 心房，房室结和房室束　　B. 心房，房室结　　　C. 房室结，房室束

D. 房室结，房室束和心室肌　E. 心房

73. 下列哪种情况下，血流阻力会减小（　　）

A. 血流黏滞度增加　　　B. 由层流变成湍流　　　C. 红细胞比容增大

D. 血管舒张　　　　　　E. 以上都不是

74. 在血管系统中起血液储存库作用的血管是（　　）

A. 主动脉　　　　　　　B. 大动脉　　　　　　　C. 小动脉

D. 毛细血管　　　　　　E. 大静脉

75. 在人体处于安静状态时，下列哪个器官的动脉血和静脉血含氧量差值最大（　　）

A. 脑　　　　　　　　B. 心脏　　　　　　　　C. 肾脏

D. 皮肤　　　　　　　E. 骨骼肌

76. 心动周期中主动脉血压最高值称为（　　）

A. 收缩压　　　　　　B. 舒张压　　　　　　　C. 脉搏压

D. 平均动脉压　　　　E. 循环系统平均充盈压

77. 心动周期中主动脉血压最低值称为（　　）

A. 收缩压　　　　　　B. 舒张压　　　　　　　C. 脉搏压

D. 平均动脉压　　　　E. 循环系统平均充盈压

78. 引起舒张压升高的主要因素是（　　）

A. 前负荷增加　　　　B. 后负荷增加　　　　　C. 心泵功能加强

D. 全身血管紧张性增加　　E. 静脉收缩

79. 在一般情况下，收缩压的高低主要反映（　　）

A. 心率　　　　　　　B. 外周阻力　　　　　　C. 循环血量

D. 心脏每搏输出量　　E. 以上都不是

80. 当外周阻力减小时，动脉血压的变化是（　　）

A. 收缩压降低，舒张压升高

B. 收缩压轻度升高，舒张压明显升高

C. 收缩压升高，舒张压降低

D. 收缩压轻度降低，舒张压明显降低

E. 以上都不是

81. 影响正常人舒张压的主要因素是（　　）

A. 心输出量　　　　　B. 大动脉的弹性　　　　C. 血液黏滞性

D. 阻力血管的口径　　E. 循环血量

82. 老年人动脉管壁硬化，大动脉的弹性储器作用减弱，所以（　　）

A. 收缩压降低　　　　B. 收缩压、舒张压都降低　　C. 脉压增大

D. 舒张压升高　　　　E. 收缩压、舒张压都升高

83. 老年人，主动脉弹性减退，并伴有小动脉硬化时，动脉血压的变化是（　　）

A. 收缩压降低，舒张压升高

B. 收缩压升高，舒张压降低

C. 收缩压升高，舒张压升高

D. 收缩压变化不大，舒张压升高

E. 收缩压升高，舒张压变化不大

84. 主动脉在维持舒张压中起重要作用，主要是由于主动脉（　　）

A. 口径大　　　　　　B. 管壁厚　　　　　　　C. 管壁有可扩张性和弹性

D. 血流速度快　　　　E. 对血流的摩擦阻力小

85. 生理情况下，对动脉血压影响不大的因素是（ ）

A. 外周阻力   B. 心率   C. 动脉弹性

D. 心输出量   E. 血液黏滞性

86. 下列情况下，能使脉压增大的主要因素是（ ）

A. 射血期延长   B. 外周阻力增大   C. 心率加快

D. 体循环平均压降低   E. 大动脉管壁弹性降低

87. 循环系统平均充盈压反映下列哪项的高低（ ）

A. 动脉血压   B. 静脉血压   C. 毛细血管血压

D. 静脉回心血量   E. 循环系统血液充盈的程度

88. 下肢肌肉运动时，节律性地压迫下肢静脉（ ）

A. 可驱使静脉内的血液向心脏和毛细血管两个方向流动

B. 是人在立位时，下肢静脉回流的唯一动力

C. 可减少小动脉和静脉之间的压力差

D. 可增加下肢组织液的生成

E. 可促使下肢静脉血回流心脏

89. 下列关于中心静脉压的叙述，哪一项是错误的（ ）

A. 是指胸腔大静脉和右心房的压力

B. 其正常值变动范围为 $4 \sim 12mmHg$

C. 可反映心脏的射血功能

D. 可作为临床控制输液速度和量的参考指标

E. 外周静脉广泛收缩时，中心静脉压升高

90. 使中心静脉压升高的是（ ）

A. 血容量减少   B. 周身血管舒张   C. 静脉回心血量增多

D. 心脏射血能力增强   E. 循环血量减少

91. 关于小动脉的描述，错误的是（ ）

A. 管壁中富含平滑肌

B. 在调节全身血压中起主要作用

C. 在调节全身血流量中起主要作用

D. 在调节组织液生成和静脉回流中起主要作用

E. 是造成血流阻力的主要组成部分

92. 下列哪一项使静脉回心血量减少（ ）

A. 深吸气   B. 深呼气   C. 骨骼肌的舒缩运动

D. 阻力血管收缩   E. 人体从立位转变为卧位

93. 下列因素中促进静脉回心血量增加的是（ ）

A. 心输出量增加   B. 外周阻力增加   C. 动脉血压升高

D. 体循环平均充盈压降低   E. 心舒期室内压降低

94. 心肌收缩力加强导致静脉回心血量增加的机制是（　）

A. 动脉血压升高　　　　　　　B. 血流速度快　　　　　　C. 收缩期室内压较低

D. 舒张期室内压较低　　　　E. 静脉血流阻力下降

95. 关于外周阻力与舒张压的论述，以下哪点是错的（　）

A. 外周阻力愈大，舒张压愈高

B. 血液黏滞性愈大，血流阻力愈大

C. 血管口径愈小，外周阻力愈大

D. 毛细血管口径最小，它对舒张压影响最大

E. 小动脉、微动脉是构成外周阻力的最主要部位

96. 容量血管扩张会导致（　）

A. 血流阻力减少，加速血液回心

B. 提高了毛细血管静脉端压力，使组织液生成增加

C. 外周阻力下降，使血压降低

D. 促进毛细血管的物质交换

E. 静脉压力显著减小

97. 关于微循环直捷通路功能的叙述，正确的是（　）

A. 血流速度较慢

B. 是血液和组织之间进行物质交换的主要部位

C. 经常处于开放状态

D. 在骨骼肌组织中较少见

E. 在体温调节中发挥作用

98. 在微循环中，进行物质交换的主要部位是（　）

A. 微动脉　　　　　　　　　　B. 真毛细血管　　　　　　C. 通血毛细血管

D. 动静脉短路　　　　　　　E. 微静脉

99. 微循环中参与体温调节的是（　）

A. 迂回通路　　　　　　　　　B. 毛细血管前括约肌　　　C. 动 - 静脉短路

D. 直捷通路　　　　　　　　E. 微动脉

100. 真毛细血管不具有下列哪一项特点（　）

A. 管壁很薄　　　　　　　　　B. 血流缓慢　　　　　　　C. 管壁的通透性大

D. 是血液和组织液进行物质交换的场所

E. 安静时，骨骼肌中大约有 80% 的真毛细血管处于开放状态

101. 当血浆蛋白显著减少时，引起水肿的主要原因是（　）

A. 血浆晶体渗透压下降　　　B. 血浆胶体渗透压下降　　C. 毛细血管壁通透性增加

D. 醛固酮分泌减少　　　　　E. 有效滤过压下降

102. 下列情况下，能使组织液生成减少的是（　）

A. 大量血浆蛋白丢失　　　　B. 毛细血管前阻力减小　　C. 淋巴回流受阻

D. 右心衰竭，静脉回流受阻　E. 血浆胶体渗透压升高

103. 从毛细血管动脉端滤出生成的组织液，再经静脉端重吸收入血的约占（　　）

A. 10%　　　　　　　　　　B. 30%　　　　　　　　　　C. 50%

D. 70%　　　　　　　　　　E. 90%

104. 在组织液回流中，淋巴回流的主要功能是重吸收（　　）

A. 水分　　　　　　　　　　B. 氨基酸　　　　　　　　　C. 电解质

D. 葡萄糖　　　　　　　　　E. 蛋白质

105. 关于淋巴回流的生理意义下列哪项是错误的（　　）

A. 回收蛋白质　　　　　　　B. 运输吸收的脂肪　　　　　C. 回收部分组织液

D. 清除细菌　　　　　　　　E. 调节血管内外的水分交换

106. 外周阻力和心率不变而每搏输出量增加时，血压的变化主要是（　　）

A. 收缩压升高的幅度大于舒张压的升高幅度

B. 舒张压升高

C. 收缩压舒张压等同升高

D. 收缩压舒张压等同降低

E. 收缩压升高，舒张压降低

107. 右心衰竭时，组织液生成增加而导致水肿主要原因是（　　）

A. 血浆胶体渗透压降低　　　B. 毛细血管内压力增加　　　C. 组织液静水压降低

D. 组织液胶体渗透压升高　　E. 静脉压力低

108. 迷走神经对心血管系统的主要作用是使（　　）

A. 心率减慢，传导加速

B. 心率减慢，传导减慢

C. 血管收缩，外周阻力增强

D. 心室肌收缩力增强，搏出量增多

E. 冠状动脉血流量减少

109. 关于血管紧张素Ⅱ的生理作用，下列叙述哪一项是错误的（　　）

A. 使全身微动脉平滑肌收缩

B. 使静脉收缩，回心血量增多

C. 使醛固酮的释放增加

D. 使迷走神经末梢释放乙酰胆碱

E. 使交感神经末梢释放去甲肾上腺素增多

110. 下列哪种情况会使心排血量增加（　　）

A. 使用肾上腺素时　　　　　B. 使用去甲肾上腺素时　　　C. 动脉血压升高时

D. 迷走神经兴奋时　　　　　E. 颈动脉窦内压力升高时

111. 下列物质中升压作用最强的是（　　）

A. 肾上腺素　　　　　　　　B. 肾素　　　　　　　　　　C. 血管紧张素Ⅰ

D. 血管紧张素Ⅱ　　　　　　E. 缓激肽

112. 对肾素－血管紧张素系统的描述，正确的是（　　）

A. 肾素由肾小球外系膜细胞合成和分泌

B. 大量失血可刺激肾素分泌

C. 肾素可转变血管紧张素Ⅰ为血管紧张素Ⅱ

D. 血管紧张素Ⅲ主要刺激醛固酮分泌

E. 以上均不对

113. 同肾上腺素相比较，去甲肾上腺素对心血管的作用特点是（　　）

A. 对α受体作用小于β受体，有明显舒血管作用

B. 心脏效应不如肾上腺素

C. 可致心率加快

D. 对组织代谢的增强效应大于肾上腺素

E. 有明显降低血压效应

[A2型题] 每一道试题以一个案例出现，配有A、B、C、D、E五个备选答案，请从中选择一个最佳答案。

114. 兔实验安静时给予M受体阻断剂阿托品可引起心率明显增加，房室交界区传导加速。但若切断双侧迷走神经后再给予阿托品，心脏的变化为（　　）

A. 心率明显增快　　　　B. 心率明显降低　　　　C. 心率无明显变化

D. 房室传导明显增快　　E. 房室传导明显减慢

115. 静脉注射去甲肾上腺素后出现血压升高，心率减慢，后者出现的主要原因是（　　）

A. 去甲肾上腺素对心脏的抑制作用

B. 去甲肾上腺素对血管的抑制作用

C. 降压反射活动加强

D. 降压反射活动减弱

E. 大脑皮层心血管中枢活动减弱

116. 给家兔静脉给予小剂量的肾上腺素后心率增快，心肌收缩增强，但平均动脉压变化不大，这是因为肾上腺素（　　）

A. 强烈兴奋降压反射　　B. 通过β受体扩张全身血管　C. 通过扩张骨骼肌血管

D. 无缩血管效应　　　　E. 不兴奋受体

117. 某人出现血钠升高，血钾下降，全身血容量增加，血压升高，此时最可能的原因是（　　）

A. 糖皮质激素增加　　　　B. 甲状腺激素增加　　　　C. 激肽系统加强

D. 肾素－血管紧张素系统活动加强

E. 交感－肾上腺髓质系统活动加强

118. 一般情况下，左心室在收缩期的血流量约为舒张期的20%～30%，可见影响冠脉血流量的主要因素是（　　）

A. 脉压大小　　　　　　B. 平均动脉压高低　　　　C. 心脏搏出量多少

D. 舒张压的高低和心舒期的长短

E. 收缩压的高低和射血期的长

119. 有甲、乙二位青年男性患者，其中甲患者身高 1.5m，体重 50kg，体表面积 1.4m²，安静时每分输出量 4.2L；乙患者身高 1.6m，体重 68kg，体表面积 1.7m²，安静时每分输出量 5.1L。两患者的心指数（　　）

A. 甲患者优于乙患者　　　B. 乙患者优于甲患者　　　C. 相同

D. 均高于正常　　　　　　E. 均低于正常

120. 某患者出现颈静脉怒张，肝脏肿大和双下肢水肿，最可能的心血管疾病是（　　）

A. 左心衰　　　　　　　　B. 右心衰　　　　　　　　C. 肺水肿

D. 高血压　　　　　　　　E. 中心静脉压降低

121. 某患者由平卧位突然站立，静脉回心血量减少，每搏输出量、动脉血压降低。该患者每搏输出量减少是由于下列哪项所致（　　）

A. 心室后负荷增大　　　　B. 心迷走神经兴奋　　　　C. 心交感神经兴奋

D. 异长调节　　　　　　　E. 等长调节

122. 在动物实验过程中出现每搏输出量降低，左心室舒张末期压力降低，血压降低，分析其原因是（　　）

A. 静脉回流减少　　　　　B. 心肌收缩能力降低　　　C. 后负荷增大

D. 心率减慢　　　　　　　E. 射血分数降低

123. 在实验过程中给予动物某药物后出现心率减慢，心电图 P－R 间期延长，该药物是（　　）

A. 阿托品　　　　　　　　B. 普萘洛尔　　　　　　　C. 肾上腺素

D. 去甲肾上腺素　　　　　E. 酚妥拉明

124. 下列伴有左心室后负荷加重的疾病是（　　）

A. 甲状腺功能亢进　　　　B. 高血压病　　　　　　　C. 肺动脉高压

D. 心室间隔缺损　　　　　E. 心肌炎

125. 下列疾病中哪一种伴有右心室前负荷明显加重（　　）

A. 高血压病　　　　　　　B. 心肌炎　　　　　　　　C. 室间隔缺损

D. 肺源性心脏病　　　　　E. 主动脉瓣关闭不全

126. 阻力负荷过重损害心脏功能的机制中下列哪一项是错误的（　　）

A. 冠脉血流量减少　　　　B. 心室壁收缩不协调　　　C. 心肌耗氧量增加

D. 心室壁活动张力增加　　E. 心脏每搏输出量和每分输出量都减少

127. 休克时心力衰竭发生的机制中下列哪一项是错误的（　　）

A. 动脉血压过低，冠脉血流减少

B. 交感兴奋，儿茶酚胺增多，心肌耗氧量增多

C. 酸中毒，高血钾抑制心肌

D. 心肌收缩能力的下降

E. 前负荷过大，心室搏出量减少

128. 左心衰竭患者出现右心衰竭时表现出（ ）

A. 肺淤血继续存在   B. 肺水肿继续存在   C. 肺淤血减轻

D. 肺淤血合并体循环淤血   E. 肺循环和体循环都恢复正常

129. 患者，女，25 岁，5 年前诊断为风湿性心脏病，近来加重，心电图检查无 P 波而代之以 400 次/分并且极不规则的颤动波。下列各项中哪一项与心电图不符合（ ）

A. 心房虽有快颤动，但在心室舒张末期还可将其中的血液挤入心室

B. 心室完全依靠自己的收缩和舒张实现泵血功能

C. 患者安静时全身血液供应尚可

D. 不能进行重体力劳动

E. 临床上可用抗凝剂预防栓塞

130. 患者，男，35 岁。1 小时前车祸外伤出血，出血量约为 1000mL。查体：BP 100/70mmHg，体重 70kg，面色苍白，心率 125 次/分。该患者受伤后机体首先发生的反应是（ ）

A. 外周血管阻力增加   B. 外周血管阻力降低   C. 外周血管阻力不变

D. 脑和心脏的血管收缩   E. 循环血液中儿茶酚胺减少

131. 患者，男，16 岁。阵发性心悸 1 年余，突发突止，发作间期心电图正常，10 分钟前再次发作，心电图示快速、规则的 QRS 波群，形态正常，未见明显 P 波。急诊医师在患者右胸锁乳突肌内缘平甲状软骨水平按摩数秒钟后，心律突然恢复正常。该治疗手法的作用机制是（ ）

A. 减弱心迷走神经紧张   B. 兴奋颈动脉体感受器   C. 加强心交感神经紧张

D. 兴奋主动脉弓压力感受器   E. 兴奋颈动脉窦压力感受器

132. 患者，女，68 岁。心悸、头晕 1 小时。既往高血压病史 2 个月，规律服用降压药，平时血压 130 ~ 150/60 ~ 70mmHg。查体：BP 80/50mmHg，心率 40 次/分。该患者血压降低最可能的原因是（ ）

A. 左心室后负荷增加   B. 左心室舒张功能损害   C. 心包内压力增加

D. 每搏输出量降低   E. 左心室前负荷增加

133. 患者，男性，43 岁，因胃大部切除手术术中输液时发现中心静脉压为 1.6 ~ 2.1kPa（16 ~ 21cmH$_2$O），麻醉师应当采取下列哪一措施（ ）

A. 给予强心剂，使心功能加强

B. 调整输液速度，将输液速度加快

C. 调整输液速度，将输液速度减慢

D. 与输液速度无关，不需改变输液速度

E. 及时观察动脉血压，如正常，输液按原速度进行

134. 在实验中阻断家兔一侧颈总动脉血流可使（ ）

A. 动脉血压升高   B. 心率减慢   C. 窦神经传入冲动增多

D. 血管运动中枢活动减弱   E. 静脉回心血量减少

135. 某久病卧床患者突然起床时，感觉头晕、眼前发黑，其主要的生理机制为（ ）

A. 回心血量减少   B. 心迷走神经兴奋   C. 肌肉泵做功减少

D. 压力感受性反射敏感性降低   E. 心率降低

136. 实验中，夹闭兔双侧颈总动脉后全身血压升高，心率加快，主要的原因是（ ）

A. 颈动脉窦受到牵张刺激   B. 颈动脉窦受到缺氧刺激   C. 主动脉弓受到牵张刺激

D. 主动脉神经传入冲动减少   E. 颈动脉窦神经传入冲动减少

137. 右心衰竭的患者常因为组织液生成过多而致下肢水肿，其主要原因是（ ）

A. 血浆胶体渗透压降低   B. 毛细血管血压增高   C. 组织液静水压降低

D. 组织液胶体渗透压升高   E. 淋巴回流受阻

138. 冬天某老人进入温泉浴室后不久出现头晕，随即晕倒在地，分析其最可能的因是（ ）

A. 全身血管收缩   B. 心输出量减少   C. 血量减少

D. 血管容量增加   E. 动脉血压升高

[A3/A4 型题] 每个案例下设若干道题，请在每题的五个备选答案中选出最佳的一个。

（139 ～ 142 题共用题干）

患者，男，65 岁，高血压病 18 年，血脂高 3 年，冠心病心绞痛 2 年，近 2 个月胸痛发作频繁，休息或含服硝酸甘油效果欠佳，轻咳嗽吐少量白痰，1 天前与家人争吵，自服心定痛 20 分钟不缓解，伴大汗送急诊。

139. 急诊护士施予患者评估后，认为首位护理诊断是（ ）

A. 活动无耐力   B. 低哮性呼吸形态   C. 潜在并发症：感染

D. 焦虑   E. 疼痛

140. 急诊护士给予患者的处理，下列哪项不妥（ ）

A. 卧床休息   B. 开放静脉   C. 心电检测

D. 准备气管插管物品   E. 鼻导管吸氧

141. 责任护士通过病史护理评估后，应考虑（ ）

A. 恶化性心绞痛   B. 急性心肌梗死   C. 肺栓塞

D. 支气管哮喘   E. 长期使用硝酸甘油可能产生耐受性

142. 该患者静脉滴注硝酸甘油、吸氧，胸痛已缓解，责任护士指导患者避免心绞痛发作诱因中，下列哪项不妥（ ）

A. 避免过度劳累及情绪激动   B. 避免过饱、受凉

C. 戒烟，可少量饮酒达到活血目的   D. 遵医嘱用药降低血脂

E. 控制高血压

（143 ～ 145 题共用题干）

患者，男，52 岁，高血压病 20 年，因血压升高加重，伴头晕半年入院，试回答下列问题

143. 动脉血压的正常范围是（ ）

A. 收缩压：100 ～ 120mmHg；舒张压：60 ～ 80 mmHg

B. 收缩压：90～120mmHg；舒张压：60～90 mmHg

C. 收缩压：100～130mmHg；舒张压：60～80 mmHg

D. 收缩压：100～120mmHg；舒张压：60～90 mmHg

E. 以上都不是

144. 高血压的诊断标准是（　　）

A. 收缩压≥130 mmHg 和（或）舒张压≥90mmHg

B. 非同日三次测量血压，收缩压≥140 mmHg 和（或）舒张压≥90mmHg

C. 非同日三次测量血压，收缩压≥130 mmHg 和（或）舒张压≥90mmHg

D. 收缩压≥140 mmHg 和（或）舒张压≥90mmHg

E. 以上都不是

145. 动脉血压的形成因素是（　　）

A. 足够的血压充盈量　　　B. 心室收缩射血　　　C. 外周阻力

D. 主动脉和大动脉的弹性　　E. 以上都是

（146～147 题共用题干）

患者行走时不慎被汽车撞击左季肋部，当时疼痛剧烈，继而昏迷，被立即送至医院就诊。查体所见：T 37℃，P 110 次/分，BP 92/60mmHg。神清，面色苍白，左季肋部皮下瘀斑，压痛。腹腔抽出不凝固的血液。

146. 该患者血压为 92/60mmHg，血压的正常范围是（　　）

A. 收缩压：100～120mmHg；舒张压：60～80 mmHg

B. 收缩压：100～130mmHg；舒张压：60～80 mmHg

C. 收缩压：90～120mmHg；舒张压：60～80 mmHg

D. 收缩压：100～120mmHg；舒张压：60～90 mmHg

E. 以上都不是

147. 该患者血压下降的主要因素是（　　）

A. 外周阻力下降　　　　　　　　　　　B. 心肌收缩力减弱

C. 大量失血导致血流量减少　　　　　　D. 大动脉弹性减弱

E. 以上都不是

［B 型题］每组题对应同一组备选答案，每个题干对应一个正确的备选答案，备选答案可以重复选择或不选。

（148～150 题共用备选答案）

A. 窦房结　　　　　　B. 房室结　　　　　　C. 心房肌

D. 浦肯野纤维　　　　E. 心室肌

148. 自律性最高的心肌细胞是（　　）

149. 既无收缩功能也无自律性的心肌细胞是（　　）

150. 传导性最高的心肌细胞是（　　）

（151～153 题共用备选答案）

A. 0 期　　　　　　　B. 1 期　　　　　　　C. 2 期

D. 3 期   E. 4 期

151. 在心室肌细胞动作电位，Na^+ 内向电流突然增大的时相是（　）

152. 在心室肌细胞动作电位，L 型 Ca^{2+} 通道大量开放的时相是（　）

153. 在窦房结细胞动作电位，T 型 Ca^{2+} 通道被激活的时相是（　）

（154～157 题共用备选答案）

A. 等容收缩期末   B. 快速射血期末   C. 等容舒张期末

D. 减慢射血期末   E. 心房收缩期末

154. 在心动周期中心室内压下降速度最快的时相是（　）

155. 在心动周期中主动脉压最高见于（　）

156. 在心动周期中主动脉压最低见于（　）

157. 左心室内压最低是在（　）

（158～160 题共用备选答案）

A. 维拉帕米   B. 四乙胺   C. 铯

D. 河豚毒素   E. 镍

158. 选择性地阻断 Na^+ 通道的物质是（　）

159. 选择性地阻断 K^+ 通道的物质是（　）

160. 选择性地阻断 L 型 Ca^{2+} 通道的物质是（　）

（161～163 题共用备选答案）

A. 微静脉   B. 腔静脉   C. 毛细血管

D. 微动脉   E. 主动脉

161. 血管中血流速度最快是在（　）

162. 血管中血流速度最慢是在（　）

163. 血管中血流阻力最大是在（　）

（164～166 题共用备选答案）

A. 无论多么强的刺激都不能引起反应

B. 需要阈上刺激才能产生反应

C. 不能产生动作电位反应

D. 阈下刺激也可诱发反应

E. 不给刺激也能自发地产生活动

164. 在超常期（　）

165. 在有效不应期（　）

166. 在绝对不应期（　）

（167～169 题共用备选答案）

A. 弹性储器血管   B. 容量血管   C. 交换血管

D. 毛细血管前阻力血管   E. 毛细血管后阻力血管

167. 从功能上说，微静脉属于（　）

168. 从功能上说，大动脉属于（　）

169. 从功能上说，真毛细血管属于（　　）

（170～173 题共用备选答案）

A. 收缩压　　　　　　　B. 舒张压　　　　　　　C. 脉搏压

D. 平均动脉压　　　　　E. 循环系统平均充盈压

170. 心动周期中主动脉血压最高值称为（　　）

171. 心动周期中主动脉血压最低值称为（　　）

172. 收缩压和舒张压之差称为（　　）

173. 血液停止循环后血液对血管壁的侧压称为（　　）

（174～176 题共用备选答案）

A. 收缩压升高

B. 舒张压升高

C. 收缩压和舒张压升高幅度相同

D. 收缩压降低，舒张压升高

E. 收缩压升高，舒张压降低

174. 外周阻力和心率不变而每搏输出量增大时，动脉血压的变化主要是（　　）

175. 每搏输出量和外周阻力不变而心率加快时，动脉血压的变化主要是（　　）

176. 老年人大动脉硬化时，动脉血压的变化主要是（　　）

（177～179 题共用备选答案）

A. 毛细血管静脉端血压升高

B. 血浆胶体渗透压降低

C. 组织液胶体渗透压升高

D. 组织液静水压降低

E. 淋巴回流受阻

177. 右心衰竭时引起下肢组织水肿的原因是（　　）

178. 慢性肾病引起组织水肿的原因是（　　）

179. 丝虫病引起组织水肿的原因是（　　）

（180～182 题共用备选答案）

A. 血液黏滞度增大，冠状动脉血流量减少

B. 主动脉血压过低，冠状动脉血流量减少

C. 心肌对冠状动脉的挤压力增大，冠状动脉血流量减少

D. 冠状动脉阻力增大，冠状动脉血流量减少

E. 心肌对冠状动脉的挤压力减少，冠状动脉血流量减少

180. 冠状动脉硬化时（　　）

181. 心室收缩期（　　）

182. 失血性休克时（　　）

（183～187 题共用备选答案）

A. 肾上腺素　　　　　B. 去甲肾上腺素　　　　　C. 乙酰胆碱

D. 5 – 羟色胺 　　　　　　　E. 组胺

183. 交感缩血管纤维释放的递质是 （ 　 ）

184. 交感舒血管纤维释放的递质是 （ 　 ）

185. 副交感舒血管纤维释放的递质是 （ 　 ）

186. 交感节前神经元末梢释放的递质是 （ 　 ）

187. 心迷走神经末梢释放的递质是 （ 　 ）

四、自测试题答案

1. B	2. A	3. B	4. C	5. B	6. B	7. D	8. D	9. B	10. B
11. C	12. C	13. D	14. D	15. D	16. B	17. C	18. E	19. A	20. E
21. E	22. B	23. A	24. D	25. C	26. A	27. E	28. D	29. B	30. E
31. E	32. C	33. E	34. E	35. B	36. E	37. C	38. D	39. D	40. E
41. B	42. D	43. B	44. D	45. B	46. D	47. A	48. E	49. D	50. B
51. E	52. B	53. D	54. C	55. B	56. C	57. D	58. D	59. B	60. A
61. C	62. D	63. A	64. E	65. D	66. E	67. C	68. C	69. B	70. D
71. C	72. A	73. D	74. E	75. B	76. A	77. B	78. D	79. D	80. D
81. D	82. C	83. C	84. C	85. E	86. E	87. E	88. E	89. B	90. C
91. D	92. B	93. E	94. D	95. D	96. B	97. C	98. B	99. C	100. E
101. B	102. E	103. E	104. E	105. E	106. A	107. B	108. B	109. D	110. A
111. D	112. B	113. B	114. C	115. C	116. C	117. D	118. D	119. C	120. B
121. D	122. A	123. B	124. B	125. C	126. B	127. E	128. C	129. A	130. A
131. E	132. D	133. A	134. A	135. A	136. E	137. B	138. D	139. E	140. D
141. B	142. C	143. A	144. B	145. E	146. A	147. C	148. A	149. B	150. D
151. A	152. C	153. E	154. C	155. B	156. A	157. C	158. D	159. B	160. A
161. E	162. C	163. D	164. C	165. C	166. A	167. E	168. A	169. C	170. A
171. B	172. C	173. E	174. A	175. B	176. E	177. A	178. B	179. E	180. D
181. E	182. B	183. B	184. C	185. C	186. C	187. C			

第五章 呼 吸

一、学习目标

（一）掌握

1. 呼吸的概念、过程；肺通气的动力；胸膜腔负压的形成及生理意义；肺弹性阻力的组成和生理意义；肺泡表面活性物质的作用；潮气量、肺活量、肺泡通气量的概念。
2. 肺换气的影响因素。
3. 氧气在血液中的运输形式。
4. CO_2、H^+、低 O_2 对呼吸运动的调节。

（二）熟悉

1. 呼吸运动的基本概念；呼吸的形式及特点。
2. 肺换气和组织换气的过程。
3. CO_2 在血液中的运输形式。
4. 肺牵张反射的概念及生理意义。

（三）了解

1. 肺内压在呼吸运动过程中的变化和人工呼吸的原理；肺通气的弹性阻力；肺容量和肺通气量的概念。
2. 气体交换的原理。
3. 氧解离曲线的概念、特点及影响因素。
4. 呼吸中枢的作用；呼吸肌本体感受性反射的概念及生理意义。

二、学习要点

呼吸：机体与外界环境之间的气体交换过程（图5-1）。

（一）肺通气

肺通气是肺与外界环境之间进行气体交换的过程。气体进出肺取决于动力和阻力的相互

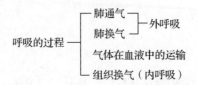

图 5–1　机体与外界环境之间的气体交换过程

作用。

1. 肺通气的动力

呼吸肌收缩和舒张→胸廓扩大和缩小→肺的扩大和缩小→外界环境与肺泡间周期性压力差→肺通气。肺通气的直接动力是肺内压与大气压之差；肺通气的原动力是呼吸肌收缩和舒张引起的节律性呼吸运动。

（1）呼吸运动　呼吸的形式及其特点（表 5–1）。

表 5–1　呼吸的形式及其特点

呼吸的形式	特点
平静呼吸	吸气是主动的，呼气是被动的
用力呼吸	吸气和呼气都是主动的
胸式呼吸	以肋间外肌舒缩活动为主的呼吸运动
腹式呼吸	以膈肌舒缩活动为主的呼吸运动

（2）肺内压

肺内压是指肺泡内的压力。在一次呼吸运动中，肺内压发生周期性改变。

吸气：肺容积↑→肺内压↓<大气压→气体进入肺泡→肺内压↑→吸气末，肺内压＝大气压→吸气停止。

呼气：肺容积↓→肺内压↑>大气压→气体流出肺泡→肺内压↓→呼气末，肺内压＝大气压→呼气停止。

（3）胸膜腔内压

胸膜腔内压是指胸膜腔内的压力。胸膜腔内压＝－肺回缩力（大气压为 0）。生理状态下，胸膜腔内压始终为负压。

胸膜腔内压的生理意义：

1）维持肺的扩张状态；

2）促进静脉和淋巴液的回流。

2. 肺通气的阻力

肺通气的阻力包括弹性阻力和非弹性阻力。肺通气的弹性阻力占总阻力的 70%，肺通气的非弹性阻力占总阻力的 30%。

（1）弹性阻力　是指弹性物体对抗外力作用所引起的变形的力，包括肺和胸廓的弹性阻力。弹性阻力的大小用顺应性来衡量。

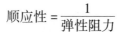

$$顺应性 = \frac{1}{弹性阻力}$$

1）肺弹性阻力 肺弹性阻力来自肺组织本身的弹性回缩力（占1/3）和肺泡内侧的液体层同肺泡内气体之间的液－气界面的表面张力（即肺泡表面张力，占2/3），两者均使肺具有回缩倾向，故成为肺扩张的弹性阻力。其中肺泡表面张力对肺的张缩有重要的作用。

肺泡表面活性物质由肺泡Ⅱ型上皮细胞合成和分泌，主要成分是二棕榈酰卵磷脂。肺泡表面活性物质可以降低肺泡表面张力。其生理意义：①减小吸气阻力，有利于肺的扩张；②维持肺泡稳定性；③减少肺组织液生成，防止肺水肿。

2）胸廓的弹性阻力 胸廓也具有弹性，呼吸运动时也产生弹性阻力。胸廓的弹性回缩力既可能是吸气的弹性阻力，也可能是吸气的动力，视胸廓的位置而定。因胸廓弹性阻力增大而使肺通气发生障碍的情况较为少见，所以临床意义相对较小。

（2）非弹性阻力

非弹性阻力包括气道阻力、惯性阻力、黏滞阻力，主要指的是气道阻力。气道阻力受气流流速、气流形式和管径大小影响，气道阻力与气道口径的4次方成反比。

3. **肺通气功能的评价**

（1）肺容积和肺容量 肺容积是指肺内所容纳的气体量，包括潮气量、补吸气量、补呼气量和余气量。肺容量是基本肺容积中两项或两项以上的联合气量，包括深吸气量、功能余气量、肺活量和时间肺活量。

1）潮气量 是指每次吸入或呼出的气体量。平静呼吸时，潮气量为400~600mL，一般以500mL计算。

2）肺活量 是指最大吸气后再尽力呼气所能呼出的最大气量。男性约3500mL，女性约2500mL。肺活量是衡量肺通气功能的常用指标。

3）时间肺活量 单位时间内呼出的气量占肺活量的百分数。测定时，让受试者先做一次深吸气，然后以最快的速度呼出气体，同时分别测量第1、2、3s末呼出的气量，计算其所占肺活量的百分数，分别称为第1、2、3s的时间肺活量，正常人各为83%、96%和99%。时间肺活量不仅反映了肺活量容量的大小，而且反映了呼吸所遇阻力的变化，所以是评论肺通气功能的较好指标。

（2）肺通气量和肺泡通气量 每分肺通气量是指每分钟吸入或呼出的气体总量，等于呼吸频率与潮气量的乘积。肺泡通气量是指每分钟吸入肺泡的新鲜气体量。即等于（潮气量－无效腔气量）×呼吸频率。

在一定范围内，深而慢的呼吸比浅而快的呼吸更有效（表5-2）。

表5-2 不同呼吸频率和潮气量时的肺通气量和肺泡通气量

呼吸形式	潮气量（mL）	呼吸频率（次/分）	肺通气量（mL/min）	肺泡通气量（mL/min）
平静呼吸	500	12	500×12=6000	（500－150）×12=4200
浅快呼吸	250	24	250×24=6000	（250－150）×24=2400
深慢呼吸	1000	6	1000×6=6000	（1000－150）×6=5100

（二）呼吸气体的交换

呼吸气体的交换是指肺泡与血液之间以及血液与组织细胞之间进行 O_2 和 CO_2 的交换过程，包括肺换气和组织换气。气体的分压差是气体交换的动力。静脉血、动脉血、组织、肺泡气中的 PO_2 和 PCO_2（表5-3）。

表5-3　静脉血、动脉血、组织、肺泡气中的 PO_2 和 PCO_2（mmHg）

分压	静脉血	动脉血	组织	肺泡气
PO_2	40	100	30	102
PCO_2	46	40	50	40

扩散系数：气体溶解度与分子量的平方根之比称为扩散系数。在单位分压差下，CO_2 的扩散系数是 O_2 的 20 倍。因此，临床上缺 O_2 比 CO_2 潴留更为常见，呼吸困难患者常常先出现缺 O_2。

1. 肺换气

指肺泡与毛细血管之间的气体交换过程。肺换气除了受气体分压差等影响之外，还受呼吸膜的厚度、面积及通气/血流比值的影响。

（1）呼吸膜的厚度和面积：呼吸膜由6层结构组成，总扩散面积约 $70m^2$，总厚度不到 $1\mu m$。若由于疾病原因导致呼吸膜的厚度增加、面积减小将会减少气体扩散量，影响肺换气，如肺纤维化、肺水肿等。

（2）通气/血流比值：是指每分肺泡通气量（V_A）与每分肺血流量（Q）的比值。$V_A/Q=0.84$。无论 V_A/Q 比值增大（如肺血管栓塞）还是 V_A/Q 比值减小（如支气管痉挛），都会影响肺换气。

2. 组织换气

指组织细胞与组织毛细血管之间的气体交换。

（三）气体在血液中的运输

O_2 和 CO_2 的运输形式有物理溶解和化学结合。

1. 氧的运输

（1）物理溶解　量极少，仅占血液总 O_2 含量的约 1.5%。

（2）化学结合　约占 98.5%，与红细胞中的血红蛋白（hemoglobin，Hb）结合成氧合血红蛋白。

1）Hb 与 O_2 结合的特征结合的特征：①Fe^{2+} 与 O_2 结合后仍是二价铁，所以该反应是氧合，不是氧化；②该反应快、可逆、不需酶的催化、受 PO_2 的影响；③1 分子 Hb 可结合 4 分子 O_2；④Hb 与 O_2 的结合或解离曲线呈 S 形。

2）氧解离曲线　①表示不同 PO_2 下 O_2 与 Hb 的结合和解离情况；②曲线呈近似 S 形，分为上段、中段和下段；③PCO_2、pH、温度、2,3-二磷酸甘油酸（2,3-DPG）可影响

O_2 与 Hb 的结合或解离而使曲线发生偏移；④当 $PCO_2\downarrow$、$pH\uparrow$、温度 $\downarrow$、$2,3-DPG\downarrow$ 时，氧解离曲线左移，表明 O_2 释放减少；⑤而当 $PCO_2\uparrow$、$pH\downarrow$、温度 $\uparrow$、$2,3-DPG\uparrow$ 时，氧解离曲线右移，表明 O_2 释放增加。

发绀是指每升血液中去氧血红蛋白含量达 50g 以上，体表毛细血管丰富的部位如皮肤、甲床等呈青紫色；发绀一般标志者缺氧，但也有例外，如 CO 中毒、红细胞增多症等。

2. 二氧化碳的运输

其物理溶解约占 5%，化学结合约占 95%，其中以碳酸氢盐形式运输的约占 88%，以氨基甲酰血红蛋白运输的约占 7%。

（四）呼吸运动的调节

呼吸运动是一种节律性的活动，其节律的形成是通过中枢神经系统调节来实现的。

1. 呼吸中枢

延髓是调节呼吸运动的基本中枢；脑桥是呼吸的调整中枢。

2. 呼吸的反射性调节

包括化学感受性反射、肺的牵张反射、呼吸肌本体感受性反射和防御性呼吸反射，其中化学感受性反射最为重要。

（1）化学感受性反射

化学感受器分为外周化学感受器和中枢化学感受器，外周化学感受器包括颈动脉体和主动脉体，它们能感受血液中的 PCO_2、PO_2 和 H^+ 浓度的变化，调节过程如下（图5-2）。

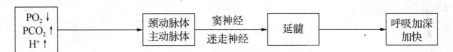

图5-2 化学感受性反射调节过程

中枢化学感受器对脑脊液或局部细胞外液中的 H^+ 浓度变化敏感。

1）CO_2 对呼吸运动的影响　是调节呼吸最重要的生理性化学因素，CO_2 对呼吸的兴奋作用，是通过间接刺激中枢化学感受器（主要）和直接刺激外周化学感受器两条途径来实现的。

2）H^+ 对呼吸运动的影响　H^+ 通过刺激外周化学感受器，使呼吸加深加快。

3）缺 O_2 对呼吸运动的影响　缺 O_2 通过刺激外周化学感受器，使呼吸加深加快。轻、中度缺氧使呼吸中枢兴奋，呼吸运动加强，肺通气量增加，而重度缺氧对中枢产生抑制作用，导致呼吸运动减弱或停止。对于有慢性通气或换气功能障碍的患者，缺 O_2 为兴奋呼吸中枢的主要刺激因素，应采取持续低浓度给氧。

（2）肺牵张反射

是指由肺扩张或萎陷引起的吸气抑制或吸气兴奋的反射。包括肺扩张反射和肺缩小反射两种形式。肺扩张反射有明显的种属差异，其意义：使吸气切断机制兴奋，切断吸气，转入呼气。这样便加速了吸气和呼气的交替，使呼吸频率增加。切断迷走神经后，吸气延长、加深，呼吸变得深而慢。肺缩小反射在较强的缩肺时才出现，在平静呼吸调节中意义不大。

三、自测试题

[A1 型题] 每一道试题配有 A、B、C、D、E 五个备选答案，请从中选择一个最佳答案。

1. 潮气量为 500mL，呼吸频率为 14 次/分，无效腔为 150mL，每分肺泡通气量约为（　）

A. 3000mL　　　　　　B. 4000mL　　　　　　C. 5000mL

D. 6000mL　　　　　　E. 7000mL

2. 肺通气的原动力是（　）

A. 气体分压差　　　　B. 肺内压变化　　　　C. 胸膜腔内压变化

D. 呼吸运动　　　　　E. 肺内压与大气压之差

3. 呼吸运动的基本中枢位于（　）

A. 大脑　　　　　　　B. 中脑　　　　　　　C. 延髓

D. 脑桥　　　　　　　E. 小脑

4. 气道阻力与气道口径的关系（　）

A. 成正比　　　　　　B. 成反比　　　　　　C. 与口径的平方成反比

D. 与口径的四次方成反比　E. 与口径的四次方成正比

5. 呼吸调整中枢位于（　）

A. 大脑　　　　　　　B. 中脑　　　　　　　C. 延髓

D. 脑桥　　　　　　　E. 小脑

6. 内呼吸是指（　）

A. 肺通气　　　　　　B. 肺换气　　　　　　C. 气体在血液中运输

D. 组织换气　　　　　E. 气体交换

7. 评价肺通气功能，下列哪项指标最好（　）

A. 肺活量　　　　　　B. 时间肺活量　　　　C. 潮气量

D. 深吸气量　　　　　E. 深呼气量

8. 有效通气量是指（　）

A. 潮气量　　　　　　B. 肺活量　　　　　　C. 肺通气量

D. 肺泡通气量　　　　E. 深呼气量

9. 气体交换的动力是（　）

A. 大气压　　　　　　B. 气体分压　　　　　C. 氧分压

D. 二氧化碳分压　　　E. 肺内压

10. 发绀是由于血液中还原血红蛋白超过（　）

A. 10g/L　　　　　　 B. 20g/L　　　　　　 C. 30g/L

D. 50g/L　　　　　　 E. 70g/L

11. 二氧化碳在血液中的主要运输形式是（　　）

A. 物理溶解　　　　　　B. 碳酸氢盐的形式　　　　　C. 氨基甲酸血红蛋白形式

D. 氨基甲酰血红蛋白形式　　E. 以上都不是

12. 下列哪一个呼吸时相中肺内压等于大气压（　　）

A. 吸气初和呼气初　　　B. 呼气中期和吸气中期　　　C. 呼气初和吸气末

D. 呼气末和吸气末　　　E. 以上都是

13. 维持胸膜腔内负压的必要条件（　　）

A. 肺内压等于大气压　　B. 肺内压低于大气压　　　　C. 吸气肌收缩

D. 胸膜腔密闭　　　　　E. 胸膜腔开放

14. 人工呼吸的原理是人为地产生（　　）

A. 肺内压与胸膜腔内压之差　B. 肺内压与腹内压之差　　C. 肺内压与大气压之差

D. 大气压与腹内压之差　　E. 腹内压与大气压之差

15. 影响呼吸道阻力最重要的因素是（　　）

A. 气流速度　　　　　　B. 气流形式　　　　　　　　C. 呼吸运动

D. 呼吸道管径　　　　　E. 以上都不是

16. 中枢化学感受器最敏感的刺激物是（　　）

A. 脑脊液中 H^+　　　　B. 脑脊液中 CO_2　　　　　C. 脑脊液中 PO_2 下降

D. 血液中 H^+　　　　　E. 血液中 CO_2

17. 正常情况下维持呼吸中枢兴奋性的有效刺激是（　　）

A. 呼吸肌本体感受器的传入冲动

B. 肺牵张感受器的传入冲动

C. 动脉血液中一定水平的 PCO_2

D. 一定程度的缺 O_2

E. H^+ 浓度的改变

18. 平静呼吸的特点是（　　）

A. 吸气是主动的，呼气是被动的

B. 吸气是被动的呼气是主动的

C. 吸气与呼气都是主动的

D. 吸气与呼气都是被动的

E. 以上都不是

19. 胸壁穿刺伤使胸膜腔与大气相通将造成（　　）

A. 胸膜腔压力大于大气压　B. 胸膜腔压力等于大气压　　C. 胸膜腔压力低于大气压

D. 肺明显扩张　　　　　E. 以上都不是

20. 呼吸频率从 12 次/分增加到 24 次/分，潮气量从 500mL 减少到 250mL，则（　　）

A. 肺通气量减少　　　　B. 肺泡通气量减少　　　　　C. 肺泡通气量增加

D. 肺通气量增加　　　　E. 无影响

21. 缺氧对呼吸的刺激主要是通过（ ）

    A. 刺激颈动脉体和主动脉体化学感受器
    B. 直接刺激中枢的神经元

    C. 刺激中枢化学敏感区
    D. 刺激大脑

    E. 刺激小脑

22. 血液中使呼吸运动加强的主要因素是（ ）

    A. 二氧化碳分压升高
    B. 氧气分压降低
    C. 乳酸增多

    D. 非蛋白氮增多
    E. H^+ 浓度的改变

23. 体内氧分压最高的部位是（ ）

    A. 肺泡气
    B. 细胞内液
    C. 组织液

    D. 动脉血
    E. 静脉血

24. 进入肺泡内的气体，可因血液在肺内分布不均而未全部与血液进行气体交换。没有发生气体交换的这部分肺泡容量，称为（ ）

    A. 解剖无效腔
    B. 生理无效腔
    C. 肺泡无效腔

    D. 气道无效腔
    E. 以上都不是

25. 肺总容量等于（ ）

    A. 余气量加肺活量
    B. 功能余气量加肺活量
    C. 功能余气量加潮气量

    D. 肺活量加潮气量
    E. 潮气量加补吸气量

26. 每分通气量和肺泡通气量之差为（ ）

    A. 无效腔气量×呼吸频率
    B. 潮气量×呼吸频率
    C. 余气量×呼吸频率

    D. 功能余气量×呼吸频率
    E. 补吸气量×呼吸频率

27. 吸气末肺内压（ ）

    A. 大于大气压
    B. 等于大气压
    C. 等于胸膜腔内压

    D. 小于大气压
    E. 小于胸膜腔内压

28. 胸膜腔内压等于（ ）

    A. 大气压＋肺内压
    B. 大气压＋肺回缩力
    C. 大气压－非弹性阻力

    D. 肺内压－肺回缩力
    E. 肺内压＋肺回缩力

29. 某人肺通气量为 7.5L/min，呼吸频率为 20 次/分，无效腔容量为 125mL，每分心输出量为 5L，他的通气血流比值是（ ）

    A. 0.8
    B. 0.7
    C. 1.0

    D. 0.9
    E. 0.5

30. CO_2 对呼吸运动的调节作用，主要通过刺激（ ）

    A. 延髓化学感受器
    B. 颈动脉体和主动脉体化学感受器

    C. 脑桥呼吸调整中枢
    D. 延髓呼气神经元

    E. 大脑皮质

31. 切断兔双侧迷走神经后，呼吸的改变是（ ）

    A. 呼吸幅度减小
    B. 吸气相延长
    C. 呼吸频率加快

    D. 血液 CO_2 张力暂时升高
    E. 呼气相延长

32. 血液中 H^+ 增多时，氧解离曲线（　　）

A. 上移　　　　　　　B. 不变　　　　　　　C. 左移

D. 右移　　　　　　　E. 下移

33. 当氧离曲线左移时，氧合血红蛋白解离氧（　　）

A. 增多　　　　　　　B. 减少　　　　　　　C. 先增加后减少

D. 不变　　　　　　　E. 先减少后增加

34. 正常人安静时通气血液比值为（　　）

A. 0.84　　　　　　　B. 0.94　　　　　　　C. 1.0

D. 2.0　　　　　　　E. 2.5

35. 血氧饱和度是指（　　）

A. 血氧容量占血氧含量的百分比

B. 血氧含量占血氧容量的百分比

C. 溶解氧量占血氧容量的百分比

D. 溶解氧量占血氧含量的百分比

E. 以上都不是

36. 关于肺泡表面活性物质，下述哪项不正确（　　）

A. 能降低肺的顺应性　　　B. 能降低肺泡表面张力

C. 由肺泡Ⅱ型上皮细胞分泌　　D. 成分为二软脂酰卵磷脂

E. 维持肺泡容积稳定

37. 根据 Laplace 定律，如果大小肺泡彼此相通，且表面张力相等，那么（　　）

A. 小肺泡内压力大，大肺泡内压力小

B. 小肺泡内压力小，大肺泡内压力大

C. 大小肺泡内压力相等

D. 吸气时气体主要进入小肺泡

E. 呼气时气体主要出自大肺泡

38. 胸廓处于自然位置时（　　）

A. 胸廓缩小，弹性阻力向外　　B. 胸廓扩大，弹性阻力向内

C. 其弹性阻力是吸气的阻力　　D. 其弹性阻力是呼气的阻力

E. 胸廓无变形，不表现出弹性阻力

39. 平静呼气末存留于肺内的气量，称为（　　）

A. 潮气量　　　　　　B. 残气量　　　　　　C. 补呼气量

D. 功能残气量　　　　E. 补吸气量

40. 呼吸膜可分为几层结构？总厚度为（　　）

A. 2 层，$< 0.2\mu m$　　　　B. 3 层，$< 8\mu m$　　　　C. 4 层，$1 \sim 2\mu m$

D. 6 层，$< 1\mu m$　　　　E. 8 层，$2 \sim 8\mu m$

41. 当呼吸幅度减小而出现呼吸频率加快时，下列哪一项受影响最大（　　）

A. 每分通气量　　　　B. 无效腔气量　　　　C. 肺泡通气量

D. 功能残气量　　　　　　　　E. 肺扩散容量

42. 决定肺部气体交换方向最主要的因素是（　　）

A. 气体的溶解度　　　　　B. 气体的分压差　　　　　　C. 气体分子量的大小

D. 呼吸膜的通透性　　　　E. 气体和血红蛋白的亲和力

43. 肺的通气/血流比值反映肺部气体交换时气泵和血泵的匹配情况。如果通气/血流比值增大，表明该受试者体内出现了（　　）

A. 解剖无效腔增大　　　　B. 肺泡无效腔增大　　　　　C. 解剖动 – 静脉短路

D. 功能性动 – 静脉短路　　E. 肺内气体交换障碍

44. 可引起氧解离曲线由正常位置向右移的是（　　）

A. CO_2 分压增加　　　　　B. 2，3 – DPG 降低　　　　C. pH 升高

D. 温度降低　　　　　　　　E. 吸入气 CO 含量增高

45. 氧解离曲线是表示下列哪种关系的曲线（　　）

A. 血红蛋白含量和氧解离量

B. 血红蛋白氧饱和度和血氧分压

C. 血红蛋白氧饱和度和血红蛋白氧含量

D. 血红蛋白氧含量和血红蛋白氧容量

E. 血红蛋白浓度和血红蛋白氧含量

46. 血液中 CO_2 的含量主要决定于（　　）

A. CO_2 分压　　　　　　　B. O_2 分压　　　　　　　C. 血液中 pH

D. 血液的温度　　　　　　　E. 血红蛋白浓度

47. 脑桥呼吸调整中枢的主要功能是（　　）

A. 促使吸气转为呼气　　　B. 促使呼气转为吸气　　　C. 减慢呼吸频率

D. 接受肺牵张反射的传入信号　　　　　　　　E. 使吸气缩短，呼气延长

48. 切断家兔双颈迷走神经后，呼吸的变化是（　　）

A. 频率加快，幅度减少　　B. 频率加快，幅度增大　　C. 呼吸频率和幅度均不变

D. 呼吸减慢，幅度减小　　E. 频率减慢，幅度增大

49. 下列肺牵张反射的叙述，错误的是（　　）

A. 感受器存在于支气管和细支气管的平滑肌层

B. 正常人平静呼吸时，对呼吸节律起重要的调节作用

C. 传入纤维在迷走神经中上行至延髓

D. 可促使吸气及时转化为呼气

E. 有明显的种族差异

50. 关于动脉血 CO_2 分压升高引起的各种效应，下列哪一项是错误的（　　）

A. 刺激外周化学感受器，使呼吸运动增强

B. 刺激中枢化学感受器，使呼吸运动增强

C. 直接兴奋呼吸中枢

D. 使氧离曲线向右移

E. 使血液中 CO_2 容积百分数增加

51. 肺表面活性物质减少导致（ ）

A. 肺难于扩张　　　　　　　B. 小肺泡内压小于大肺泡内压

C. 肺弹性阻力减少　　　　　D. 肺泡表面张力降低　　　　E. 肺顺应性增加

52. 下列哪种情况下可导致静脉血 PO_2 降低（ ）

A. 贫血　　　　　　　　　　B. CO 中毒　　　　　　　　C. 剧烈运动

D. 亚硝酸盐中毒　　　　　　E. 过度通气

53. 下列哪种情况下，能引起动脉血 PO_2 降低的是（ ）

A. 无效腔增大　　　　　　　B. 肺气肿　　　　　　　　　C. 过度通气

D. 呼吸性酸中毒　　　　　　E. 肺水肿

54. CO 与血红蛋白的亲和力是 O_2 与血红蛋白亲和力的（ ）

A. 20 倍　　　　　　　　　　B. 50 倍　　　　　　　　　C. 150 倍

D. 200 倍　　　　　　　　　E. 210 倍

55. 正常人第一秒末用力呼气量约占用力肺活量的（ ）

A. 50%　　　　　　　　　　B. 60%　　　　　　　　　　C. 70%

D. 80%　　　　　　　　　　E. 90%

56. 下列各种肺容量中，在严重哮喘患者降低最为明显的是（ ）

A. 肺活量　　　　　　　　　B. 用力肺活量　　　　　　　C. 用力呼气量

D. 深吸气量　　　　　　　　E. 补呼气量

57. 肺气肿患者（ ）

A. 肺顺应性增大　　　　　　B. 肺弹性阻力增大　　　　　C. 吸气困难明显

D. 吸气时程延长　　　　　　E. 呼气时程缩短

58. 自然呼吸时，PCO_2 升高对呼吸的刺激作用明显增强是因为（ ）

A. H^+ 浓度增大

B. PO_2 降低

C. 中枢化学感受器的敏感性增加

D. 外周化学感受器的敏感性增加

E. CO_2 解离曲线的影响

59. 运动初期引起的肺通气量增加是由于下列何种感受器受刺激引起的（ ）

A. 中枢化学感受器　　　　　B. 外周化学感受　　　　　　C. 肺牵张感受器

D. 呼吸肌本体感受器　　　　E. 肺毛细血管旁感受器

60. 肺泡与肺毛细血管之间进行气体交换的动力是（ ）

A. 呼吸膜上的泵蛋白　　　　B. ATP　　　　　　　　　　C. 气体的分压差

D. 气体溶解度及其分子量平方根之比　　　　　　　　　　E. 肺和胸廓的舒缩运动

61. 正常人平静呼吸的频率是（ ）

A. 6～8 次/分　　　　　　　B. 8～10 次/分　　　　　　C. 10～12 次/分

D. 12～18 次/分　　　　　　E. 20～25 次/分

62. 平静呼吸时，无论呼气或吸气，胸膜腔内压均为负值，这是由于（　　）

A. 肺的生长速度比胸廓快

B. 胸廓的自然容积大于肺的自然容积

C. 肺的回缩力小于胸廓回缩力

D. 肺表面活性物质的作用

E. 胸廓的弹性阻力大于肺内压

63. 大小肺泡稳定性的维持，有赖于肺表面活性物质在（　　）

A. 大肺泡内密度低，小肺泡密度高

B. 大肺泡内密度高，小肺泡内密度低

C. 大小肺泡内的密度均高

D. 大小肺泡内的密度均低

E. 大小肺泡内的密度与呼吸周期中随机变化

64. 能使肺回缩力减小，肺顺应性增大的是（　　）

A. 肺纤维化 　　　　　　B. 肺充血 　　　　　　C. 肺水肿

D. 肺气肿 　　　　　　　E. 肺毛细血管堵塞

65. 由于功能残气量的作用，每次平静呼吸是肺内气体更新约为（　　）

A. 1/2 　　　　　　　　B. 1/3 　　　　　　　C. 1/5

D. 1/7 　　　　　　　　E. 1/10

66. 安静状态下，呼吸膜的扩散面积是（　　）

A. $40m^2$ 　　　　　　B. $50m^2$ 　　　　　　C. $60m^2$

D. $70m^2$ 　　　　　　E. $100m^2$

67. 由于气体分子特性不同，CO_2 的扩散系数为 O_2 的（　　）

A. 10 倍 　　　　　　　B. 20 倍 　　　　　　C. 30 倍

D. 40 倍 　　　　　　　E. 50 倍

68. 下列哪种情况通气/血流比值升高（　　）

A. 肺水肿 　　　　　　　B. 肺纤维化 　　　　　　C. 哮喘发作

D. 浅而快的呼吸 　　　　E 肺毛细血管阻塞

69. 高原高空环境只要吸入气 PO_2 大于 60mmHg，Hb 氧饱和度仍达到（　　）

A. 50% ~ 60% 　　　　　B. 60% ~ 70% 　　　　　C. 70% ~ 80%

D. 80% ~ 90% 　　　　　E. 90% 以上

70. CO_2 与 Hb 结合生成氨基甲酸血红蛋白的反应主要受哪种因素调节（　　）

A. O_2 分压 　　　　　B. CO_2 分压 　　　　　C. 氧化作用

D. 氧合作用 　　　　　　E. 碳酸酐酶作用

71. 中枢化学感受器（　　）

A. 对 O_2 含量变化敏感 　　　B. 对 CO_2 浓度变化敏感

C. 对血中 H^+ 浓度变化敏感 　　D. 在低 O_2 时对维持呼吸十分重要

E. 引起的反应较迅速

72. 调节呼吸最重要的生理因素是（ ）

A. CO_2　　　　　　　　B. O_2　　　　　　　　C. H^+

D. 2，3 – DPG　　　　　E. CO

73. 外周化学感受器感受的适宜刺激是下列哪种因素变化（ ）

A. PO_2　　　　　　　　B. 氧含量　　　　　　　C. 氧容量

D. 氧饱和度　　　　　　E. 氧合 Hb

74. 引起胸廓顺应性降低的因素（ ）

A. 肺纤维化　　　　　　B. 肺水肿　　　　　　　C. 肺气肿

D. 胸膜增厚　　　　　　E. 消瘦

75. 体内 CO_2 分压最高的部位是（ ）

A. 组织液　　　　　　　B. 细胞内液　　　　　　C. 毛细血管血液

D. 静脉血液　　　　　　E. 动脉血液

76. 某人潮气量 500mL，无效腔气量 150mL，呼吸频率 12 次/分，则每分通气量为（ ）

A. 3.6 L　　　　　　　　B. 4.2 L　　　　　　　C. 4.8 L

D. 5.4 L　　　　　　　　E. 6 L

77. 肺通气的非弹性阻力主要来自（ ）

A. 惯性阻力　　　　　　B. 肺表面张力　　　　　C. 肺弹性回缩力

D. 黏滞阻力　　　　　　E. 气道阻力

78. 氧分压由高到低的顺序通常是（ ）

A. 肺泡气 > 动脉血 > 组织细胞 > 静脉血

B. 肺泡气 > 动脉血 > 静脉血 > 组织细胞

C. 动脉血 > 肺泡气 > 组织细胞 > 静脉血

D. 动脉血 > 组织细胞 > 肺泡气 > 静脉血

E. 动脉血 > 肺泡气 > 静脉血 > 组织细胞

79. 下列对肺通气/血流比值的描述，正确的是（ ）

A. 指每分通气量与每搏输出量的比值

B. 在整个肺的平均比值为8.4

C. 比值增大时有利于肺换气

D. 人体直立时肺尖部比值较大

E. 不能用来作为衡量肺换气功能的指标

80. 使血液氧解离曲线发生左移的因素是（ ）

A. 血液温度降低　　　　B. 血液 pH 降低　　　　C. 血液中 PCO₂升高

D. 2，3 – DPG 升高　　　E. Hb 与 O_2的亲和力降低

81. Hb 与 O_2结合的特征，错误的是（ ）

A. 反应快　　　　　　　B. 可逆　　　　　　　　C. 不需酶的催化

D. 受 PO_2的影响　　　　E. 是氧化过程

82. 关于肺通气阻力的描述，错误的是 （　　）

A. 肺通气阻力来自弹性和非弹性阻力

B. 弹性阻力来自肺组织和胸壁

C. 非弹性阻力主要来自呼吸道气流的摩擦

D. 同样压力下，弹性阻力大则表示顺应性亦大

E. 肺的顺应性过分减小或过分增大，对呼吸均不利

83. 支气管哮喘时 （　　）

A. 小气道管径增加，阻力亦增加

B. 小气道管径减小，阻力亦减小

C. 支气管平滑肌紧张性增加，吸气困难

D. 支气管平滑肌紧张性减小，呼气困难

E. 呼气比吸气更困难

84. 肺的顺应性变大可由于 （　　）

A. 肺泡表面张力增加，弹性阻力变小所致

B. 肺泡表面张力增加，弹性阻力增大所致

C. 肺泡表面张力减小，弹性阻力增大所致

D. 肺泡表面张力减小，弹性阻力变小所致

E. 以上都不对

85. 肺泡表面活性物质减少时 （　　）

A. 肺泡表面张力增加，肺泡扩大

B. 肺泡表面张力降低，肺泡扩大

C. 肺泡表面张力降低，肺泡缩小

D. 肺泡表面张力增加，肺泡缩小

E. 肺泡表面张力和肺泡均无变化

86. 细胞与细胞外液之间的气体交换属于 （　　）

A. 外呼吸　　　　　　　　B. 肺通气　　　　　　　C. 肺换气

D. 气体在血液中的运输　　E. 内呼吸

87. 肺泡气与血液之间的气体交换称为 （　　）

A. 肺换气　　　　　　　　B. 肺通气　　　　　　　C. 内呼吸

D. 血液气体运输　　　　　E. 组织换气

88. 关于肺通气阻力的描述，错误的是 （　　）

A. 肺通气阻力来自弹性和非弹性阻力

B. 弹性阻力来自肺组织和胸壁

C. 非弹性阻力主要来自呼吸道气流的摩擦

D. 同样压力下，弹性阻力大则表示顺应性亦大

E. 肺的顺应性过分减小或过分增大，对呼吸均不利

89. 气道狭窄患者的有关叙述正确的是（　　）

A. 肺活量和时间肺活量均正常

B. 肺活量和时间肺活量均减少

C. 肺活量和时间肺活量均增加

D. 肺活量减少而时间肺活量正常

E. 肺活量正常而时间肺活量减少

90. 胸廓回缩的弹性阻力见于（　　）

A. 开放性气胸时　　　　　　B. 胸廓在自然位置时　　　　C. 平静呼气末

D. 深呼气末　　　　　　　　E. 深吸气末

91. 呼吸道阻力增加时（　　）

A. 肺活量和时间肺活量都不变

B. 肺活量和时间肺活量都必然增加

C. 肺活量和时间肺活量都必然减少

D. 肺活量必然减少，时间肺活量可能正常

E. 肺活量可能正常，时间肺活量必然减少

92. 如呼吸频率为 16 次/分，潮气量为 450mL，则（　　）

A. 肺通气量为 5000mL/min

B. 肺通气量为 9000mL/min

C. 肺泡通气量为 4800mL/min

D. 肺泡通气量为 2000mL/min

E. 肺通气量为 7000mL/min

93. 能引起肺的顺应性增加的是（　　）

A. 呼吸道阻力增加　　　　　B. 呼吸道阻力减小　　　　　C. 肺弹性阻力增加

D. 肺弹性阻力减小　　　　　E. 肺泡表面活性物质减少

94. 肺泡气与大气之间的气体交换称为（　　）

A. 内呼吸　　　　　　　　　B. 肺通气　　　　　　　　　C. 肺换气

D. 气体在血液中运输　　　　E. 组织换气

95. 气体扩散速率与下列因素的关系是（　　）

A. 分压差小则扩散快　　　　B. 与各气体分子量的平方根成正比

C. 与扩散面积成反比　　　　D. 与温度成反比　　　　　　E. 与扩散距离成反比

96. 二氧化碳分压由高到低的顺序一般是（　　）

A. 呼出气，肺泡气，组织细胞，静脉血

B. 静脉血，呼出气，肺泡气，组织细胞

C. 肺泡气，静脉血，组织细胞，呼出气

D. 组织细胞，静脉血，肺泡气，呼出气

E. 呼出气，组织细胞，静脉血，肺泡气

97. 无效腔容量增加一倍时，肺通气/血流比值将（　　）

A. 加倍　　　　　　　　B. 减半　　　　　　　　C. 增大，但不到加倍

D. 减小，但不到减半　　E. 不变

98. 关于通气/血流比值的描述，错误的是（　　）

A. 安静时正常值是 0.84，即 V/Q = 0.84

B. 通气/血流比值减少，反映生理无效腔减小

C. 通气/血流比值增大，反映生理无效腔增大

D. 肺尖部的通气/血流比值增大

E. 肺动脉栓塞时，比值增大

99. 肺泡与周围毛细血管的气体交换的动力是（　　）

A. 肺泡膜的通透性　　　B. 肺泡膜的总面积　　　C. 肺泡膜的厚度

D. 气体的分压差　　　　E. 温度

100. 让受试者先用力深吸气，然后以最快的速度尽力呼出气体，分别测量第 1、2、3 秒末的呼出气量，计算其占肺活量的百分数，分别称为第 1、2、3 秒的（　　）

A. 通气储量百分比　　　B. 最大随意通气量　　　C. 用力呼气量

D. 肺泡通气量　　　　　E. 深吸气量

101. 血液氧含量是指（　　）

A. 血红蛋白能结合氧的最大量

B. 血红蛋白实际结合的氧量

C. 氧扩散的总量

D. 血浆中溶解的氧量

E. 血浆和红细胞中溶解的氧量

102. 血液的氧离曲线左移（　　）

A. 不利于氧从血液进入组织　　　　　　　B. 发生贫血时

C. 发生在血液 pH 降低时　　　　　　　　D. 发生在温度升高时

E. 发生在红细胞中 2，3 – DPG 含量增加时

103. 慢性肺源性心脏病伴二氧化碳潴留的患者，常采用低流量持续给氧的方法，以防吸入大量纯氧导致呼吸暂停。呼吸暂停的原因是（　　）

A. 缺氧对中枢化学感受器的刺激作用消失

B. 缺氧对外周化学感受器的刺激作用消失

C. CO_2 对中枢化学感受器的刺激作用消失

D. CO_2 对外周化学感受器的刺激作用消失

E. H^+ 对外周化学感受器的刺激作用消失

104. 关于呼吸的描述，不正确的是（　　）

A. 呼气时腹壁肌收缩　　　　　　　　　　B. 吸气时膈肌收缩

C. 吸气时辅助吸气肌参与收缩　　　　　　D. 呼气时肋间内肌收缩

E. 呼气时肋间外肌收缩

105. 氧解离曲线呈什么形状（ ）

A. H 形   B. S 形   C. 抛物线

D. 直线   E. 双曲线

106. 外周化学感受器包括（ ）

A. 颈动脉窦和主动脉弓   B. 颈动脉体和主动脉弓   C. 颈动脉体和主动脉体

D. 颈动脉窦和主动脉体   E. 颈动脉体和颈动脉窦

107. 一个 Hb 分子可结合的氧分子是（ ）

A. 8 个   B. 6 个   C. 4 个

D. 2 个   E. 1 个

108. 新生儿肺泡表面活性物质缺乏，常见的病症是（ ）

A. 肺栓塞   B. 休克肺   C. 肺炎

D. 呼吸窘迫综合征   E. 肺泡蛋白质沉积症

109. 肺泡通气量是指（ ）

A. 每分钟进出肺的气体量

B. 进入肺泡能与血液进行气体交换的气体量

C. 尽力吸气后所能呼出的气体量

D. 每次吸入或呼出的气体量

E. 无效腔的气量

110. 正常成人在平静呼吸时，每次呼出或吸进的气量约为（ ）

A. 300 ~ 500mL   B. 400 ~ 600mL   C. 600 ~ 700mL

D. 500 ~ 800mL   E. 800 ~ 1000mL

111. 下列情况中使呼吸运动增强最明显的因素是（ ）

A. PCO_2升高   B. PO_2下降   C. H^+浓度增加

D. 非蛋白氮增多   E. 乳酸增多

112. 肺气肿患者的肺弹性回缩力降低，主要导致哪项指标增加（ ）

A. 肺活量   B. 用力呼气量   C. 功能残气量

D. 潮气量   E. 时间肺活量

113. 下列关于肺扩张反射的叙述，错误的是（ ）

A. 感受器位于从气管到细支气管的平滑肌中

B. 感受器接受肺扩张的刺激

C. 传入纤维在迷走神经干中上行至延髓

D. 其作用是促使吸气及时转为呼气

E. 在正常人平静呼吸节律的调节控制中起重要的作用

114. 肺通气的直接动力是（ ）

A. 肺内压与胸膜腔内压之差   B. 胸膜腔内压与跨胸壁之差   C. 大气压与肺内压之差

D. 大气压与胸膜腔内压之差   E. 大气压与跨胸壁之差

115. 实现肺通气的组织器官是 （　）

A. 胸廓 　　　　　　　　B. 肺泡 　　　　　　　　C. 呼吸道

D. 吸道与肺泡 　　　　　E. 呼吸道、肺泡和胸廓

116. 构成肺通气阻力的主要成分是 （　）

A. 肺弹性回缩力 　　　　B. 肺泡表面张力 　　　　C. 腹腔内压力

D. 胸廓弹力 　　　　　　E. 气道阻力

117. 肺通气过程中遇到的弹性阻力来自 （　）

A. 气道 　　　　　　　　B. 胸廓弹力 　　　　　　C. 肺的弹性纤维

D. 肺和胸廓弹力 　　　　E. 肺泡表面张力

118. 有关肺泡表面活性物质错误的是 （　）

A. 稳定肺泡容积 　　　　B. 降低肺的顺应性 　　　C. 维持肺的扩张状态

D. 降低肺泡表面张力 　　E. 防止血浆滤入肺泡

119. 不直接影响肺换气效率的是 （　）

A. 呼吸道口径 　　　　　B. 呼吸膜的面积 　　　　C. 呼吸膜的通透性

D. 气体分压差 　　　　　E. 通气/血流比值

120. CO 中毒引起的缺氧比同等程度 Hb 减少的贫血引起的缺氧更为严重的原因是 （　）

A. 氧离曲线右移 　　　　B. 血氧容量降低 　　　　C. 血氧含量降低

D. 动脉血 PO_2 降低 　　E. Hb 释放 O_2 减少

121. 当吸入气 PO_2 下降不低于 7.98kPa（60mmHg）时，血 PO_2 只发生很小变化的原因是 （　）

A. 体内有较多的氧储备 　B. Hb 释放氧的能力增加 　C. 组织血流量代偿性增加

D. 呼吸运动增强，摄氧增多 E. PO_2 降低时组织需氧量减少

[A2 型题] 每一道试题以一个案例出现，配有 A、B、C、D、E 五个备选答案，请从中选择一个最佳答案。

122. 患者，男，57 岁，夜间睡眠中突然感到呼吸受 "憋"，而惊醒，被迫坐起，咳嗽，咳出粉红色泡沫痰，急诊入院。体检：面色苍白，口唇青紫，额部大量冷汗，呼吸 30 次/分，两肺满布湿啰音及哮鸣音。患者出现急性肺水肿，在这种病理情况下，呼吸浅快的主要原因是激发了 （　）

A. 加压反射 　　　　　　B. 肺牵张反射 　　　　　C. 中枢化学感受器活动

D. 肺缩小反射 　　　　　E. 外周化学感受器活动

123. 患者，男，27 岁，10 分钟前左上胸部被汽车撞伤。患者呼吸急促，口唇青紫。体查发现气管移向右侧，上自颈部、胸部直至上腹部均可触及皮下气肿。诊断为 "张力性气胸"。气胸会导致胸膜腔内压变化而出现呼吸困难，胸膜腔内压等于 （　）

A. 肺内压 – 肺回缩力 　　B. 大气压 + 肺内压 　　　C. 大气压 + 肺回缩力

D. 大气压 – 非弹性阻力 　E. 大气压 + 非弹性阻力

124. 患者，女，53 岁。午后解便时突然出现面色苍白、呼之不应、呼吸心跳停止、大

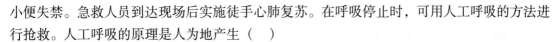

小便失禁。急救人员到达现场后实施徒手心肺复苏。在呼吸停止时，可用人工呼吸的方法进行抢救。人工呼吸的原理是人为地产生（　　）

A. 肺内压与胸膜腔内压之差   B. 肺内压与大气压之差

C. 大气压与腹内压之差   D. 肺内压与腹内压之差

E. 腹内压与大气压之差

125. 患者，男，82岁，6个月前出现咳嗽、痰少色白、活动后感觉气短等症状，最近1个月症状加重，经检查诊断为肺纤维化。此患者（　　）

A. 肺顺应性减小   B. 胸廓弹性阻力增大   C. 呼气困难

D. 胸廓顺应性减小   E. 肺弹性阻力减小

126. 患者，男，55岁，有慢性阻塞性肺气肿病史，近日天气变冷，突发呼吸困难入院，入院时口唇发绀，检查血气为 PaO_2 为 50mmHg，$PaCO_2$ 为 80mmHg。患者出现 $PaCO_2$ 升高，此时氧解离曲线怎样变化（　　）

A. 上移   B. 下移   C. 左移

D. 右移   E. 不变

127. 患者因晕倒，突发不能言语、呕吐 3 小时于 18 点 40 分入院。入院诊断：脑出血（小脑、脑干）。入院即给予对症治疗。患者于 23：35 分突然呼吸骤停、面色青紫，心率110 次/分。患者呼吸骤停的原因是呼吸基本中枢受损，呼吸的基本中枢在（　　）

A. 小脑   B. 脊髓   C. 延髓

D. 中脑   E. 脑桥

128. 患者，男性，71岁，农民。因咳嗽、喘息 30 余年，心悸活动后气短 10 年，近期出现周身浮肿，神志不清入院。经分析患者昏迷的原因是血液中 PCO_2 过高，患者处于 CO_2 麻醉状态，又称为肺性脑病。但在生理情况下，PCO_2 升高可使呼吸加深加快，这种调节方式称为（　　）

A. 自身调节   B. 体液调节   C. 化学感受性反射

D. 肺牵张反射   E. 防御性呼吸反射

［A3/A4 型题］每个案例下设若干道题，请在每题的五个备选答案中选出最佳的一个。

（129～130 题共用题干）

患者，女，26岁。被汽车撞伤 1 小时来诊。主诉右侧胸痛难忍。检查：意识清，口唇发绀，呼吸急促，烦躁不安，脉搏细速，四肢湿冷。T 36.5℃，P 104 次/分，R 25 次/分，BP 11/8kPa。右侧胸壁软组织损伤，有一 2cm×3cm 裂口，见肋骨断端，出血不止，伤口可听到"嘶嘶"声，诊断为：肋骨骨折、开放性气胸。

129. 气胸会导致胸膜腔负压消失，维持胸膜腔内负压的必要条件是（　　）

A. 肺内压大于大气压   B. 肺内压等于大气压   C. 胸膜腔密闭

D. 肺内压小于大气压   E. 胸膜腔开放

130. 胸膜腔负压的生理意义下列哪项是正确的（　　）

A. 使血液和淋巴液回流受阻   B. 引起肺不张   C. 减小吸气阻力

D. 增大吸气阻力   E. 维持肺泡扩张状态

（131～132 题共用题干）

患者，男，55 岁，发现昏迷 1 小时。1 小时前患者被发现叫不醒，房间有一煤火炉，周围未见呕吐物及异常药瓶。查体发现口唇樱桃红色。诊断为"急性一氧化碳中毒"。

131. CO 与血红蛋白的亲和力是 O_2 的多少倍（　　）

A. 40 倍　　　　　B. 80 倍　　　　　C. 100 倍

D. 150 倍　　　　　E. 210 倍

132. CO 会造成缺氧，缺氧一般会发绀，发绀是由于血液中去氧血红蛋白超过（　　）

A. 20g/L　　　　　B. 50g/L　　　　　C. 80g/L

D. 100g/L　　　　　E. 120g/L

（133～134 题共用题干）

患者，男，28 岁，主因突发喘憋 24 小时入院。经检查门诊以"支气管哮喘"收入院。入院后在呼吸内科检查通气功能，检查结果：R：32 次/分，潮气量 250mL，无效腔气量 150mL。

133. 根据已知数据计算该患者的肺泡通气量为（　　）

A. 5600mL　　　　　B. 3200mL　　　　　C. 4000mL

D. 2000mL　　　　　E. 6000mL

134. 该患者由于支气管痉挛，造成通气/血流比值发生改变，关于通气/血流比值下列哪项是错误的（　　）

A. 安静时正常值为 0.84

B. 通气/血流比值是每分肺泡通气量与每分肺血流量的比值

C. 通气/血流比值是每分肺通气量与每分肺血流量的比值

D. 支气管痉挛时比值变小

E. 肺血管栓塞时比值变大

（135～136 题共用题干）

患者，男，60 岁。有 35 年的吸烟史，慢性咳嗽近 20 年。近日夜晚睡觉时常因心慌气短而惊醒，坐起后呼吸困难有所改善；食欲降低，下肢出现水肿入院就诊。检查见桶状胸，呼吸运动减弱。

135. 下列哪项不是吸烟对呼吸系统的危害（　　）

A. 破坏呼吸道防御机制　　　B. 引起气道狭窄、阻塞、痉挛，是气道阻力增加

C. 引起动脉粥样硬化　　　D. 造成肺组织弹性减退，肺顺应性增加

E. 减少肺部气体交换面积

136. 此肺气肿的患者（　　）

A. 呼气时程缩短　　　B. 肺弹性阻力增大　　　C. 吸气困难明显

D. 吸气时程延长　　　E. 肺顺应性增大

（137～139 题共用题干）

患者，男，75 岁，因咳嗽、咳痰 25 年余，胸闷气急半月入院。查体：桶状胸，两肺呼吸音低。动脉血气分析：pH 7.356，$PaCO_2$ 69.7mmHg，PaO_2 57.5mmHg。肺功能检查提

示：FEV_1/FVC 65%。

137. 患者做了肺功能检查，评价肺的通气功能，下列哪项是最好的指标（ ）

A. 肺总量　　　　　　　B. 时间肺活量　　　　　　C. 肺活量

D. 余气量　　　　　　　E. 深吸气量

138. 肺活量是评价肺功能的常用指标，肺活量的正常值是（ ）

A. 男：2500mL，女：1500mL　　B. 男：2500mL，女：2000mL　　C. 男：3000mL，女：2500mL

D. 男：3500mL，女：2500mL　　E. 男：3500mL，女：2000mL

139. 患者的 FEV1/FVC 是 65%，下列哪项是正常人的 FEV1/FVC 的值（ ）

A. 53%　　　　　　　　B. 67%　　　　　　　　C. 79%

D. 83%　　　　　　　　E. 96%

（140~142 题共用题干）

患者，女，35 岁，主因喘憋咳嗽十年，加重 7 天入院。7 天前单位装修后，患者感鼻痒流涕，继后胸闷，憋气，脱离环境及吸入 β_2 受体兴奋剂可以缓解。但 7 天来患者夜间呼吸困难，每夜均有憋醒。入院后经体查和相关辅助检查诊断为"支气管哮喘"。

140. 哮喘是由于下列哪个肺通气阻力改变而引起的（ ）

A. 肺泡表面张力　　　　B. 肺弹性回缩力　　　　　C. 胸廓弹性阻力

D. 气道阻力　　　　　　E. 黏滞阻力

141. 假设哮喘与气道阻力增加有关，影响气道阻力最主要的因素是（ ）

A. 气流速度　　　　　　B. 气流形式　　　　　　　C. 呼吸运动

D. 气道内的分泌物　　　E. 气道管径

142. 气道阻力受气道管径的影响，气道阻力与气道半径的关系是（ ）

A. 成正比　　　　　　　B. 成反比　　　　　　　　C. 与半径的四次方成反比

D. 与半径的平方成反比　E. 与半径的平方成正比

（143~145 题共用题干）

患者，男，71 岁，咳嗽喘憋反复发作 40 余年，因喘息呼吸困难 5 天急诊入院。查体：T 37.8℃，P 96 次/分，R 24 次/分，BP 120/65mmHg，浅昏迷，面色潮红，皮肤湿润，唇指发绀明显，气管居中，桶状胸，双肺叩诊过清音，双肺呼吸音弱，血气分析：pH 7.21，PaO_2 6.0kPa（45mmHg），$PaCO_2$ 11.7kPa（88mmHg），BE 6.5mmol/L。诊断为"呼吸衰竭（Ⅱ型）""慢性阻塞性肺气肿"。

143. 患者 PaO_2 降低，血氧饱和度降低，血氧饱和度是指（ ）

A. 血氧容量占血氧含量的百分比

B. 血氧含量占血氧容量的百分比

C. 溶解氧量占血氧容量的百分比

D. 溶解氧量占血氧含量的百分比

E. 以上都不是

144. 此患者需要吸氧，给氧方式是（ ）

A. 高浓度持续给 O_2　　B. 高浓度间断给 O_2　　　C. 快速高浓度给 O_2

D. 低浓度持续给 O_2 E. 低浓度间断给 O_2

145. 给予吸氧治疗后，血氧饱和度恢复正常，正常人的动脉血氧饱和度是 （ ）

A. 60%   B. 70%   C. 80%

D. 90%   E. 98%

（146～148 题共用题干）

某孕妇，24 岁，产下 27 周的早产儿，在氧气充足的环境下出现低氧血症，诊断为"新生儿肺透明膜病"。此病是缺乏肺表面活性物质而引起。

146. 肺泡表面活性物质是由肺内哪种细胞合成分泌的 （ ）

A. 肺泡 Ⅰ 型上皮细胞   B. 肺泡 Ⅱ 型上皮细胞   C. 气道上皮细胞

D. 肺成纤维细胞   E. 肺泡巨噬细胞

147. 肺泡表面活性物质的生理作用是 （ ）

A. 降低肺泡表面张力   B. 降低肺组织顺应性   C. 增加肺的弹性阻力

D. 增加呼吸膜通透性   E. 保护肺泡上皮细胞

148. 能促进肺表面活性物质合成的是 （ ）

A. 多巴胺   B. 胰岛素   C. 雄激素

D. 盐皮质激素   E. 糖皮质激素

［B 型题］每组题对应同一组备选答案，每个题干对应一个正确的备选答案，备选答案可以重复选择或不选。

（149～153 题共用备选答案）

A. 外呼吸   B. 内呼吸   C. 肺通气

D. 肺换气   E. 气体运输

149. 自然界与肺之间的气体交换称为 （ ）

150. 肺毛细血管与外环境之间的气体交换称为 （ ）

151. 血液与组织细胞之间的气体交换称为 （ ）

152. 组织换气也称为 （ ）

153. 肺泡与肺毛细血管之间的气体交换称为 （ ）

（154～156 题共用备选答案）

A. 胸膜腔内压与大气压的差

B. 肺内压与大气压的差

C. 胸膜腔内压与肺内压的差

D. 血液与肺泡之间的气体分压差异

E. 血液与组织细胞之间的气体分压差

154. 肺换气的动力是 （ ）

155. 组织换气的动力是 （ ）

156. 肺通气的动力是 （ ）

（157～159 题共用备选答案）

A. 物理溶解   B. 化学结合   C. 碳酸氢盐

D. 氧合血红蛋白 　　　　　E. 氨基甲酰血红蛋白

157. O_2的主要运输形式是（ 　 ）

158. CO_2的主要运输形式是（ 　 ）

159. 气体在血液中运输的主要形式是（ 　 ）

（160～162 题共用备选答案）

A. 中枢化学感受器 　　　B. 外周化学感受器 　　　C. 肺牵张感受器

D. 本体感受器 　　　　　E. 肺扩张感受器

160. 肺扩张反射的感受器是（ 　 ）

161. H^+引起呼吸变化，主要刺激的是（ 　 ）

162. 二氧化碳引起呼吸变化，主要刺激的是（ 　 ）

（163～168 题共用备选答案）

A. 肺活量 　　　　　　　B. 时间肺活量 　　　　　C. 每分肺通气量

D. 肺总量 　　　　　　　E. 肺泡通气量

163. 能实现有效气体交换的通气量为（ 　 ）

164. 评价肺通气功能的较好指标是（ 　 ）

165. 肺活量和残气量之和为（ 　 ）

166. 潮气量与呼吸频率的乘积为（ 　 ）

167. 最大吸气后，从肺内呼出的最大气体量为（ 　 ）

168. 潮气量、补吸气量、补呼气量之和为（ 　 ）

（169～174 题共用备选答案）

A. 表面活性物质 　　　　B. 胸膜腔内压 　　　　　C. 肺内压

D. 弹性阻力 　　　　　　E. 顺应性

169. 在吸气末和呼气末，与大气压相等的是（ 　 ）

170. 肺内压与肺回缩力之差为（ 　 ）

171. 弹性组织在外力作用下变形时，产生对抗变形和回位的力称为（ 　 ）

172. 与弹性阻力成反变关系的是（ 　 ）

173. 由肺泡Ⅱ型细胞生成的是（ 　 ）

174. 具有降低表面张力作用的是（ 　 ）

（175～176 题共用备选答案）

A. 氧分压升高 　　　　　B. 氮气分压升高 　　　　C. 温度降低

D. 二氧化碳分压升高 　　E. Hb 浓度升高

175. 可使氧离曲线左移的是（ 　 ）

176. 可使氧解离曲线右移的是（ 　 ）

（177～179 题共用备选答案）

A. 刺激外周化学感受器 　B. 刺激中枢化学感受器 　C. 直接抑制呼吸中枢

D. 直接刺激呼吸中枢 　　E. 直接刺激脑桥呼吸调整中枢

177. 缺氧引起呼吸兴奋是通过（ 　 ）

178. CO_2分压升高引起呼吸兴奋，最强的途径是（　　）

（179~180 题共用备选答案）

A. 组织毛细血管内血液　　　B. 静脉血液　　　　　　　C. 细胞内液

D. 动脉血液　　　　　　　　E. 肺泡气

179. 体内氧分压最高的部位（　　）

180. 体内 CO_2 分压最高处通常在（　　）

四、自测试题答案

1. C	2. D	3. C	4. D	5. D	6. D	7. B	8. D	9. B	10. D
11. B	12. D	13. D	14. C	15. D	16. A	17. C	18. A	19. B	20. B
21. A	22. A	23. A	24. C	25. A	26. A	27. B	28. D	29. C	30. A
31. B	32. D	33. B	34. A	35. B	36. A	37. A	38. E	39. D	40. D
41. C	42. B	43. B	44. A	45. B	46. A	47. A	48. E	49. B	50. C
51. A	52. C	53. C	54. E	55. B	56. C	57. A	58. A	59. D	60. C
61. D	62. B	63. A	64. D	65. D	66. A	67. B	68. E	69. E	70. D
71. B	72. A	73. A	74. D	75. B	76. E	77. E	78. B	79. D	80. A
81. E	82. D	83. E	84. D	85. D	86. E	87. A	88. D	89. E	90. E
91. E	92. C	93. D	94. B	95. E	96. D	97. D	98. B	99. D	100. C
101. B	102. A	103. B	104. E	105. B	106. C	107. C	108. D	109. B	110. B
111. A	112. C	113. E	114. C	115. E	116. B	117. D	118. B	119. A	120. E
121. B	122. B	123. A	124. B	125. A	126. D	127. C	128. C	129. C	130. E
131. E	132. B	133. B	134. C	135. C	136. E	137. B	138. D	139. D	140. D
141. E	142. C	143. B	144. D	145. E	146. B	147. A	148. E	149. C	150. A
151. B	152. B	153. D	154. D	155. B	156. E	157. D	158. C	159. B	160. C
161. B	162. A	163. E	164. B	165. D	166. C	167. A	168. A	169. C	170. B
171. D	172. E	173. A	174. A	175. C	176. D	177. C	178. A	178. E	180. C

第六章　消化与吸收

一、学习目标

（一）掌握

1. 消化、吸收、胃肠激素的基本概念。
2. 胃液的主要成分及其作用；胃运动的主要形式及其生理作用。
3. 胰液、胆汁的主要成分及其作用；胆盐的肠肝循环及其生理意义；小肠运动的主要形式及其生理作用。
4. 食物吸收的主要部位；三大营养物质的吸收。

（二）熟悉

1. 胃泌素、胆囊收缩素等重要胃肠激素的主要生理作用。
2. 唾液的主要成分及其作用。
3. 胃的排空及其控制。
4. 小肠液的主要成分及其作用。
5. 排便反射及排便过程。
6. 小肠在吸收中的有利条件。

（三）了解

1. 消化道平滑肌的一般生理特性；消化管的神经支配及其作用。
2. 唾液分泌的调节；吞咽的过程、反射的基本中枢及其在临床工作中的意义。
3. 胃液分泌的调节机制；呕吐的概念及其意义。
4. 胰液、胆汁分泌的调节机制。
5. 大肠液的分泌及其主要作用；大肠运动及其主要作用。
6. 其他营养物质吸收的主要部位、吸收方式及途径。

二、学习要点

食物在消化道内被分解为可吸收的小分子物质的过程，称为消化。消化包括机械性消化和化学性消化。机械性消化是一种物理过程，是不完全的消化，化学性消化在机械性消化的基础上，通过消化液中消化酶的充分作用，能将食物完全消化。经消化后的小分子物质通过消化道黏膜进入血液或淋巴液的过程，称为吸收。消化和吸收是两个紧密联系的过程。

（一）消化道与消化液

1. 消化道平滑肌的生理特性

消化道平滑肌具有自动节律性；富有伸展性；具有紧张性；兴奋性较低，舒缩缓慢；对电刺激较不敏感，但对于牵张、温度和化学刺激则特别敏感。

平滑肌电活动的形式要比骨骼肌复杂得多，其电生理变化大致可分为三种，即静息膜电位、慢波电位和动作电位。

2. 消化液的分泌

正常人每日由各种消化腺分泌的消化液总量达 6 ~ 8L。消化液主要由有机物、离子和水组成，主要生理功能包括：①含消化酶，分解食物；②具有一定的酸碱度，为消化酶提供适宜的 pH 环境；③保护消化管黏膜；④稀释食物。

（二）消化器官活动的调节

1. 消化道的神经调节

通过植物性神经和胃肠的内在神经两个系统相互协调统一而完成的。交感神经兴奋，胃肠运动减弱，腺体分泌减少，抑制消化和吸收；副交感神经兴奋，胃肠运动增强，腺体分泌增加，促进消化和吸收。

2. 胃肠激素

由胃肠黏膜内分泌细胞分泌的激素统称为胃肠激素。胃肠激素与神经系统一起，共同调节消化器官的运动、分泌和吸收功能。其作用有三个主要方面：①调节消化道的运动和消化腺的分泌；②调节其他激素的释放；③营养作用。主要胃肠激素及其生理功能（表6-1）。

表 6-1　胃肠激素及其主要生理功能

激素名称	主要生理功能
促胃液素	促进胃液、胰液、胆汁的分泌；促进胃肠运动和胆囊收缩，使胃窦和幽门括约肌收缩，延缓胃排空；促进胃肠上皮生长
促胰液素	促进胰液（以分泌 H_2O 和 HCO_3^- 为主）、胆汁、小肠液的分泌，抑制胃酸分泌；抑制胃肠运动、促进幽门括约肌收缩，抑制胃排空；促进胰腺外分泌部生长
缩胆囊素	促进胃液、胰液（以分泌消化酶为主）、胆汁、小肠液分泌；加强肠运动和胆囊收缩，抑制胃排空；促进胰腺外分泌部生长
抑胃肽	刺激胰岛素分泌，抑制胃酸和胃蛋白酶分泌，抑制胃排空

（三）口腔内消化

唾液为无色、无味、近中性（pH 6.6 ~ 7.1）的低渗液体。其中水分约占99%，此外还

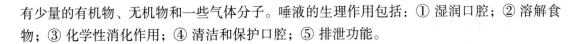

有少量的有机物、无机物和一些气体分子。唾液的生理作用包括：① 湿润口腔；② 溶解食物；③ 化学性消化作用；④ 清洁和保护口腔；⑤ 排泄功能。

（四）胃内消化

1. 胃液的成分及其生理作用

胃液为无色酸性液体，pH 0.9 ~ 1.5。胃液的成分除水外，主要有盐酸、HCO_3^-、胃蛋白酶原、黏液和内因子。

（1）盐酸　由泌酸腺的壁细胞分泌，也称胃酸。生理作用有：①激活胃蛋白酶原，并为胃蛋白酶提供适宜的酸性环境；②使蛋白质变性而易于水解；③杀灭随食物进入胃内的细菌；④进入小肠后，可促进胰液、胆汁和小肠液的分泌；⑤盐酸造成的酸性环境，有助于小肠内钙和铁的吸收。

（2）胃蛋白酶原　主要由泌酸腺的主细胞分泌。激活为胃蛋白酶后，可将食物中的蛋白质水解为际、胨、少量多肽和氨基酸。胃蛋白酶只有在酸性较强的环境中才能发挥作用。

（3）内因子　由壁细胞分泌。其作用是保护维生素 B_{12} 免遭肠内水解酶的破坏，促进其在回肠末端的吸收。

（4）黏液和 HCO_3^-　胃的黏液是由表面上皮细胞、泌酸腺的黏液颈细胞、贲门腺和幽门腺共同分泌的，其主要成分为糖蛋白。黏液与 HCO_3^- 共同覆盖于胃黏膜表面，构成黏液－碳酸氢盐屏障。该屏障能有效地阻挡胃内 H^+ 与胃蛋白酶对胃黏膜的侵蚀作用，同时能润滑食物，保护胃黏膜。

胃液分泌的调节：进食后引起的胃液分泌称为消化期胃液分泌。根据感受食物刺激的部位不同，人为地分为三期，即头期、胃期和肠期。头期以神经调节为主，分泌特点是分泌量大，酸度高，胃蛋白酶含量丰富。头期分泌量的多少与食欲和进食时的精神状态有很大关系；胃期以神经和体液调节为主，分泌特点是分泌量大，酸度高，但胃蛋白酶原含量较头期少；肠期以体液调节为主，分泌特点是分泌量少，酸度与胃蛋白酶原的含量均较低。

2. 胃的运动

胃的运动形式主要有三种。①紧张性收缩：生理意义在于使胃保持一定的形状和位置，维持一定的胃内压，有利于胃液渗入食团。除此之外，胃的其他运动形式也是在紧张性收缩的基础上完成的。②容受性舒张：是胃所特有的运动形式，生理意义是使胃能更好地容纳和储存食物。③蠕动：生理意义在于磨碎进入胃内的食物，并使其与胃液充分混合，形成食糜，有利于化学性消化，同时逐步将食糜推入十二指肠。

3. 胃排空

食糜由胃排入十二指肠的过程称为胃排空。在三大营养物质中，糖的排空速度最快，其次是蛋白质，最后是脂肪类食物。混合食物由胃完全排空通常需要 4 ~ 6 小时。胃排空的动力是胃运动时产生的胃内压，阻力是幽门及十二指肠的收缩。胃内容物促进胃排空，十二指肠内容物则延缓胃排空。

（五）小肠内消化

1. 胰液

胰液是一种无色无味的碱性液体，pH 7.8～8.4。胰液的成分包括无机物和有机物。无机物主要由胰腺小导管上皮细胞分泌，主要有水、碳酸氢盐和多种离子（Na^+、K^+、Cl^-等），其中水占的比例最大。有机物主要由胰腺腺泡细胞分泌，主要是消化酶，包括淀粉酶、脂肪酶、蛋白水解酶等。碳酸氢盐的生理作用是：中和进入十二指肠内的胃酸，使肠黏膜免受强酸侵蚀；同时也为小肠内多种消化酶的活动提供适宜的 pH 环境。胰淀粉酶可将淀粉、糖原和大多数其他碳水化合物水解为糊精、麦芽糖和麦芽寡糖。胰脂肪酶可将中性脂肪水解为脂肪酸、甘油一酯及甘油。蛋白水解酶包括胰蛋白酶、糜蛋白酶等，可将蛋白质水解为多肽和氨基酸。此外，胰液中还含有羧基肽酶、核糖核酸酶、脱氧核糖核酸酶等水解酶。由于胰液中含有水解三种主要食物的消化酶，因而是所有消化液中最重要的一种。

胰液在非消化期，几乎是不分泌或很少分泌的。进食开始后，胰液分泌即开始。所以，食物是兴奋胰腺的自然因素。进食时胰液受神经和体液双重控制，但以体液调节为主。调节胰液分泌的体液因素主要有促胰液素和胆囊收缩素。

2. 胆汁

胆汁是由肝细胞分泌的一种有色、味苦的黏稠液体。胆汁的成分很复杂，除含大量水外，还包括 HCO_3^- 等无机物和胆盐、胆色素、胆固醇等有机物。胆汁不含消化酶。胆盐是胆汁中参与消化和吸收的主要成分。胆汁的作用包括：①促进脂肪的消化；②促进脂肪及脂溶性维生素（A、D、E、K）的吸收；③防止胆固醇沉积；④利胆作用；⑤中和作用。胆汁中的胆盐被排入小肠后，绝大部分（90% 以上）在回肠末端被重吸收入血，经门静脉进入肝脏，重新合成新的胆汁排入肠内，这一过程称为胆盐的肝－肠循环。

食物在消化道内是引起胆汁分泌和排出的自然刺激物。高蛋白食物（蛋黄、肉、肝）引起胆汁流出最多，高脂肪或混合食物的作用次之，而糖类食物的作用最小。胆汁分泌受神经和体液双重控制，以体液调节为主。

3. 小肠的运动

小肠的运动形式主要有：①紧张性收缩。可维持小肠的基本形态和一定的肠内压，同时也是小肠其他运动形式有效进行的基础。②分节运动。小肠所特有的运动形式，是一种以环行肌为主的节律性收缩和舒张运动。它的作用在于使食糜与消化液充分混合，便于进行化学性消化，它还使食糜与肠壁紧密接触，为吸收创造了良好的条件。分节运动还能挤压肠壁，有助于血液和淋巴的回流。③蠕动。使经过分节运动作用后的食糜向前推进一段，到达一个新的肠段，再进行分节运动。④移行性复合运动。可将肠内容物，包括前次进食后遗留的食物残渣、脱落的上皮细胞及细菌等清除干净。同时，阻止结肠内的细菌逆向迁移到终末回肠。

（六）大肠的功能

大肠的主要功能：吸收水分、无机盐和由大肠内细菌合成的维生素 B、K 等物质；储存消化后的食物残渣并形成粪便并最终将其排出体外。

大肠的运动有：袋状往返运动、分节推进运动、多袋推进运动和蠕动。

排便反射：当直肠壁感受器受到粪便刺激时，发出冲动经盆神经和腹下神经传至脊髓腰骶段的初级排便中枢，同时还将上传到大脑皮质，引起便意。大脑皮质发出下行冲动兴奋脊髓初级排便中枢，传出冲动经盆神经引起降结肠、乙状结肠和直肠收缩，肛门内括约肌舒张。同时，阴部神经传出冲动减少，肛门外括约肌舒张，粪便被排出体外，这一过程称为排便反射。

（七）吸收

消化道不同的部位其吸收能力和吸收速度各不相同。其中小肠是吸收的主要部位，这与其结构和功能特点有关：①小肠吸收面积大；②食物在小肠已被彻底消化成可供吸收的小分子物质；③小肠绒毛内有丰富的毛细血管、淋巴管；④食物在小肠停留时间较长，一般为3～8小时。

营养物质在小肠的吸收主要通过跨细胞途径和细胞旁途径来实现。前者是通过小肠绒毛上皮细胞的顶端膜进入细胞内，再通过基底侧膜进入细胞间隙，最后进入血液或淋巴的过程；后者是通过小肠上皮细胞间的紧密连接进入细胞间隙，再进入血液或淋巴的过程。

三大营养物质吸收的主要部位、方式及特点（表6-2）。

表6-2 三大营养物质吸收的主要部位、方式及特点

营养物质	吸收部位	吸收方式	吸收的特点及其他
糖	小肠	继发性主动转运	单糖是主要的吸收形式（入血）（果糖为易化扩散除外，其余伴随钠离子的主动吸收）
蛋白质	小肠	继发性主动转运	分解成氨基酸后才能被吸收入血
脂肪	小肠	被动为主	（长链脂肪酸多，脂溶性的）以淋巴吸收为主；胆盐能促进吸收；中、短链的为水溶性的直接入血

三、自测试题

[A1型题] 每一道试题配有A、B、C、D、E五个备选答案，请从中选择一个最佳答案。

1. 糖吸收的分子形式是（ ）

A. 淀粉 　　　　　B. 多糖 　　　　　C. 单糖

D. 麦芽糖 　　　　E. 双糖

2. 蛋白质主要以下列哪种形式吸收（ ）

A. 蛋白质 　　　　B. 多肽 　　　　　C. 氨基酸

D. 二肽和三肽 　　E. 胨

3. 消化力最强的消化液是（　　）

A. 唾液　　　　　　　　B. 胃液　　　　　　　　C. 胆汁

D. 胰液　　　　　　　　E. 小肠液

4. 下列哪一项不是唾液的生理作用（　　）

A. 部分消化淀粉　　　　B. 部分消化蛋白质　　　C. 润湿与溶解食物

D. 清洁和保护口腔　　　E. 杀菌

5. 胰液中不含（　　）

A. 胰淀粉酶　　　　　　B. 胰蛋白酶原　　　　　C. 糜蛋白酶原

D. 肠致活酶　　　　　　E. 胰脂肪酶

6. 胆汁中起重要作用的物质是（　　）

A. 胆固醇　　　　　　　B. 胆色素　　　　　　　C. 胆盐

D. 脂肪酶　　　　　　　E. 卵磷脂

7. 胃酸的化学成分是（　　）

A. H_2SO_4　　　　　　B. HCl　　　　　　　C. H_2CO_3

D. H_2PO_4　　　　　　E. HNO_3

8. 小肠运动形式中无（　　）

A. 容受性舒张　　　　　B. 紧张性收缩　　　　　C. 分节运动

D. 蠕动　　　　　　　　E. 集团蠕动

9. 吸收的主要部位在（　　）

A. 口腔　　　　　　　　B. 胃　　　　　　　　　C. 小肠

D. 大肠　　　　　　　　E. 直肠

10. 内因子的作用是（　　）

A. 促进蛋白质吸收　　　B. 促进维生素 B_{12} 吸收　　C. 促进 Fe^{2+}、Ca^{2+} 吸收

D. 促进脂肪吸收　　　　E. 促进糖的吸收

11. 关于胆汁，不正确的是（　　）

A. 由肝细胞分泌　　　　B. 无消化酶　　　　　　C. 含脂肪酶

D. 可促进脂肪消化　　　E. 储存在胆囊

12. 通常人的唾液中除含有唾液淀粉酶之外，还含有（　　）

A. 凝乳酶　　　　　　　B. 麦芽糖酶　　　　　　C. 溶菌酶

D. 肽酶　　　　　　　　E. 蛋白水解酶

13. 胃液中与红细胞成熟有关的物质是（　　）

A. 胃酸　　　　　　　　B. 胃蛋白酶　　　　　　C. 内因子

D. 黏液　　　　　　　　E. 碳酸氢盐

14. 使胃蛋白酶原转变为胃蛋白酶的激活物是（　　）

A. Na^+　　　　　　　B. Cl^-　　　　　　　C. K^+

D. HCl　　　　　　　E. H^+

15. 胃特有的运动形式是（　）

A. 紧张性收缩　　　　　　B. 容受性舒张　　　　　　C. 蠕动

D. 集团蠕动　　　　　　　E. 分节运动

16. 关于胃酸生理作用的错误叙述是（　）

A. 激活胃蛋白酶原　　　　　　B. 杀死进入胃的细菌

C. 促进小肠对维生素 B_{12} 的吸收　　　D. 有助于小肠对铁和钙的吸收

E. 进入小肠内可引起促胰液素的释放

17. 下列哪种消化液中没有消化酶（　）

A. 唾液　　　　　　　　　B. 胃液　　　　　　　　　C. 胆汁

D. 胰液　　　　　　　　　E. 小肠液

18. 分泌促胃液素的细胞是（　）

A. G 细胞　　　　　　　　B. I 细胞　　　　　　　　C. S 细胞

D. K 细胞　　　　　　　　E. 肠嗜铬细胞

19. 机体最重要的消化液是（　）

A. 唾液　　　　　　　　　B. 胆汁　　　　　　　　　C. 胰液

D. 小肠液　　　　　　　　E. 大肠液

20. 三大营养物质的胃排空的速度由快至慢的顺序排列是（　）

A. 糖类、蛋白质、脂肪　　B. 蛋白质、脂肪、糖类　　C. 蛋白质、糖类、脂肪

D. 糖类、脂肪、蛋白质　　E. 脂肪、糖类、蛋白质

21. 下列对消化和吸收概念的叙述，哪一项是错误的（　）

A. 消化是食物在消化道内被分解为小分子的过程

B. 消化可分为机械性消化和化学性消化两种

C. 小分子透过消化道黏膜进入血液和淋巴循环的过程称为吸收

D. 消化不良与吸收障碍通常是两个相关的病程

E. 消化主要在胃中完成，吸收主要在小肠中完成

22. 关于胃液分泌的描述错误的是（　）

A. 主细胞分泌胃蛋白酶原　　B. 主细胞分泌内因子　　C. 壁细胞分泌盐酸

D. 幽门腺和贲门腺分泌黏液　E. 以上均错误

23. 能促使胃蛋白酶原转变为胃蛋白酶的物质是（　）

A. 盐酸　　　　　　　　　B. 前列腺素 E_2　　　　　C. 丙谷胺

D. 内因子　　　　　　　　E. 胰蛋白酶

24. 迷走神经兴奋时（　）

A. 胃肠平滑肌活动增强，消化腺分泌减少

B. 胃肠平滑肌活动减弱，消化腺分泌增加

C. 胃肠平滑肌活动增强，消化腺分泌增加

D. 胃肠平滑肌活动减弱，消化腺分泌减少

E. 以上都不是

25. 迷走神经兴奋引起胰液分泌的特点是（　　）

A. 水分少，碳酸氢盐和酶的含量丰富

B. 碳酸氢盐含量少，酶含量丰富

C. 碳酸氢盐含量多，酶含量少

D. 水分多，碳酸氢盐和酶的含量少

E. 碳酸氢盐含量多，酶含量丰富

26. 胃蠕动的开始部位是在（　　）

A. 胃贲门部　　　　　　　　B. 胃中部　　　　　　　　C. 胃窦

D. 胃幽门部　　　　　　　　E. 以上都不是

27. 胃肠平滑肌动作电位除极相形成的离子基础是（　　）

A. Na^+ 内流　　　　　　　B. Ca^{2+} 内流　　　　　　C. K^+ 内流

D. K^+ 外流　　　　　　　　E. Cl^- 内流

28. 人唾液中含有的酶是（　　）

A. 脂肪酶和蛋白酶　　　　　B. 脂肪酶和肽酶　　　　　　C. 淀粉酶和溶菌酶

D. 淀粉酶和寡糖酶　　　　　E. 蛋白酶和溶菌酶

29. 参与构成胃黏膜保护屏障的主要离子是（　　）

A. Na^+　　　　　　　　　　B. Ca^{2+}　　　　　　　　C. H^+

D. HCO_3^-　　　　　　　　　E. Cl^-

30. 促胃液素的生理作用，不包括（　　）

A. 刺激胃酸分泌　　　　　　B. 促进胃运动　　　　　　　C. 刺激胰酶分泌

D. 促进唾液分泌　　　　　　E. 促进胆汁分泌

31. 胃大部分切除的患者出现贫血，其主要原因是（　　）

A. 盐酸减少　　　　　　　　B. 黏液减少　　　　　　　　C. 内因子减少

D. HCO_3^- 减少　　　　　　　E. 胃蛋白酶活性减弱

32. 胃大部切除术后出现贫血主要是由于减少了（　　）

A. 主细胞　　　　　　　　　B. 壁细胞　　　　　　　　　C. 黏液细胞

D. G 细胞　　　　　　　　　E. S 细胞

33. 抑制胃液分泌的重要因素（　　）

A. 蛋白质　　　　　　　　　B. 脂肪　　　　　　　　　　C. 低张溶液

D. 促胰酶素　　　　　　　　E. 碳水化合物

34. 混合食物由胃完全排空通常需要（　　）

A. 1 ~ 1.5 小时　　　　　　　B. 2 ~ 3 小时　　　　　　　C. 4 ~ 6 小时

D. 7 ~ 8 小时　　　　　　　　E. 12 ~ 24 小时

35. 可促进胰液、胆汁、小肠液分泌的胃液成分是（　　）

A. 胃蛋白酶　　　　　　　　B. 内因子　　　　　　　　　C. 胃酸

D. 黏液　　　　　　　　　　E. HCO_3^-

36. 激活胰液中胰蛋白酶原的是（　　）

A. 脂肪酸　　　　　　　　　B. 胆盐　　　　　　　　　C. 蛋白水解产物

D. 肠致活酶　　　　　　　　E. 糜蛋白酶

37. 促使胰液中各种酶分泌的重要体液因素是（　　）

A. 促胃液素　　　　　　　　B. 促胰液素　　　　　　　C. 胆盐

D. HCl　　　　　　　　　　E. 胆囊收缩素

38. 促使胆囊收缩素释放作用最强的物质是（　　）

A. 蛋白质分解产物　　　　　B. 脂肪　　　　　　　　　C. 脂酸钠

D. 糖类　　　　　　　　　　E. HCl

39. 胆汁中与脂肪消化关系密切的成分是（　　）

A. 胆固醇　　　　　　　　　B. 磷脂酰胆碱（卵磷脂）　C. 胆色素

D. 胆盐　　　　　　　　　　E. 脂肪酸

40. 胆汁可促进（　　）

A. 钙、铁的吸收　　　　　　B. 蛋白质的消化　　　　　C. 糖的吸收

D. 维生素 A 的吸收　　　　　E. 维生素 B_{12} 的吸收

41. 将离体小肠置于适宜的环境中仍能自主收缩，表明小肠平滑肌（　　）

A. 传导性好　　　　　　　　B. 有自律性　　　　　　　C. 伸展性好

D. 收缩性强　　　　　　　　E. 兴奋性高

42. 关于胃排空的叙述，下列不正确的是（　　）

A. 胃内容物促进胃排空　　　B. 混合性食物在进餐后 4~6 小时完全排空

C. 十二指肠内容物抑制胃排空

D. 液体食物排空速度慢于固体食物

E. 胃排空的动力是胃的运动

43. 小肠黏膜吸收葡萄糖时，同时转运的离子是（　　）

A. Na^+　　　　　　　　　B. Cl^-　　　　　　　　　C. K^+

D. Ca^{2+}　　　　　　　　E. 以上均不是

44. 胃黏膜处于高酸和胃蛋白酶的环境中，却并不被消化是由于存在着自我保护机制称
为（　　）

A. 黏液屏障　　　　　　　　B. 碳酸盐屏障　　　　　　C. 黏液－碳酸氢盐屏障

D. 黏液细胞保护　　　　　　E. 黏液凝胶层保护

45. 在胃液中有可激活胃蛋白酶原、促进铁和钙吸收的成分是（　　）

A. 黏液　　　　　　　　　　B. HCl　　　　　　　　　　C. 内因子

D. H_2CO_3　　　　　　　　E. 维生素 B_{12}

46. 胆盐的主要吸收部位是（　　）

A. 胃　　　　　　　　　　　B. 十二指肠　　　　　　　C. 空肠

D. 回肠　　　　　　　　　　E. 结肠

47. 维生素 B_{12} 的主要吸收部位是 （　　）

A. 胃　　　　　　　　　　B. 十二指肠　　　　　　　C. 空肠

D. 回肠　　　　　　　　　E. 结肠

48. 内因子的产生部位是 （　　）

A. 胃　　　　　　　　　　B. 十二指肠　　　　　　　C. 空肠

D. 回肠　　　　　　　　　E. 结肠

49. 分泌胃液中 H^+ 的细胞是 （　　）

A. 胃壁细胞　　　　　　　B. 胃主细胞　　　　　　　C. 小肠的上部 S 细胞

D. 胃肠黏液细胞　　　　　E. 胃窦黏膜 G 细胞

50. 产生促胰液素的细胞是 （　　）

A. 胃壁细胞　　　　　　　B. 胃主细胞　　　　　　　C. 小肠的上部 S 细胞

D. 胃肠黏液细胞　　　　　E. 胃窦黏膜 G 细胞

51. 抑制胃液分泌的因素是 （　　）

A. 盐酸　　　　　　　　　B. 组胺　　　　　　　　　C. 促胃液素

D. 乙酰胆碱　　　　　　　E. 糖

52. 刺激促胰液素分泌最强的刺激因素是 （　　）

A. 盐酸　　　　　　　　　B. 组胺　　　　　　　　　C. 促胃液素

D. 乙酰胆碱　　　　　　　E. 糖

53. 对消化道最不敏感的刺激是 （　　）

A. 化学刺激　　　　　　　B. 温度刺激　　　　　　　C. 牵拉刺激

D. 温度和牵拉刺激　　　　E. 电刺激

54. 关于唾液作用的叙述错误的是 （　　）

A. 湿润口腔和食物　　　　B. 清洁和保护口腔　　　　C. 抗菌作用

D. 吸收作用　　　　　　　E. 排泄功能

55. 关于头期胃液分泌的叙述，错误的是 （　　）

A. 假饲可引起胃液分泌　　B. 分泌受情绪和食欲的影响　C. 分泌量占总量的 50%

D. 酸度高、消化力强　　　E. 以上均错误

56. 副交感神经兴奋可使下列哪种肌肉收缩增强 （　　）

A. 胃肠平滑肌　　　　　　B. 胆道口括约肌　　　　　C. 回盲括约肌

D. 肛门内括约肌　　　　　E. 肛门外括约肌

57. 下列哪个不是胃黏液的特性或作用 （　　）

A. 胃黏液的主要成分为糖蛋白

B. 胃黏液由胃黏膜表面的上皮细胞、泌酸腺的黏液颈细胞、贲门腺和幽门腺分泌

C. 胃黏液覆盖在胃黏膜表面，具有润滑和保护作用

D. 胃黏液为中性或偏碱性，可中和及稀释胃酸，降低胃蛋白酶的活性

E. 胃黏液可减少粗糙食物对胃黏膜的机械性损伤

58. 分泌内因子的是（　　）

A. 主细胞　　　　　　　　B. 壁细胞　　　　　　　　C. 黏液细胞

D. 胃上皮细胞　　　　　　E. G 细胞

59. 与胃黏膜表面的黏液层共同构成屏障，以阻挡胃腔内 H^+ 与胃壁接触的是（　　）

A. Na^+　　　　　　　　B. HCO_3^-　　　　　　　C. Cl^-

D. K^+　　　　　　　　　E. Ca^{2+}

60. 胆汁中有利胆作用的成分是（　　）

A. 胆固醇　　　　　　　　B. 胆色素　　　　　　　　C. 磷脂酰胆碱

D. 脂肪酸　　　　　　　　E. 胆盐

61. 对胰液分泌的描述，哪项是错误的（　　）

A. 食物是兴奋胰腺的自然因素

B. 在非消化期，胰液基本上不分泌

C. 胰腺分泌受神经与体液调节的双重控制，以神经调节为主

D. 迷走神经兴奋，促进胰液分泌

E. 促胰液素与胆囊收缩素是主要的体液因素

62. 在小肠液中存在而在胰液中不存在的酶是（　　）

A. 淀粉酶　　　　　　　　B. 蔗糖酶　　　　　　　　C. 羧基肽酶

D. 脱氧核糖核酸酶　　　　E. 肠致活酶

63. 大肠集团蠕动的主要作用是（　　）

A. 促进结肠内水分的吸收　　B. 对结肠内容物起混合作用

C. 对结肠内容物起搓揉作用　　D. 促进肠壁排泄重金属

E. 将结肠内容物向肛端方向推进

64. 大肠内的细菌可利用简单物质合成下列维生素（　　）

A. 维生素 D　　　　　　　B. 维生素 A　　　　　　　C. 维生素 E

D. 维生素 K 和维生素 B 族　　E. 叶酸

65. 氨基酸和水在小肠的吸收机制分别是（　　）

A. 渗透，主动转运　　　　B. 单纯扩散，单纯扩散　　C. 主动转运，渗透

D. 主动转运，易化扩散　　E. 主动转运，入胞作用

66. 主动吸收胆盐和维生素 B_{12} 的部位是（　　）

A. 结肠上段　　　　　　　B. 十二指肠　　　　　　　C. 空肠

D. 结肠下段　　　　　　　E. 回肠

67. 铁被吸收最快的部位是（　　）

A. 胃　　　　　　　　　　B. 十二指肠　　　　　　　C. 空肠

D. 回肠　　　　　　　　　E. 结肠

68. 小肠黏膜对葡萄糖的吸收直接依赖于（　　）

A. 血浆中胰岛素的浓度　　B. 肠腔中 K^+ 的浓度

C. 血浆中胰高血糖素的浓度　　D. 肠腔中 Na^+ 的浓度

E. 肠壁与肠道中葡萄糖的浓度差

69. 营养物质的吸收主要发生于（　　）

A. 口腔　　　　　　　　　B. 食道　　　　　　　　　C. 胃

D. 小肠　　　　　　　　　E. 结肠

70. 对消化道平滑肌生理特性的叙述，下列哪项错误（　　）

A. 富有伸展性　　　　　　B. 具有像心脏一样规则的自律性

C. 具有紧张性收缩　　　　D. 兴奋性低

E. 对机械牵张刺激敏感

71. 消化道平滑肌对下列哪种刺激反应不敏感（　　）

A. 机械牵张　　　　　　　B. 电和切割　　　　　　　C. 温度变化

D. 酸碱等化学物质　　　　E. 缺血和平滑肌痉挛

72. 可分泌胃蛋白酶原的主要细胞是（　　）

A. 肥大细胞　　　　　　　B. 壁细胞　　　　　　　　C. 黏液细胞

D. 杯状细胞　　　　　　　E. 主细胞

73. 胃特有的运动形式是（　　）

A. 紧张性收缩　　　　　　B. 容受性舒张　　　　　　C. 蠕动

D. 分节运动　　　　　　　E. 集团蠕动

74. 关于消化道平滑肌基本电节律的叙说，正确的是（　　）

A. 胃肠各段的频率相同　　B. 起步点是纵肌与环肌之间的 Cajal 细胞

C. 依赖于支配神经的存在　D. 不受体液因素的影响

E. 可促发肌肉收缩

75. 小肠黏膜吸收氨基酸时，同时转运的离子是（　　）

A. K^+　　　　　　　　　B. Na^+　　　　　　　　C. Ca^{2+}内流

D. Cl^-　　　　　　　　　E. 以上均不是

76. 对胆囊收缩素生理作用的正确表述是（　　）

A. 促进胆汁和胰液中水、HCO_3^- 的分泌

B. 促进胰液中消化酶、水和 HCO_3^- 的分泌

C. 促进胆囊收缩和胰液中消化酶的分泌

D. 促进胆囊收缩和胰液中 HCO_3^- 的分泌

E. 促进胆囊收缩，抑制胃液分泌

77. 下列哪项不参与调控胃排空速度（　　）

A. 水　　　　　　　　　　B. 胃泌素　　　　　　　　C. 机械的扩张刺激

D. 内容物的渗透压　　　　E. 进入十二指肠的酸性食糜

78. 关于胃液分泌的描述，下列哪项错误（　　）

A. 壁细胞分泌盐酸　　　　B. 主细胞分泌胃蛋白酶原　　C. 黏液颈细胞分泌黏液

D. 幽门腺细胞分泌黏液　　E. 主细胞分泌内因子

79. 关于胃液的叙述，错误的是（　　）

A. 无色酸性液体　　　　　B. 每日分泌量为 1.5～2.5L　　C. pH 为 0.9～1.5

D. 包括盐酸等物质　　　　E. 胃液呈碱性

80. 头期胃液分泌的调节是（　　）

A. 纯条件反射　　　　　　B. 纯非条件反射　　　　　C. 纯神经调节

D. 纯体液调节　　　　　　E. 神经 – 体液调节

81. 下列哪项不是小肠分节运动的作用（　　）

A. 使食糜与消化液充分混合　B. 有利于化学性消化　　　C. 有利于物质吸收

D. 有助于血液和淋巴回流

E. 可推进食糜从小肠始端一直送到小肠末端，甚至推送入大肠

82. 小肠特有的运动形式是（　　）

A. 蠕动　　　　　　　　　B. 紧张性收缩　　　　　　C. 分节运动

D. 容受性舒张　　　　　　E. 移行性复合运动

83. 含消化酶种类最多的消化液是（　　）

A. 唾液　　　　　　　　　B. 胃液　　　　　　　　　C. 胆汁

D. 胰液　　　　　　　　　E. 小肠液

84. 胰液中浓度最高的无机物是（　　）

A. Na^+　　　　　　　　B. K^+　　　　　　　　C. Ca^{2+}

D. Cl^-　　　　　　　　E. HCO_3^-

85. 下列关于胰液的叙说，错误的是（　　）

A. 胰液的 pH 约为 8

B. 胰液的碳酸氢钠含量高

C. 胰液的分泌以神经调节为主

D. 胰液中含有羟基肽酶

E. 每天分泌量超过 1000mL

86. 促胰液素引起胰腺分泌胰液的特点是（　　）

A. 水和 HCO_3^- 多，酶少　B. 水和 HCO_3^- 少，酶多　C. 水多，酶和 HCO_3^- 少

D. HCO_3^- 多，水和酶少　E. 水和 HCO_3^- 少，酶少

87. 关于胆盐的肠肝循环，错误的是（　　）

A. 胆盐在回肠末端被吸收　B. 经门静脉返回到肝脏

C. 每次重吸收约 95%　　　D. 每次进餐后可循环 5～6 次

E. 返回的胆盐对肝胆汁的分泌有促进作用

88. 下列哪项因素不参与胆汁排出的调节（　　）

A. 胃泌素　　　　　　　　B. 胆囊收缩素　　　　　　C. 促胰液素

D. 胆盐　　　　　　　　　E. 迷走神经

89. 与脂肪的消化、吸收有关的消化液是（　　）

A. 唾液　　　　　　　　　B. 胃液　　　　　　　　　C. 胆汁

D. 胰液　　　　　　　　　E. 小肠液

90. 下列哪种不是胆汁的作用（　　）

A. 作为乳化剂，降低脂肪的表面张力

B. 分解脂肪为脂肪酸和甘油一酯

C. 作为脂肪分解产物的动载工具

D. 可中和一部分胃酸

E. 可促进脂溶性维生素的吸收

91. 关于消化和吸收的叙述，错误的是（　　）

A. 食物被加工、分解的过程，属于消化

B. 大分子物质可被吸收入血

C. 小分子物质被转运入血或淋巴液的过程，属于吸收

D. 消化分为机械性和化学性消化

E. 消化在先，吸收在后

92. 吸收的主要部位在小肠，下列哪项不是其原因（　　）

A. 食物在小肠内停留时间长

B. 小肠长度长，吸收面积大

C. 小肠黏膜中有丰富的毛细血管和毛细淋巴管

D. 食物在小肠内已被分解为易吸收的小分子物质

E. 小肠有移行性复合运动

93. 关于铁的吸收，错误的是（　　）

A. 高价铁不易吸收，亚铁易吸收

B. 机体缺铁时，吸收铁的能力增强

C. 维生素 D 可促进铁吸收

D. 胃酸可促进铁吸收

E. 铁吸收的部位主要在十二指肠和空肠

94. 关于糖的吸收，错误的是（　　）

A. 以单糖的形式吸收　　　　B. 是继发性主动转运　　　　C. 需要 Na^+ 参与

D. 吸收途径为血液　　　　　E. 需要 K^+ 参与

95. 化学性消化的作用是（　　）

A. 食物由大变小

B. 食糜与消化液混合

C. 将食物分解成可被吸收的成分

D. 推动食糜沿消化管不断移动

E. 以上均不是

96. 不属于胃肠激素的激素是（　　）

A. 肾上腺素　　　　　　　　B. 促胃液素　　　　　　　　C. 促胰液素

D. 缩胆囊素　　　　　　　　E. 抑胃肽

97. 不能引起唾液分泌的因素是（　　）

A. 副交感神经兴奋　　　　　B. 与食物有关的语言和文字　C. 食物的形状

D. 食物的气味　　　　　　　E. 阿托品

98. 在胃内蛋白质的消化过程中所产生的主要产物是（　　）

A. 大量多肽　　　　　　　　B. 蛋白质　　　　　　　　C. 䏡和胨

D. 非蛋白质食物　　　　　　E. 以上都不是

99. 下列对胃酸叙述，错误的是（　　）

A. 由壁细胞分泌　　　　　　B. 基础酸分泌有昼夜节律　　C. 可反馈抑制胃酸分泌

D. 泌酸是被动扩散过程　　　E. "餐后碱潮"与胃泌酸有关

100. 下列对胃酸作用叙述，错误的是（　　）

A. 可激活胃蛋白酶原，提供其所需的酸性环境，并使蛋白质变性

B. 抑菌、杀菌

C. 保护胃黏膜

D. 促进胰液、胆汁、小肠液分泌

E. 有助于小肠中铁和钙的吸收

101. 胃液中的酶能消化的营养物质是（　　）

A. 脂肪　　　　　　　　　　B. 糖类　　　　　　　　　C. 维生素

D. 蛋白质　　　　　　　　　E. 无机盐

102. 关于脂肪的吸收，下列哪项叙述是错误的（　　）

A. 需水解为脂肪酸、甘油三酯和甘油后才能吸收

B. 吸收过程需胆盐的协助

C. 进入肠上皮细胞的脂肪水解产物绝大部分在细胞内又合成为甘油三酯

D. 长链脂肪酸可直接扩散入血液

E. 细胞内合成的甘油三酯与载脂蛋白形成乳糜微粒后通过淋巴吸收

103. 下列对大肠功能的叙述，错误的是（　　）

A. 吸收水分　　　　　　　　B. 储存食物残渣　　　　　C. 形成粪便

D. 杀菌　　　　　　　　　　E. 合成某些维生素

104. 下列对于蛋白质的吸收，错误的是（　　）

A. 可以二肽、三肽和氨基酸的形式吸收

B. 是主动的耗能过程

C. 吸收途径主要是通过血液

D. 与 Na^+ 的吸收无关

E. 绝大部分在十二指肠和近端空肠被吸收

[A2 型题] 每一道试题以一个案例出现，配有 A、B、C、D、E 五个备选答案，请从中选择一个最佳答案。

105. 患者，男，49 岁，今年 4 月因腹部灼烧、不适，总有饥饿感来院检查。半年以来食欲下降，伴餐后腹胀，有时一天要大便 2～3 次，便溏。在吃较油腻食物如鸡汤、骨头汤

后，便会引起腹泻，通常要持续 4～5 天。胃镜检查：肉眼所见胃窦黏膜光滑，轻度红白相间。诊断为：慢性萎缩性胃炎。萎缩性胃炎患者壁细胞大量减少，胃酸缺乏，但胃泌素分泌增多，其原因是（　　）

A. 迷走神经兴奋　　　　　B. 交感神经兴奋　　　　　C. 促胰液素分泌减少

D. 胃酸对 G 细胞的抑制减弱　E. 肠 - 胃反射减弱

106. 患者，男，35 岁。转移性右下腹疼痛 2 天，伴恶心，呕吐，呕吐物为胃内容物，量少。T 38.2℃，P 98 次/分。查体：右下腹压痛、反跳痛、肌紧张，肠鸣音减弱。血 WBC 1.2×10¹⁰/L，中性 90%。手术前医生要求护士为患者注射阿托品，注射后患者出现口渴感觉，其原因是（　　）

A. 阿托品为 M 受体阻断剂，注射后会抑制唾液分泌

B. 阿托品为 N 受体阻断剂，注射后会抑制唾液分泌

C. 阿托品为 α 受体阻断剂，注射后会抑制唾液分泌

D. 阿托品为 β 受体阻断剂，注射后会抑制唾液分泌

E. 以上都不对

107. 患者，男，42 岁。持续性上腹痛或不适，早饱，嗳气，食欲不振 3 个月。自诉饭后常感上腹胀满，伴有厌食、恶心、呕吐、烧心和反胃等症状。同时有失眠、焦虑或情绪波动，但无发热。检查结果：轻度消瘦，精神较差。钡餐胃肠造影和纤维胃镜检查结果均正常，肝、胆、胰、B 超检查均正常；各项生化检查均无异常。诊断为：功能性消化不良。功能性消化不良的病因之一是胃肠运动功能障碍，下列哪项是胃肠共有的运动形式（　　）

A. 容受性舒张　　　　　B. 蠕动　　　　　C. 分节运动

D. 袋状往返运动　　　　　E. 以上都不是

108. 患者，男，24 岁。腹痛、腹泻、恶心、呕吐伴消瘦 6 个月。曾按胃炎、肠炎治疗无效，后给予抗结核治疗一个多月，病情继续恶化。检查结果：明显消瘦，贫血貌，皮肤粗糙。红细胞 4.1×10¹²/L，血红蛋白 95g/L，血浆白蛋白 3.0g，球蛋白 1.7g，周围血象红细胞大小不等。小肠造影显示不完全肠梗阻；胃镜检查发现肠黏膜下血管显露，肠黏膜轻度炎症，黏膜轻度腺体增生及轻度炎症。骨髓涂片；巨幼细胞性贫血。诊断：小肠吸收不良综合征。小肠作为吸收主要部位的原因，下列哪项说法是错误的（　　）

A. 巨大的吸收面积　　　　　B. 食物停留时间长　　　　　C. 小肠内食物已充分消化

D. 丰富的毛细血管和毛细淋巴管

E. 含有大量的细菌，能够分解食物

109. 患者，男，25 岁。2 天前进食后 1 小时上腹正中隐痛，逐渐加重，呈持续性，向腰背部放射，仰卧、咳嗽或活动时加重，伴低热、恶心、频繁呕吐，吐出食物、胃液和胆汁，吐后腹痛无减轻，多次使用止痛药无效。临床诊断为急性胰腺炎。胆汁中参与消化和吸收的主要成分是（　　）

A. 胆固醇　　　　　B. 胆色素　　　　　C. 卵磷脂

D. 胆盐　　　　　E. 脂肪酸

110. 患者，男，45 岁。4 年前患肝炎，屡经治疗，反复发病。2 年来乏力，下肢水肿。

3 个月来，腹部逐渐膨胀。1 周前因大量饮酒，腹胀加重。食欲不振，大便溏泻，每日 3 ~ 4 次，小便量少而黄。患者常年嗜酒。体格检查：皮肤及巩膜轻度黄染，颈部两处有蜘蛛痣。有中等腹水，腹壁静脉曲张，肝脏未触及，脾左肋下 1.5cm。下肢轻度水肿。实验室检查：血红蛋白 70g/L；血清总蛋白 52.3g/L，清蛋白 24.2g/L，球蛋白 28.1g/L，谷丙转氨酶 102 单位。X 线提示食管下段静脉曲张。诊断为：酒精性肝硬化。酒精（乙醇）主要的吸收部位是（　　）

A. 口腔　　　　　　　　B. 胃　　　　　　　　　C. 小肠

D. 大肠　　　　　　　　E. 肝脏

[A3/A4 型题] 每个案例下设若干道题，请在每题的五个备选答案中选出最佳的一个。

（111 ~ 112 题共用题干）

患者，男，32 岁。周期性上腹疼痛 6 年。腹痛位于上腹部偏左，多为钝痛，疼痛多在餐后半小时出现，持续 1 到 2 小时后逐渐消失，直至下次进餐后重复上述规律。检查结果：胃镜检查显示胃小弯一黏膜溃疡，基底部有白色或灰白色厚苔，边缘整齐，周围黏膜充血，水肿，易出血。病理检查证实为良性溃疡。幽门螺杆菌检测阳性；粪便隐血阳性。诊断：胃溃疡。

111. 下列哪项与胃溃疡形成无关（　　）

A. 胃酸　　　　　　　　B. 黏液 – 碳酸氢盐屏障　　　C. 胃蛋白酶

D. 幽门螺旋杆菌　　　　E. 内因子

112. 除下列哪项外其余因素均会破坏或削弱黏液 – 碳酸氢盐屏障（　　）

A. 乙醇　　　　　　　　B. 胆盐　　　　　　　　C. 阿司匹林

D. 胆固醇　　　　　　　E. 幽门螺旋杆菌

（113 ~ 115 题共用题干）

患者，女，60 岁。间断腰背痛五年于 2012 年 3 月 26 日门诊治疗。绝经年龄 50 岁，已绝经 10 年。检查结果：PTH 90pg/mL↑，25（OH）D$_3$ 12.8↓，钙 2.07↓，骨钙素 22.1↑，腰椎 CT L3、L4 轻度退行性改变。诊断为：绝经后骨质疏松症（Ⅰ型），低钙血症。给予阿尔法骨化醇、碳酸钙等药物治疗，并嘱患者增加富钙饮食，加强体育锻炼，加强光照。

113. 钙吸收的主要部位在（　　）

A. 十二指肠　　　　　　B. 空肠和回肠　　　　　C. 十二指肠和空肠

D. 空肠　　　　　　　　E. 回肠

114. 补充钙的同时应该补充哪类维生素（　　）

A. 维生素 A　　　　　　B. 维生素 B　　　　　　C. 维生素 C

D. 维生素 D　　　　　　E. 维生素 E

115. 患者准备吃豆腐补充钙，豆腐不能与下列哪种食物一同烹制（　　）

A. 辣椒　　　　　　　　B. 韭菜　　　　　　　　C. 菠菜

D. 火腿　　　　　　　　E. 香菇

（116 ~ 117 题共用题干）

患者，男，41 岁。一月余前劳累或活动后出现心慌、气喘，休息后可缓解。5 天前至当地医院检查血常规示血红蛋白减少。为求进一步治疗，遂以"贫血待查"收入院。检查结果：发病以来体重减轻3kg，皮肤黏膜苍白，精神稍差。查血常规示：血清铁蛋白减少。诊断为：缺铁性贫血。给予铁剂治疗并嘱患者多食含铁丰富易消化的食物。

116. 铁的吸收部位主要在 （ ）

A. 直肠   B. 结肠   C. 回肠和空肠

D. 胃   E. 十二指肠和空肠

117. 食物中的铁大多为三价高铁，哪类维生素可以将其还原成亚铁从而促进吸收 （ ）

A. 维生素 A   B. 维生素 B   C. 维生素 C

D. 维生素 D   E. 维生素 E

（118～120 题共用题干）

患者，女，25岁。14小时前无明显诱因出现上腹部疼痛，以左上腹为著，为阵发性绞痛，疼痛向腰背部放射，恶心、呕吐，呈非喷射性，呕吐物为胃内容物，伴腹胀。在家输液治疗，腹痛不缓解，为求系统诊治来我院急诊科就诊。腹部彩超：胰腺体积增大，回声欠均伴胰周少量积液，考虑胰腺炎可能。急诊以"急性胰腺炎"收入院。

118. 急性胰腺炎的发病机制是 （ ）

A. 胃蛋白酶对胰腺进行消化   B. 胰脂肪酶对胰腺进行消化

C. 胰淀粉酶对胰腺进行消化   D. 唾液淀粉酶对胰腺进行消化

E. 胰蛋白酶对胰腺进行消化

119. 生理情况下，消化酶并不会消化胰腺本身，其原因描述最准确的是 （ ）

A. 消化酶以酶原形式分泌

B. 胰腺分泌有消化酶抑制物

C. 消化酶以酶原形式分泌，同时胰腺分泌有消化酶抑制物

D. 胰腺分泌有黏液－碳酸氢盐屏障

E. 胰液是碱性的消化酶无法激活

120. 在治疗过程中使用 H_2 受体拮抗剂，其作用机制与下列哪项有关 （ ）

A. 迷走神经对胰液分泌的调节

B. 促胰液素对胰液分泌的调节

C. 胰腺细胞自身对胰液分泌的调节

D. 胆囊收缩素对胰液分泌的调节

E. 胰高血糖素对胰液分泌的调节

（121～123 题共用题干）

患者，男，40岁，已婚，农民。患者反复中上腹痛10年，近1周腹痛加剧，伴反复呕吐、腹胀。电子胃镜：胃幽门变形，胃镜不能通过。诊断为：十二指肠溃疡伴瘢痕性幽门梗阻，采用胃大部切除术进行治疗。

121. 胃大部切除后患者可能会出现巨幼红细胞性贫血，这类贫血与胃液中的哪个成分有关 （ ）

A. 胃酸   B. 胃蛋白酶   C. 内因子

D. 黏液　　　　　　　　　　　　E. 碳酸氢盐

122. 胃液中这种成分缺乏后会引起哪种 B 族维生素的缺乏（　）

A. 维生素 B_1　　　　　　　　　B. 维生素 B_2　　　　　　　　C. 维生素 B_6

D. 维生素 B_{12}　　　　　　　　E. 叶酸

123. 此种维生素在哪个部位吸收（　）

A. 十二指肠　　　　　　　　　　B. 回肠　　　　　　　　　　　C. 空肠

D. 结肠　　　　　　　　　　　　E. 胃

（124～127 题共用题干）

朱某，男，36 岁。1 周前无明显诱因感上腹痛，呈饥饿痛伴呕吐，吐隔顿、隔夜的食物，服制酸药无效，为进一步诊治入院。入院后胃镜：十二指肠球部畸形，后壁可见一大小约 1.0cm×1.0cm 溃疡，溃疡底附白苔及血痂，周围黏膜明显充血水肿，移行部狭窄，胃镜不能通过，查 HP（－）。诊断为：十二指肠球部溃疡（A1 期），伴移行部狭窄，HP（－）。钡餐示十二指肠球后约 7 厘米狭窄段，多系瘢痕狭窄。

124. 十二指肠溃疡的病因之一是胃酸分泌过多，胃酸的化学成分是（　）

A. H_2SO_4　　　　　　　　　　B. HCL　　　　　　　　　　　C. H_2CO_3

D. H_2PO_4　　　　　　　　　　E. HNO_3

125. 胃酸是由什么细胞分泌的（　）

A. D 细胞　　　　　　　　　　　B. 主细胞　　　　　　　　　　C. G 细胞

D. 壁细胞　　　　　　　　　　　E. 黏液细胞

126. 该患者胃酸分泌增多，为减少患者胃酸，下列哪种治疗无效（　）

A. 选择性抑制 H^+-K^+ 依赖式 ATP 酶

B. H_2 受体阻断剂

C. 高选择性迷走神经切断

D. 促胃液素受体阻断剂

E. 选择性抑制 Na^+-K^+-ATP 酶

127. 入院后给予奥美拉唑进行治疗，其机制与下列哪个转运体有关（　）

A. 钠泵　　　　　　　　　　　　B. 钙泵　　　　　　　　　　　C. 钾泵

D. 质子泵　　　　　　　　　　　E. 氯泵

（128～130 题共用题干）

患者，女，于两年前无明显诱因下出现右上腹疼痛，呈持续性，阵发性加重未向他处放射，到地医院就诊，诊断为"胆囊结石"予以抗炎等治疗后症状好转，此后症状反复发作，性质同前。12 小时前，患者症状明显加重，右上腹疼痛剧烈，难以忍受。门诊 B 超提示："胆囊结石，慢性胆囊炎急性发作"。为求进一步诊治，门诊拟"胆囊结石，慢性胆囊炎急性发作"收入住院。

128. 胆固醇结石是胆囊结石的一种，它的成因之一是胆固醇沉积。在生理情况下胆固醇能维持溶解状态的必要条件是（　）

A. 胆盐、胆固醇和卵磷脂比例适当

B. 胆色素、胆固醇和卵磷脂比例适当

C. 胆盐、胆固醇和胆色素比例适当

D. 胆盐、胆固醇和脂肪酸比例适当

E. 胆色素、胆固醇和脂肪酸比例适当

129. 入院后行腹腔镜胆囊切除术，下列哪项不是胆囊的生理功能是 （　）

A. 储存胆汁　　　　　　　B. 排泄胆汁　　　　　　C. 生成胆汁

D. 浓缩胆汁　　　　　　　E. 调节胆管内压

130. 出院前嘱患者低脂饮食，忌油腻、煎炸食物。这样饮食的原因与下列哪项胆汁的作用有关 （　）

A. 促进脂溶性维生素的吸收　B. 促进脂肪的消化和吸收　C. 防止胆固醇沉积

D. 促进胆汁的合成和分泌　E. 中和作用

［B 型题］每组题对应同一组备选答案，每个题干对应一个正确的备选答案，备选答案可以重复选择或不选。

(131 ~ 134 题共用备选答案)

A. 壁细胞　　　　　　　　B. 主细胞　　　　　　　C. 黏液细胞

D. 胃窦、十二指肠黏膜 G 细胞　　　　　　　　　E. 胃黏膜表面上皮细胞

131. 分泌盐酸和内因子的是 （　）

132. 分泌胃蛋白酶原的是 （　）

133. 分泌促胃液素的是 （　）

134. 分泌 HCO_3^- 的是 （　）

(135 ~ 137 题共用备选答案)

A. 渗透　　　　　　　　　B. 单纯扩散　　　　　　C. 易化扩散

D. 主动转运　　　　　　　E. 入胞作用

135. 多数氨基酸在小肠的吸收机制是 （　）

136. 水分在小肠的吸收机制是 （　）

137. 水溶性维生素在小肠的吸收机制是 （　）

(138 ~ 139 题共用备选答案)

A. 迷走 - 迷走反射　　　　B. 壁内神经丛反射　　　B. 肠 - 胃反射

D. 迷走 - 迷走反射 + 肠 - 胃反射

E. 迷走 - 迷走反射 + 壁内神经丛反射

138. 参与容受性舒张的有 （　）

139. 促进胃排空的因素有 （　）

(140 ~ 142 题共用备选答案)

A. 紧张性收缩　　　　　　B. 蠕动　　　　　　　　C. 分节运动

D. 容受性舒张　　　　　　E. 集团运动

140. 胃特有的运动形式是 （　）

141. 小肠特有的运动形式是 （　）

142. 消化道平滑肌共有的运动形式是（　　）

（143～144 题共用备选答案）

A. 盐酸　　　　　　　　B. 蛋白质分解产物　　　　C. 脂酸钠

D. 脂肪　　　　　　　　E. 糖类

143. 刺激小肠黏膜释放促胰液素的作用最强的物质是（　　）

144. 刺激小肠黏膜释放胆囊收缩素的作用最强的物质是（　　）

（145～146 题共用备选答案）

A. 唾液　　　　　　　　B. 胃液　　　　　　　　　C. 胰液

D. 胆汁　　　　　　　　E. 小肠液

145. 酸度最高的消化液是（　　）

146. 消化能力最强的消化液是（　　）

（147～148 题共用备选答案）

A. 麦芽糖　　　　　　　B. 单糖　　　　　　　　　C. 多肽

D. 氨基酸　　　　　　　E. 二肽和三肽

147. 糖吸收的形式是（　　）

148. 蛋白质吸收的形式是（　　）

（149～150 题共用备选答案）

A. 盐酸　　　　　　　　B. 胃蛋白酶　　　　　　　C. 内因子

D. 黏液　　　　　　　　E. HCO_3^-

149. 有利于铁和钙吸收的是（　　）

150. 促进维生素 B_{12}吸收的是（　　）

（151～152 题共用备选答案）

A. 胃　　　　　　　　　B. 十二指肠　　　　　　　C. 空肠

D. 回肠　　　　　　　　E. 结肠

151. 胆盐吸收的主要部位是（　　）

152. 维生素 B_{12}吸收的主要部位是（　　）

（153～154 题共用备选答案）

A. 盐酸　　　　　　　　B. 脂肪　　　　　　　　　C. 高张溶液

D. 乙酰胆碱　　　　　　E. 糖类

153. 刺激胃液分泌的因素是（　　）

154. 刺激促胰液素分泌的因素是（　　）

（155～156 题共用备选答案）

A. 维生素 A　　　　　　B. 维生素 C　　　　　　　C. 维生素 D

D. 维生素 E　　　　　　E. 维生素 K

155. 促进铁吸收的是（　　）

156. 促进钙吸收的是（　　）

（157~160 题共用备选答案）

A. Na^+ B. K^+ C. Cl^-

D. Ca^{2+} E. HCO_3^-

157. 胃肠平滑肌动作电位去极相形成的离子基础是（ ）

158. 胰液中浓度最高的无机物是（ ）

159. 葡萄糖的吸收需要依靠的是（ ）

160. 氨基酸的吸收需要依靠的是（ ）

四、自测试题答案

1. C	2. C	3. D	4. B	5. D	6. C	7. B	8. A	9. C	10. B
11. C	12. C	13. C	14. D	15. B	16. C	17. C	18. A	19. C	20. A
21. E	22. B	23. A	24. C	25. B	26. B	27. B	28. C	29. D	30. D
31. C	32. B	33. B	34. C	35. C	36. B	37. E	38. A	39. D	40. D
41. B	42. D	43. A	44. C	45. B	46. D	47. D	48. A	49. A	50. C
51. A	52. A	53. E	54. D	55. C	56. A	57. C	58. B	59. B	60. E
61. C	62. E	63. E	64. D	65. C	66. E	67. B	68. D	69. D	70. B
71. B	72. E	73. B	74. B	75. B	76. C	77. A	78. E	79. E	80. E
81. E	82. C	83. D	84. E	85. C	86. A	87. D	88. A	89. C	90. B
91. B	92. E	93. C	94. E	95. C	96. A	97. E	98. C	99. D	100. C
101. D	102. D	103. D	104. D	105. D	106. A	107. B	108. E	109. D	110. C
111. E	112. D	113. A	114. D	115. C	116. E	117. C	118. E	119. C	110. A
121. C	122. D	123. B	124. B	125. D	126. E	127. D	128. A	129. C	130. B
131. A	132. B	133. D	134. E	135. D	136. A	137. B	138. A	139. E	140. D
141. C	142. A	143. A	144. B	145. B	146. C	147. B	148. D	149. A	150. C
151. D	152. D	153. D	154. A	155. B	156. C	157. D	158. E	159. A	160. A

第七章 能量代谢与体温

一、学习目标

(一)掌握

能量代谢的概念及其影响因素；基础代谢率的概念、正常值和测定意义；体温的概念、正常值及生理变动。

(二)熟悉

机体产热的主要器官；散热方式。

(三)了解

机体能量的来源和去路；体温调节中枢和调定点学说。

二、学习要点

(一)能量代谢

1. 能量在体内的释放、转移、储存和利用

新陈代谢是机体生命活动的基本特征之一，包括物质代谢和能量代谢。通常将物质代谢过程中伴随发生的能量释放、转移、储存和利用的过程称为能量代谢。体内物质的合成、分解与能量的消耗、产生是相伴相随的。

人体生命活动所需的能量来源于食物中的糖、脂肪和蛋白质。这些物质分子结构中的碳氢键蕴藏着化学能，在氧化过程中碳氢键断裂，生成 CO_2 和 H_2O，并释放出大量的能量，因此又将这些物质称为能源物质。在能源物质中又以糖最为重要，机体所需要的能量 70% 是由糖氧化分解供给的。

(1)糖 体内糖代谢是以葡萄糖为中心进行的，随供氧情况的不同，糖分解供能的途径也不同（图7-1）。

糖的有氧氧化是机体主要供能途径，糖酵解虽然释放的能量少，但在缺氧状态是极为重要，（因为这是人体的能源物质唯一不需要氧的供能途径）它能供应一部分急需的能量。

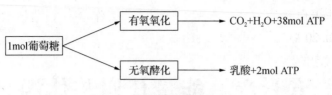

图 7-1　葡萄糖分解功能途径

（2）脂肪　是体内储能和供能的重要物质。一般情况下，人体所消耗的能源物质中，有 30% 来自体内脂肪，短期饥饿时，机体主要利用体内脂肪的氧化途径供能。

（3）蛋白质　是构成机体组织成分的重要物质，作为能量来源是它的次要功能。只有在某些特殊情况下，如长期不能进食或消耗量极大时，机体才依靠蛋白质分解所产生的氨基酸供能，以维持必要的生理功能。

虽然机体所需要的能量来源于三大营养物质，但机体的组织细胞并不能直接利用食物的能量来进行各种生理活动。机体能量的直接提供者为 ATP。ATP 是体内储能供能物质，但它在组织中的储存量还是有限的，机体内还另有一储能物质是磷酸肌酸（creatine phosphate，CP）。CP 与 ATP 相比，它不能直接为生理过程提供能量，但机体内 CP 储存的能量远比 ATP 多，是机体 ATP 重要的储存库（图 7-2）。

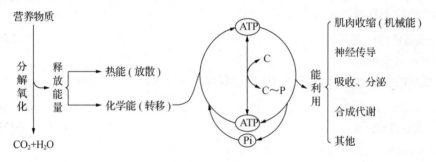

图 7-2　能量代谢过程

2. 能量代谢的测定

测定整个机体在一定时间内能量代谢水平的方法有直接测热法和间接测热法两种，目前常用的是间接测热法。间接测热法的基本原理就是利用定比关系，查出一定时间内整个人体中氧化分解的糖、脂肪、蛋白质各有多少，然后据此算出该时间内整个机体所释放出来的热量。对此先应了解几个概念。

（1）食物的热价　1g 食物氧化时所释放的热量称为该食物的热价，分为物理热价和生物热价。糖、脂肪的物理热价和生物热价是相同的，蛋白质的生物热价低于物理热价，这是由于蛋白质在体内不能完全氧化，一部分以尿氮的形式由尿中排出。

（2）食物的氧热价　食物氧化时消耗 1 升氧所产生的热量称为该物质的氧热价。

（3）呼吸商　单位时间内机体呼出的 CO_2 量与吸入的 O_2 量的比值称呼吸商。糖的呼吸商为 1，脂肪的呼吸商为 0.71，蛋白质的呼吸商约为 0.8。由于蛋白质不是主要的功能物质，可不考虑蛋白质代谢部分，机体呼吸商等于非蛋白呼吸商。根据我国的膳食情况，一般

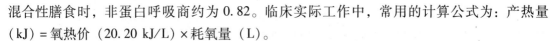

混合性膳食时，非蛋白呼吸商约为 0.82。临床实际工作中，常用的计算公式为：产热量（kJ）= 氧热价（20.20 kJ/L）× 耗氧量（L）。

3. 影响能量代谢的因素

（1）肌肉活动　肌肉活动对于能量代谢的影响最为显著，机体任何轻微的活动都可提高代谢率。能量代谢率与肌肉活动强度呈正相关。剧烈运动和劳动时机体的产热量可比安静时增多 10 ~ 20 倍。

（2）精神活动　精神紧张时能量代谢率显著增加。此时代谢率的增高来自两方面：精神紧张，肌紧张增强；交感神经紧张，甲状腺激素、肾上腺素分泌释放多，促进代谢所致。

（3）食物的特殊动力效应　由于进食刺激机体产生额外热量的现象称食物的特殊动力效应。三种营养物质中，蛋白质的食物特殊动力效应最为显著，可达 30%，糖和脂肪分别为 6% 和 4%，混合性食物约为 10%。

（4）环境温度　环境温度在 20℃ ~ 30℃ 时机体能量代谢最稳定，环境温度过高或过低均会使能量代谢提高。

4. 基础代谢

（1）基础状态　指人在清晨、清醒、排除影响能量代谢的四个因素（静卧、精神安定、空腹 12 ~ 14 小时、室温 20℃ ~ 25℃）时的状态。这种状态下，体内能量的消耗只用于维持一些最基本的生命活动，能量代谢比较稳定。

（2）基础代谢　是指人体在清醒极端安静状态下，不受食物、肌肉活动、环境温度及精神紧张等因素影响时的能量代谢。

（3）基础代谢率　指单位时间内的基础代谢。常用 kJ/（m² · h）表示。

意义：正常人的基础代谢率是比较恒定的，一般不超出正常平均值的 ±15%。如变动超过 20%，则属病理变化。甲亢时基础代谢率可比正常高 25% ~ 80%，甲低时基础代谢率可比正常低 20% ~ 40%，所以基础代谢率的测量是甲状腺疾病的重要辅助手段。

（二）体温及其调节

1. 体温

体温是指机体深部的平均温度。正常的体温既是新陈代谢的结果，又是保证人体正常新陈代谢和生命活动的重要条件。

（1）人体的正常体温

临床上通常通过测量口腔、腋窝和直肠温度来代表体温。直肠温度的正常值为 36.9℃ ~ 37.9℃，口腔温度的正常值为 36.7℃ ~ 37.7℃，腋窝温度的正常值为 36.0℃ ~ 37.4℃。其中直肠温度最接近体核温度，但测量方法不太方便故少用；腋窝温度测量方便，临床上常用。

（2）体温的生理变动

在生理情况下，体温可随昼夜、性别、年龄和机体的活动情况等因素而变动，但这种变动幅度小，一般不超过 1℃。

1）体温昼夜变化　在一昼夜之间体温呈周期性波动，清晨 2 ~ 6 时最低，白昼逐渐升

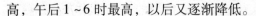

高，午后 1~6 时最高，以后又逐渐降低。

2）性别的影响　性成熟期的女性的基础体温较同龄男性平均高约 0.3℃，且随月经周期呈现规律性波动（月经期和排卵前期体温较低，排卵日降至最低，排卵后期体温回升到较高水平）。

3）年龄的影响　一般儿童的体温略高于成年人，到老年则有下降的倾向。

4）其他　如进食、药物、运动等。

2. 机体的产热和散热

（1）产热

1）产热器官　肝是安静时的主要产热器官，劳动或运动时主要的产热器官为骨骼肌。

2）产热的形式　有寒战产热和非寒战产热两种形式。① 寒战产热：寒冷刺激时，在神经系统的作用下，骨骼肌发生不随意的节律性收缩而引起产热。其特点是屈肌和伸肌同时收缩，所以基本不做功，但产热很高，发生寒战时，代谢率可增加 4~5 倍。② 非寒战产热（代谢产热）：寒冷刺激机体，使甲状腺激素、肾上腺素分泌增多，使代谢增强、产热增多。

（2）散热

1）散热途径　有皮肤、呼吸道、消化道、肾。其中皮肤是人体的主要散热途径。

2）散热方式　有辐射散热、传导散热、对流散热和蒸发散热四种方式。① 传导散热：是指体热由体表直接传导给予其相接触的物体。临床上利用冰袋、冰帽给高热患者降温就是为了增加传导散热。② 对流散热：体热随着空气的流动而放散于体外。如吹风扇散热。③ 辐射散热：是机体以热射线形式将体热传给外界的一种散热方式。机体在安静状态下，辐射散热约占总散热量的 60%。④ 蒸发散热：是机体通过体表水分的蒸发来散发热量的一种方式。临床上常采用酒精或温水擦浴来降温就是利用这一原理。

当环境温度低于皮肤温度时，机体主要通过辐射散热、传导散热和对流散热方式散热；当环境温度高于皮肤温度时，机体主要散热方式是蒸发散热。

3. 体温调节

人的体温调节包括自主性体温调节和行为性体温调节两方面。自主性体温调节过程是维持体温相对恒定的基础。下面介绍自主性体温调节的有关机制。

（1）温度感受器

1）外周温度感受器　分布在皮肤、黏膜、内脏脏器，为游离的神经末梢。包括有热冷觉感受器，当局部温度升高时，热觉感受器兴奋，反之，冷觉感受器兴奋。

2）中枢温度感受器　分布在脊髓、脑干网状结构、下丘脑。包括局部温度升高放电频率增加的热敏神经元和局部温度降低放电频率增加的冷敏神经元。

（2）体温调节中枢

体温调节基本中枢位于下丘脑，视前区下丘脑前部（PO/AH）是中枢整合的中心部位。

（3）体温调节过程

正常人一般为 37℃ 左右，这个温度就是维持体温稳定的调定点。当体温高于调定点 37℃ 时，热敏神经元活动增强，散热大于产热，使升高的体温降回到 37℃；当体温低于 37℃ 时，冷敏神经元活动增强，产热大于散热，使降低的温度回升到 37℃，从而使体温维

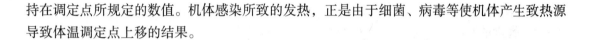

持在调定点所规定的数值。机体感染所致的发热，正是由于细菌、病毒等使机体产生致热源导致体温调定点上移的结果。

三、自测试题

[A1 型题] 每一道试题配有 A、B、C、D、E 五个备选答案，请从中选择一个最佳答案。

1. 正常情况下机体最主要的能源物质是（　　）

A. ATP
B. 脂肪
C. 葡萄糖

D. 蛋白质
E. 磷酸肌酸

2. 人体最主要的散热器官是（　　）

A. 肺
B. 肾
C. 消化道

D. 皮肤
E. 呼吸道

3. 正常体温的昼夜波动不超过（　　）

A. 0.1℃
B. 0.5℃
C. 1℃

D. 1.5℃
E. 2℃

4. 环境温度高于皮肤温度时，机体的主要散热方式为（　　）

A. 辐射散热
B. 对流散热
C. 传导散热

D. 蒸发散热
E. 以上都是

5. 体温调节基本中枢位于（　　）

A. 下丘脑
B. 延髓
C. 脑桥

D. 中脑
E. 大脑

6. 影响能量代谢最主要的因素是（　　）

A. 肌肉活动
B. 精神活动
C. 食物特殊动力作用

D. 环境湿度
E. 以上都是

7. 糖原储存最多的组织或器官是（　　）

A. 肝脏
B. 脑
C. 肌肉

D. 脂肪组织
E. 血液

8. 机体吸收的糖原远超过消耗量时，其主要的储存形式是（　　）

A. 肝糖原
B. 肌糖原
C. 血糖

D. 脂肪
E. 蛋白质

9. 女子体温随月经周期变化有关激素是（　　）

A. 孕激素
B. 雌激素
C. 雄激素

D. 黄体生成素
E. 卵胞刺激素

10. 下列哪种物质既是重要的储能物质又是直接的供能物质（　　）

A. 二磷酸腺苷
B. 三磷酸腺苷
C. 脂肪酸

D. 磷酸肌酸
E. 葡萄糖

11. 安静状态下，产热量最多的器官是（ ）

A. 肌肉   B. 肝脏   C. 心脏

D. 脑   E. 皮肤

12. 基础代谢率的测定主要用于了解（ ）

A. 肾上腺功能状态   B. 甲状腺功能状态   C. 甲状旁腺功能状态

D. 性腺功能状态   E. 以上都不是

13. 人在安静状态下，能量代谢率最稳定的环境温度是（ ）

A. 10℃ ~14℃   B. 15℃ ~19℃   C. 20℃ ~30℃

D. 31℃ ~35℃   E. 36℃ ~40℃

14. 单位时间内的能量代谢率，下列描述中错误的是（ ）

A. 与体表面积成正比   B. 与年龄有关

C. 始终随着外界温度的升高而减少

D. 随着劳动强度加大而增加

E. 与性别有关

15. 食物特殊动力效应最显著的食物是（ ）

A. 蛋白质   B. 糖   C. 维生素

D. 矿物质   E. 脂肪

16. 关于基础代谢的下列叙述，错误的是（ ）

A. 指"基础状态"下的能量代谢

B. 清晨、清醒、空腹、静卧时测定

C. 20℃ ~25℃环境中能量代谢最稳定

D. 基础代谢是机体最低的代谢水平

E. 基础代谢率与体表面积成正比

17. 长期处于病理饥饿状态下的患者，呼吸商趋向于（ ）

A. 0.70   B. 0.80   C. 0.82

D. 0.85   E. 1.00

18. 女性排卵日后体温升高主要是因为下列哪种激素引起（ ）

A. 黄体生成素   B. 甲状腺激素   C. 促卵泡激素

D. 雌激素   E. 孕激素

19. 关于体温生理变动的叙述，下列哪项是正确的（ ）

A. 变动范围无规律   B. 昼夜变动值大于2摄氏度   C. 午后体温比清早低

D. 女子排卵后，体温下降   E. 肌肉活动使体温升高

20. 基础代谢率是以每小时下列哪一项为单位计算的产热量（ ）

A. 体重   B. 身高   C. 年龄

D. 体表面积   E. 环境温度

21. 正常人能量代谢在下列哪种情况下最低（ ）

A. 基础状态   B. 熟睡时   C. 清醒安静时

D. 进食 12 小时　　　　　　E. 室温为 18℃ ~25℃ 时

22. 患下列哪种疾病时，基础代谢升高最为显著（　　）

A. 糖尿病　　　　　　B. 白血病　　　　　　C. 甲状腺功能亢进症

D. 甲状腺功能减退症　　E. 感染性疾病

23. 体内主要的供能物质为（　　）

A. 糖　　　　　　　　B. 脂肪　　　　　　　C. 蛋白质

D. 维生素　　　　　　E. 水

24. 呼吸商是（　　）

A. 在一定的时间内，机体摄入的氧与呼出的 CO_2 量的比值

B. 一定时间内机体呼出的 CO_2 量与氧摄入量的比值

C. 呼出气与吸入气的比值

D. 呼出气与肺容量的比值

E. CO_2 产生量与吸入量的比值

25. 对于发汗的叙述，下列那一项是正确的（　　）

A. 汗腺分泌汗液是被动过程　B. 大量出汗可出现高渗性脱水

C. 支配汗腺的神经属于副交感胆碱能神经

D. 汗液是高渗液体

E. 大量出汗可出现低渗脱水

26. 呼吸商最小的食物是（　　）

A. 糖　　　　　　　　B. 蛋白质　　　　　　C. 脂肪

D. 维生素　　　　　　E. 无机盐

27. 体温调节中枢的调定点位于（　　）

A. 脊髓　　　　　　　B. 延髓　　　　　　　C. 脑干网状结构

D. 视前区下丘脑前部　　E. 大脑皮层

28. 下列有关基础代谢中的叙述哪一项是错误的（　　）

A. 在基础状态下测定　　B. 儿童高于成人

C. 反映人体最低的能量代谢水平

D. 临床常用的相对值表示

E. 正常平均值相差 ±10% ~15% 属于正常

29. 在下列哪种疾病情况下基础代谢率降低（　　）

A. 发热　　　　　　　B. 糖尿病　　　　　　C. 甲状腺功能亢进

D. 红细胞增多症　　　E. 甲状腺功能低下

30. 人体在禁食 12 小时后，于清晨清醒，静卧半小时及室温 20℃ ~25℃ 条件下，测量到的 1 小时产热量称（　　）

A. 基础代谢　　　　　B. 基础代谢率　　　　C. 新陈代谢

D. 能量代谢　　　　　E. 能量代谢率

31. 常温安静状态下，机体散热的主要方式是（　　）

A. 辐射散热　　　　　　B. 传导散热　　　　　　C. 对流散热

D. 蒸发散热　　　　　　E. 不感蒸发散热

32. 体内温度最高的器官是（　　）

A. 肝　　　　　　　　　B. 脑　　　　　　　　　C. 肺

D. 肾　　　　　　　　　E. 小肠

33. 穿棉衣御寒主要是降低（　　）

A. 辐射散热　　　　　　B. 传导散热　　　　　　C. 对流散热

D. 蒸发散热　　　　　　E. 发汗

34. 一般情况下，糖提供机体所需能量的（　　）

A. 40%　　　　　　　　B. 50%　　　　　　　　C. 60%

D. 70%　　　　　　　　E. 80%

35. 临床用简便方法测定能量代谢，必须取得的数据是（　　）

A. 食物的热价　　　　　B. 食物的氧热价　　　　C. 非蛋白呼吸商

D. 一定时间内的耗氧量　E. 一定时间内的 CO_2 产生量

36. 对能量代谢影响最为显著的是（　　）

A. 寒冷　　　　　　　　B. 高温　　　　　　　　C. 肌肉运动

D. 进食　　　　　　　　E. 精神活动

37. 机体进行各种功能活动，最终不转化为热能的是（　　）

A. 血液流动　　　　　　B. 激素分泌　　　　　　C. 神经传导

D. 胃液分泌　　　　　　E. 骨骼肌对外做功

38. 基础代谢率的实测值与正常平均值比较，正常变动范围是（　　）

A. ±5%　　　　　　　　B. ±5% ~ ±10%　　　　C. ±10% ~ ±15%

D. ±20%　　　　　　　E. ±20% ~ ±30%

39. 正常人的腋窝温、口腔温和直肠温按由高到低排列的秩序为（　　）

A. 口腔、直肠、腋窝　　B. 口腔、腋窝、直肠　　C. 直肠、腋窝、口腔

D. 直肠、口腔、腋窝　　E. 腋窝、口腔、直肠

40. 人在寒冷环境中主要依靠下列哪种方法来增加热量（　　）

A. 温度刺激性肌紧张　　B. 寒战性产热　　　　　C. 非寒战性产热

D. 肝脏代谢亢进　　　　E. 全部内脏代谢增强

41. 当机体体温与调定点水平一致时（　　）

A. 产热和散热达到平衡　B. 产热降低，散热加强　C. 产热加强，散热降低

D. 产热和散热都降低　　E. 产热和散热都加强

42. 在寒冷环境中，下列哪项反应不会出现（　　）

A. 甲状腺激素分泌增加　B. 皮肤血管舒张，血流量增加

C. 出现寒战　　　　　　D. 组织代谢提高，产热量增加

E. 肾上腺素和去甲肾上腺素释放增加

43. 与能量代谢率的高低基本上成正比的是（　　）

A. 体重　　　　　　　　B. 身高　　　　　　　　C. 体表面积

D. 年龄　　　　　　　　E. 性别

44. 下列关于影响能量代谢的因素，不正确的是（　　）

A. 机体耗氧量的增加与肌肉活动强度成正比关系

B. 精神紧张或情绪激动时产热量显著增加

C. 蛋白质的特殊动力效应为30%

D. 能量代谢在环境温度20℃～30℃时最为稳定

E. 平静思考问题时对能量代谢影响很大

45. 基础代谢率是以每小时下列哪一项为单位计算的产热量（　　）

A. 身高　　　　　　　　B. 体重　　　　　　　　C. 年龄

D. 体表面积　　　　　　E. 环境温度

46. 关于调定点的叙述错误的是（　　）

A. 位于视前区下丘脑前部　　　B. 温度敏感神经元起着调定点的作用

C. 规定数值为37℃　　　　　　D. 发热时调定点不变

E. 致热原可使调定点上移

47. 肝脏中的糖异生作用（　　）

A. 是维持血糖水平的主要因素

B. 是肝糖原储备的主要形式

C. 是机体葡萄糖摄入不足时的主要能量来源之一

D. 是糖无氧酵解的主要来源

E. 是机体缺氧时的主要供能形式

48. 正常情况下也通过糖酵解供能的是（　　）

A. 脑　　　　　　　　　B. 肌肉　　　　　　　　C. 肝脏

D. 成熟红细胞　　　　　E. 以上都不是

49. 体内能源储存的主要形式是（　　）

A. 肝糖原　　　　　　　B. 肌糖原　　　　　　　C. 脂肪

D. 组织脂质　　　　　　E. ATP

50. 蛋白质物理热价大于生物热价的原因（　　）

A. 蛋白质在体内消化吸收不完全

B. 氨基酸在体内转化为糖

C. 氨基酸在体内合成组织蛋白

D. 蛋白质在体内没有完全氧化

E. 大量蛋白质以氨基酸形式从尿中排出

51. 肌肉活动时，耗氧量最多可达到安静时的（　　）

A. 0～10倍　　　　　　B. 10～20倍　　　　　　C. 20～30倍

D. 30～40倍　　　　　　E. 40～50倍

52. 肌肉收缩时的直接能源是（　　）

A. 磷酸肌酸　　　　　　B. 葡萄糖　　　　　　C. 酮体

D. 脂肪酸　　　　　　　E. ATP

53. 体内不能转化为其他形式的能量是（　　）

A. 渗透能　　　　　　　B. 势能　　　　　　　C. 电能

D. 热能　　　　　　　　E. 机械能

54. 关于热能的叙述，下列哪项是错误的（　　）

A. 在机体热能是最低级的能量形式

B. 机体不能利用热能做功

C. 机体不能将热能转化为其他形式的能量

D. 热能对机体没有用处

E. 热能由体表散发出去

55. 关于能量代谢的叙述，下列哪项是错误的（　　）

A. 肌肉活动对于能量代谢影响最大

B. 脑组织代谢水平很高

C. 蛋白质为机体主要供能物质

D. 脑组织的能量代谢主要来自糖的有氧氧化

E. 安静状态下，脑组织的耗氧量为肌肉组织的 20 倍

56. 下列哪些情况能量代谢水平最低（　　）

A. 安静时　　　　　　　B. 平卧时　　　　　　C. 清醒后未进食前

D. 基础条件下　　　　　E. 熟睡时

57. 关于基础代谢的叙述，下列哪项是错误的（　　）

A. 在基础条件下测定　　B. 通常是以 $kJ/(m^2 \cdot h)$ 表示

C. 机体最低的代谢水平　D. 临床多用相对值表示

E. 与体重不成比例关系

58. 下列哪项因素不影响体温的生理波动（　　）

A. 昼夜节律　　　　　　B. 年龄差异　　　　　C. 性别差异

D. 情绪变化　　　　　　E. 身高体重差异

59. 在物质代谢的过程中，伴随着能量的释放、转移、储存和利用称为（　　）

A. 能量代谢　　　　　　B. 能量代谢率　　　　C. 基础状态

D. 基础代谢　　　　　　E. 基础代谢率

60. 1 克食物氧化进所释放的热量称为（　　）

A. 食物的热价　　　　　B. 氧热价　　　　　　C. 呼吸商

D. 非蛋白呼吸商　　　　E. 能量代谢

61. 临床上测定能量代谢的间接测热法必须取得的数据是（　　）

A. 食物热价　　　　　　B. 呼吸商　　　　　　C. 氧热价

D. 非蛋白呼吸商　　　　E. 单位时间耗氧量

62. 食物的物理热价和生理热价相等的是（　　）

A. 糖　　　　　　　　　B. 蛋白质　　　　　　　C. 脂肪

D. 糖和脂肪　　　　　　E. 糖和蛋白质

63. 与皮肤散热关系最密切的是（　　）

A. 循环血量　　　　　　B. 血流速度　　　　　　C. 皮肤血流量

D. 肌肉紧张度　　　　　E. 微循环迂回通路

64. 大量出汗后应（　　）

A. 补糖　　　　　　　　B. 补水、补糖　　　　　C. 补水

D. 补盐　　　　　　　　E. 补水、补盐

65. 关于人在单位时间内的能量代谢率的叙述，错误的是（　　）

A. 与体表面积成正比　　　　B. 随着劳动强度的加大而增加

C. 男性略高于女性　　　　　D. 与外界温度的变化有关

E. 青少年高于老年人

66. 下述有关体温的生理变异，错误的是（　　）

A. 清晨 2～6 时最低，下午 1～6 时最高

B. 运动时体温可暂时升高 1℃～2℃

C. 女子基础体温排卵之日最高

D. 新生儿体温易波动，老年则略有下降

E. 儿童略高于成人，女性略高于男性

67. 安静状态下，机体产热和散热的主要器官分别是（　　）

A. 心、肺　　　　　　　B. 肝、皮肤　　　　　　C. 大脑、肾

D. 消化道、肾　　　　　E. 骨骼肌、皮肤

68. 在常温下皮肤散热的速度主要取决于（　　）

A. 皮肤温度　　　　　　B. 风速　　　　　　　　C. 环境温度

D. 皮肤与环境的温度差　E. 环境湿度

69. 大量出汗时，若只补充水分，可能会引起（　　）

A. 高渗性脱水　　　　　B. 高血钠　　　　　　　C. 低渗性脱水

D. 等渗液性脱水　　　　E. 低血钾

70. 一昼夜中，人体体温最低时是（　　）

A. 清晨 2～6 时　　　　B. 上午 8～12 时　　　　C. 午后 1～6 时

D. 晚间 6～9 时　　　　E. 晚间 9～12 时

[A2 型题] 每一道试题以一个案例出现，配有 A、B、C、D、E 五个备选答案，请从中选择一个最佳答案。

71. 患者，女，70 岁，发现血糖增高 10 天，并开始用精蛋白生物合成人胰岛素注射液（预混 30R）早 8U，晚 6U 治疗，发病当天晚餐进食量较少，但仍注射精蛋白生物合成人胰岛素注射液（预混 30R）6U。10 小时前突然昏迷，入院随机血糖 3.3mmol/L，立即补充 10% 的葡萄糖，1 小时 40 分钟后患者清醒。根据以上情况，患者昏迷的原因是（　　）

A. 低血糖引起脑功能活动障碍

B. 酮症酸中毒引起脑功能活动障碍

C. 缺氧引起脑功能活动障碍

D. 低蛋白质血症引起脑功能活动障碍

E. 以上都不是

72. 患者，女，因咽痛并发热头痛 2 小时来诊。入院后测口腔温度 38.8℃。根据生理学知识，口腔温度的正常值是（ ）

A. 36.9℃ ~ 37.9℃   B. 36.7℃ ~ 37.7℃   C. 36.0℃ ~ 37.4℃

D. 36.5℃ ~ 37.5℃   E. 36.4℃ ~ 37.0℃

73. 患者，男，11 岁，玩耍时被火焰烫伤头、颈、四肢、躯干，烧伤部位疼痛。急诊拟"火焰烧伤70% Ⅱ至Ⅲ度全身多处""创面脓毒症"收入院。烧伤如果损伤汗腺，会影响患者哪种散热方式（ ）

A. 辐射   B. 传导   C. 对流

D. 不感蒸发   E. 发汗

74. 17 岁女中学生，月经规律，测基础体温呈双相型。女性体温呈双相型主要是因为下列哪种激素（ ）

A. 黄体生成素   B. 甲状腺激素   C. 促卵泡激素

D. 雌激素   E. 孕激素

75. 患者，男，20 岁，因"体重增加过快 8 年"入院。询问病史发现患者平时不喜食用蔬菜，喜欢炸虾片和糕点。入院后测患者呼吸商为 0.72，下列哪项是正确的（ ）

A. 摄入高脂肪饮食   B. 摄入高蛋白饮食

C. 24 小时内只摄入碳水化合物   D. 长期饥饿   E. 12 小时空腹

76. 患者，男，25 岁，海南省农民。10 月上旬突起畏寒，寒战，伴头痛，全身酸痛。入院后测体温 39℃，血涂片检查到疟原虫。诊断为：疟疾。患者发热是由于（ ）

A. 散热中枢兴奋   B. 产热中枢抑制   C. 调定点上调

D. 皮肤血管扩张   E. 体温调节功能障碍

77. 患者，男，40 岁，无明显诱因出现多尿、口干、多饮、多食伴消瘦。入院检查后诊断为"2 型糖尿病"。此糖尿病患者的呼吸商可能接近以下哪个数据（ ）

A. 0.6   B. 0.7   C. 0.8

D. 0.85   E. 1.0

［A3/A4 型题］每个案例下设若干道题，请在每题的五个备选答案中选出最佳的一个。

（78 ~ 79 题共用题干）

患者，女，40 岁，因"厌食，体重急剧下降 4 年余"入院。查体：体重 30kg，身高 160cm。

78. 患者的 BMR 值是（ ）

A. 11.7kJ/($m^2 \cdot h$)   B. 13.2kJ/($m^2 \cdot h$)   C. 15.3kJ/($m^2 \cdot h$)

D. 17.7kJ/($m^2 \cdot h$)   E. 18.1kJ/($m^2 \cdot h$)

79. 患者的呼吸商趋向于（ ）

A. 0.68　　B. 0.80　　C. 0.85　　D. 0.90　　E. 1.00

（80～81 题共用题干）

患者，男，50 岁，建筑工人。夏季中午 2 点左右，患者在外劳作时，突然出现面色发白、胸闷、头晕并伴有恶心、呕吐，呕吐物为胃内容物，后晕厥急诊入院。经询问病史及体格检查诊断为中暑。

80. 依据生理学知识，周某中暑的原因是（ ）

A. 机体产热大于散热　　　　B. 机体产热等于散热　　　　C. 机体产热小于散热

D. 患者对热适应性差　　　　E. 患者汗腺功能障碍

81. 如果室外环境温度为 40℃，周某在室外劳作时机体的主要散热方式是（ ）

A. 辐射散热　　　　　　　　B. 传导散热　　　　　　　　C. 对流散热

D. 蒸发散热　　　　　　　　E. 以上都是

（82～83 题共用题干）

患者，男，19 岁，学生，主因持续发热 3 天收住院。查体：T 38.6℃。

82. 如果给王某进行酒精擦浴降温是利用下列哪项散热方式（ ）

A. 辐射散热　　　　　　　　B. 传导散热　　　　　　　　C. 对流散热

D. 蒸发散热　　　　　　　　E. 以上都不是

83. 如果给王某用冰袋降温是利用下列哪项散热方式：（ ）

A. 辐射散热　　　　　　　　B. 传导散热　　　　　　　　C. 对流散热

D. 蒸发散热　　　　　　　　E. 以上都不是

（84～86 题共用题干）

患者，女，67 岁，因"口渴、多饮、乏力 4 年余"入院。查体：身高 158cm，体重 71kg。

84. 患者的 BMR 值是（ ）

A. 17.3kJ/（m^2·h）　　　　B. 19.6kJ/（m^2·h）　　　　C. 24.8kJ/（m^2·h）

D. 28.4kJ/（m^2·h）　　　　E. 30.9kJ/（m^2·h）

85. 根据患者的 BMR 值，依据中国标准，患者属于哪个范围（ ）

A. 偏瘦　　　　　　　　　　B. 正常　　　　　　　　　　C. 超重

D. 肥胖　　　　　　　　　　E. 极重度肥胖

86. 如果患者肥胖，依据生理学知识，指导患者减轻体重的方法是（ ）

A. 使患者摄入能量大于消耗能量

B. 使患者摄入能量等于消耗能量

C. 使患者摄入能量小于消耗能量

D. 多吃少运动

E. 以上都不是

（87～90 题共用题干）

患者，男性，53 岁。患者五天前洗澡受凉后，出现寒战，体温高达 40℃，伴咳嗽、咳痰，痰量不多，为白色黏痰。经检查诊断为肺炎。

87. 从生理学角度出发，体温是指（　　）

A. 舌下温度　　　　　　B. 直肠温度　　　　　　C. 腋窝温度

D. 机体表层平均温度　　E. 机体深部平均温度

88. 入院时测量患者腋温为38.5℃，腋温的正常值是（　　）

A. 36.9℃～37.9℃　　　B. 36.7℃～37.7℃　　　C. 36.0℃～37.4℃

D. 36.5℃～37.5℃　　　E. 36.4℃～37.0℃

89. 根据腋温判断患者发热，患者发热的原因是（　　）

A. 产热中枢功能障碍　　B. 散热中枢功能障碍

C. 下丘脑体温调节功能障碍　D. 发汗功能障碍　　　E. 调定点上移

90. 患者经抗生素治疗后，体温降至正常，关于此时患者体温调节过程的变化，下列哪项叙述是正确的（　　）

A. 产热中枢的兴奋　　　B. 散热中枢抑制　　　　C. 调定点恢复正常水平

D. 皮肤血管收缩　　　　E. 调定点上移

［B型题］每组题对应同一组备选答案，每个题干对应一个正确的备选答案，备选答案可以重复选择或不选。

(91～95题共用备选答案)

A. 辐射散热　　　　　　B. 对流散热　　　　　　C. 蒸发散热

D. 传导散热　　　　　　E. 下调体温调定点

91. 给高热患者用冰袋降温是利用（　　）

92. 注意通风，降低室温是利用（　　）

93. 使用酒精擦身给患者降温是利用（　　）

94. 降低室温以散热是利用（　　）

95. 用阿司匹林给患者降温是通过（　　）

四、自测试题答案

1. C　　2. D　　3. C　　4. D　　5. A　　6. A　　7. D　　8. D　　9. A　　10. B

11. B　　12. B　　13. C　　14. C　　15. A　　16. D　　17. B　　18. E　　19. E　　20. D

21. B　　22. C　　23. A　　24. D　　25. B　　26. C　　27. D　　28. C　　29. E　　30. B

31. A　　32. A　　33. C　　34. D　　35. D　　36. C　　37. E　　38. C　　39. D　　40. B

41. A　　42. B　　43. C　　44. E　　45. D　　46. D　　47. C　　48. E　　49. B　　50. D

51. B　　52. E　　53. D　　54. D　　55. C　　56. E　　57. C　　58. E　　59. A　　60. A

61. E　　62. D　　63. C　　64. E　　65. C　　66. E　　67. B　　68. E　　69. C　　70. A

71. A　　72. B　　73. E　　74. E　　75. A　　76. C　　77. B　　78. A　　79. B　　80. A

81. D　　82. D　　83. B　　84. D　　85. D　　86. C　　87. E　　88. C　　89. E　　90. C

91. D　　92. B　　93. C　　94. A　　95. E

第八章　尿的生成与排出

一、学习目标

（一）掌握

尿液生成过程；肾小球的滤过作用及其影响因素；尿量。

（二）熟悉

Na^+、Cl^-、葡萄糖和水的重吸收；肾小管和集合管的分泌功能；尿生成的调节；尿液的理化性质；尿的排放。

（三）了解

肾的结构和血液循环的特点；尿浓缩和稀释及其基本过程。

二、学习要点

（一）尿量

正常人每昼夜的尿量应为 $1 \sim 2L$，平均约 $1.5L$。如果每天的尿量长期保持在 $2.5L$ 以上，为多尿；每天的尿量 $0.1 \sim 0.4L$，为少尿；少于 $0.1L$，为无尿。多尿会导致机体脱水；少尿或无尿会使代谢产物难以排出而蓄积体内，破坏机体内环境稳态，给机体带来严重的影响。

（二）尿生成的过程

尿生成包括三个基本过程：肾小球的滤过、肾小管和集合管的重吸收、肾小管和集合管的分泌。

1. 肾小球的滤过

肾小球滤过是指血液流经肾小球毛细血管时，血浆中的水和小分子物质通过滤过膜滤入肾小囊形成原尿的过程。除蛋白质外，其余成分如葡萄糖、无机盐、尿素和肌酐等的浓度与血浆非常接近，渗透压及酸碱度也与血浆非常接近。因此，可以认为肾小球滤液是血浆的超滤液。

肾小球滤过率：单位时间内（每分钟）两肾生成的原尿量称为肾小球滤过率。据测定，正常成年人的肾小球滤过率约为125mL/min。

滤过分数：血液在流经肾小球时，并非所有血浆都被滤过到肾小囊内，而是仅占其中的一部分。肾小球滤过率与肾血浆流量的比值称为滤过分数。正常人的滤过分数约为19%。肾小球滤过率和滤过分数均可作为衡量肾功能的重要指标。

（1）滤过膜

1）滤过膜的组成

机械屏障：滤过膜由三层结构组成。内层是毛细血管的内皮细胞，内皮细胞上有许多直径50~100nm的小孔，称为窗孔，它可防止血细胞通过，但对血浆其他物质几乎不起阻留作用。中间层是基膜，是由水和凝胶构成的微纤维网结构，上有4~8nm的多角形网孔，可允许水和部分溶质通过，但蛋白质很难通过。外层是肾小囊脏层上皮细胞，具有足突，相互交错的足突之间形成裂隙，裂隙上有一层滤过裂隙膜，膜上有直径4~14nm的孔，可限制蛋白质的通过。其中基膜的网孔直径最小，一般认为其是机械屏障的主要部分。

电学屏障：滤过膜各层含有许多带负电荷的物质，主要为糖蛋白。这些带负电荷的物质排斥带负电荷的血浆蛋白，限制它们的滤过。

2）滤过膜的通透性

不同物质通过肾小球滤过膜的能力决定于其有效半径及其所带的电荷。凡分子量小于6000，有效半径小于1.8nm的带正电荷的或电中性的物质，如水、Na^+、尿素、葡萄糖等，均可自由地通过滤过膜上的微孔。分子量大于69000，有效半径等于或大于3.6nm的大分子物质，即使带正电荷，由于机械屏障的作用，也难以通过滤过膜。虽然血浆蛋白的分子量为69000，但由于带负电荷，不能通过电学屏障。

3）滤过膜的面积

正常人肾小球的滤过面积达1.5m²左右，面积大且相对稳定，有利于血浆通过。

（2）有效滤过压

肾小球滤过作用的动力是有效滤过压。与组织液生成的机制类似，是指促进滤过的动力和阻止滤过的阻力之间的差值。其中动力为肾小球毛细血管血压；肾小球滤过的阻力为血浆胶体渗透压和囊内压。因此：

肾小球有效滤过压＝肾小球毛细血管压－（血浆胶体渗透压＋囊内压）

肾小球的毛细血管血压较其他器官的毛细血管血压高。用微穿刺法测得肾毛细血管血压平均值为45mmHg，还发现从肾小球毛细血管的入球端到出球端，血压下降不多。由于肾小囊内产生的原尿不断地由肾小管流走，肾小囊内压较为恒定，约为10mmHg，故有效滤过压的大小主要取决于血浆胶体渗透压。在血液流经肾小球毛细血管时，由于不断生成滤过液，血液中血浆蛋白浓度就会逐渐增加，血浆胶体渗透压也随之升高，因此，有效滤过压也逐渐下降。当有效滤过压下降到零时，就达到滤过平衡，滤过便停止了。

（3）影响肾小球滤过的因素

1）有效滤过压

有效滤过压由三个因素组成，其中任一因素发生变化，都会影响肾小球的滤过率。

①肾小球毛细血管血压　全身动脉血压如有改变，理应影响肾小球毛细血管的血压。但由于肾血流量存在自身调节机制，全身动脉血压在 80～180mmHg 范围内波动时，肾血流量保持相对稳定，肾小球滤过率不会受大的影响。剧烈运动时，尽管血压也在此范围内变动，但由于体内血液发生重新分配，骨骼肌和脑的血流量增多，肾脏的血流量则减少，使肾小管毛细血管的血压降低，有效滤过压下降，肾小球滤过率下降。当人体大失血后，循环血量急剧下降，血压降低，当动脉血压降至 40mmHg 以下，肾小球滤过率可降至零，将导致无尿。高血压病晚期，因入球动脉发生器质性病变而狭窄，亦可使肾小球毛细血管血压明显降低，引起肾小球滤过率减少而导致少尿，甚至无尿。

②血浆胶体渗透压　正常人的血浆蛋白浓度较为稳定。若静脉快速输入大量生理盐水，使血浆蛋白被稀释；或在病理情况下肝功能严重受损，血浆蛋白合成减少；或因肾小球毛细血管通透性增大，大量血浆蛋白从尿中丢失，均可导致血浆蛋白减少，使血浆胶体渗透压降低，因而有效滤过压和肾小球滤过率增加。

③囊内压　肾小囊内压一般比较稳定。当肾盂或输尿管结石、肿瘤压迫或任何原因引起尿液流出通路阻塞时，才会导致囊内压升高，从而使有效滤过压减小，肾小球滤过率降低。

2）滤过膜的面积和通透性

正常情况下，滤过膜的面积相对稳定，在发生某些疾病时，如急性肾小球肾炎，肾小球毛细血管腔变窄或阻塞，有效滤过面减少，肾小球滤过率降低。此外，滤过膜上带负电荷的糖蛋白减少或消失，滤过膜的通透性增加，使血浆蛋白甚至血细胞滤出，出现多尿，蛋白尿和血尿。

3）肾血浆血流量

其他条件不变时，肾脏血浆血流量与肾小球滤过率呈正变关系。肾血浆流量增大时，肾小球毛细血管中血浆胶体渗透压上升的速度减缓。反之，当肾交感神经强烈兴奋引起入球小动脉阻力明显增加时（如剧烈运动、大失血、缺氧和中毒性休克等），肾血流量和肾血浆流量明显减少，肾小球滤过率也显著降低。

2. 肾小管和集合管的重吸收作用

原尿进入肾小管后称为小管液。小管液在流经肾小管和集合管时，其中大部分的水和溶质被重吸收入血的过程，称为重吸收。

（1）重吸收的部位、途径和方式

1）部位　近端小管是重吸收的主要部位。小管液中的葡萄糖、氨基酸等营养物质，几乎全部在近端小管被重吸收；80%～90% 的 HCO_3^-、65%～70% 的水、Na^+、K^+ 和 Cl^- 等，也在此被重吸收。余下的水和盐类绝大部分在髓袢、远端小管和集合管被重吸收。

2）途径　有跨上皮细胞途径和细胞旁途径。

3）方式　有主动重吸收和被动重吸收。

（2）几种主要物质的重吸收

1）NaCl 和水的重吸收

约 65%～70% 的水和 NaCl 在近端小管被重吸收（图 8-1）。肾小管上皮细胞的管腔膜对 Na^+ 的通透性大，小管液中的 Na^+ 浓度比细胞内高。在近端小管的前半段，Na^+ 顺浓度差进入上皮细胞，随即因上皮细胞基底侧膜中钠泵的作用泵入组织液，随着上皮细胞内 Na^+ 被泵出，小管液中的 Na^+ 又不断地进入细胞。在近端小管的后半段，伴随着 Na^+ 的重吸收，细胞内呈正电位，管腔内呈负电位，加之小管液中的 Cl^- 浓度比小管液细胞内高，Cl^- 顺电-化学梯度进入上皮细胞及管周组织液，同时部分 Na^+ 也可顺电位梯度通过细胞旁途径被动重吸收。随着 NaCl 进入管周组织液，小管液渗透压降低，管周组织液渗透压升高，水在这一渗透压差的作用下经跨细胞和细胞旁两条途径进入组织液，然后进入管周毛细血管而被重吸收。此时，近端小管中物质的重吸收为等渗性重吸收，小管液为等渗液。

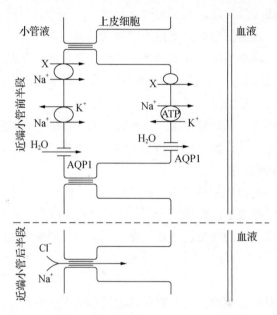

注：X 代表葡萄糖、氨基酸等。

图 8-1 近端小管重吸收 NaCl 示意图

髓袢重吸收的 NaCl 约占滤液总量的 20%，其重吸收情况较为复杂。髓袢降支细段对 NaCl 的通透性很低，但对水的通透性高，使水能迅速地进入组织液，而小管液渗透浓度压不断地增加。髓袢升支细段对水不通透，对 Na^+ 和 Cl^- 易通透，故 NaCl 不断通过被动的易化扩散进入组织间液，小管液渗透浓度逐渐降低。髓袢升支粗段对 NaCl 的重吸收，首先是通过管腔膜上的 Na^+-K^+-2Cl 同向转运体，可同向转运 1 个 Na^+、1 个 K^+ 和 2 个 Cl^- 进入细胞内。之后，进入细胞内的 Na^+ 通过基底侧膜中的钠泵泵至组织间液，Cl^- 顺浓度梯度经基底侧膜中的氯通道进入组织间液，而 K^+ 则顺浓度梯度经顶端膜返回小管液中，并使小管液呈正电位。髓袢升支粗段对水不通透，故小管液在沿升支粗段流动时，渗透压逐渐降低，而管外渗透压却逐渐升高，此现象是尿液稀释和浓缩的重要基础。呋塞米（速尿）等利尿剂，能抑制 $Na^+-K^+-2Cl^-$ 同向转运，从而抑制 Na^+、Cl^- 的重吸收，起到利尿作用。

远曲小管和集合管重吸收的 NaCl 约占滤液总量的 10%～20%。此处对 Na^+、Cl^- 和水的重吸收可根据机体水和盐平衡的状况进行调节。

肾小管对 Na^+ 的主动重吸收，促进了葡萄糖和氨基酸等物质的继发性主动重吸收，间接

促进了 HCO_3^-、Cl^- 的重吸收，同时还促进了 $H^+ - Na^+$ 和 $K^+ - Na^+$ 的交换过程。因此，Na^+ 的重吸收在肾小管和集合管对其他物质的重吸收及分泌功能中起重要作用。

2）K^+ 的重吸收

小管液中的 K^+ 有 65%～70% 在近端小管被重吸收，少部分在髓袢被重吸收。终尿中的 K^+ 绝大部分是由集合管和远曲小管分泌的，分泌量取决于血 K^+ 的浓度，并受到醛固酮的调节。

3）HCO_3^- 的重吸收

HCO_3^- 的重吸收与小管上皮细胞管腔膜上的 $Na^+ - H^+$ 交换有密切关系。HCO_3^- 在血浆中以钠盐（$NaHCO_3$）的形式存在，血浆中的 $NaHCO_3$ 滤入囊腔进入肾小管后可解离成 Na^+ 和 HCO_3^-。通过 $Na^+ - H^+$ 交换，H^+ 由细胞内分泌到小管液中，Na^+ 进入细胞内，并与细胞内的 HCO_3^- 一起被转运回血（图8-2）。由于小管液中的 HCO_3^- 不易通过管腔膜，它与分泌的 H^+ 结合生成 H_2CO_3，在碳酸酐酶作用下，H_2CO_3 迅速分解为 CO_2 和水。CO_2 是高度脂溶性物质，能迅速通过管腔膜进入细胞内，在碳酸酐酶作用下，进入细胞内的 CO_2 与 H_2O 结合生成 H_2CO_3，H_2CO_3 又解离成 H^+ 和 HCO_3^-。H^+ 通过 $Na^+ - H^+$ 交换从细胞分泌到小管液中，HCO_3^- 则与 Na^+ 一起转运回血。由于近球小管的 $Na^+ - H^+$ 交换，小管液中的 HCO_3^- 与 H^+ 结合并生成 CO_2，CO_2 透过管腔膜的速度明显高于 Cl^- 的速度。因此，HCO_3^- 的重吸收率明显大于 Cl^- 的重吸收率。

HCO_3^- 是体内主要的碱储备，其重吸收在体内的酸碱平衡调节中起到重要作用。

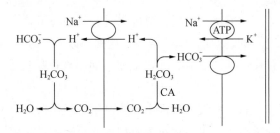

图8-2 HCO_3^- 的重吸收示意

4）葡萄糖的重吸收

肾小囊超滤液中的葡萄糖浓度与血浆相等，但正常情况下，尿中几乎不含葡萄糖，表明葡萄糖全部被重吸收。葡萄糖均在近端小管，特别是近端小管的前半段被重吸收。小管液中的葡萄糖是通过近端小管上皮细胞顶端膜中的 Na^+ - 葡萄糖同向转运体，以继发性主动转运的方式被转入细胞的。

近端小管对葡萄糖的重吸收是有一定限度的。当血液中葡萄糖浓度超过肾小管对葡萄糖的吸收极限，尿中开始出现葡萄糖，称为糖尿。而将尿中不出现葡萄糖时的最高血糖浓度称为肾糖阈（renal glucose threshold），通常为 8.88～9.99mmol/L（1.6～1.8g/L）。

3. 肾小管和集合管的分泌作用

肾小管和集合管上皮细胞将自身代谢产生的物质及血液中的某些物质转运至小管液的过

程称为肾小管和集合管的分泌（secretion）。肾小管和集合管主要分泌 H^+、NH_3 和 K^+。

（1）H^+ 的分泌

各段肾小管和集合管都可以分泌 H^+，但约 80% 的 H^+ 是在近曲小管分泌的。特点：①泌H^+与重吸收 HCO_3^-、Na^+ 呈正相关（泌 H^+→促进 HCO_3^- 重吸收→排酸保碱）。② 泌 H^+ 与泌 K^+ 呈负相关（竞争抑制）。③ 泌 H^+ 是有限度的，当小管液 pH < 4.5 时，泌 H^+ 则停止。

（2）NH_3 的分泌

NH_3 主要由小管上皮细胞内谷氨酰胺脱氧而来。NH_3 以单纯扩散的方式进入肾小管腔，然后和 H^+ 结合生成 NH_4^+，NH_4^+ 与 Cl^- 又结合生成 NH_4Cl 随尿排出。特点：① 泌 NH_3 与泌 H^+ 呈正相关，NH_3 促进 $H^+ - Na^+$ 交换，促进排酸保碱，调节机体酸碱平衡。② NH_3 扩散的量决定于管腔液与管周液的 pH，管腔液 pH 较低时，NH_3 较易扩散。③ 正常时只在远曲小管和集合管分泌，酸中毒时，近曲小管也分泌。

（3）K^+ 的分泌

由于 $Na^+ - K^+$ 泵的活动，使得细胞内 K^+ 浓度 > 小管液 K^+ 浓度；同时小管液 Na^+ 易化扩散进入上皮细胞导致小管液内负电位形成，因此 K^+ 顺电 - 化学梯度进入管腔。

（三）尿生成的调节

1. 肾内自身调节

（1）小管液溶质浓度

小管液内溶质浓度增加，渗透压增高，对抗水重吸收的力量就会增强，从而导致肾小管（尤其近曲小管）对水的重吸收减少，尿量增多，这种利尿方式称为渗透性利尿。如糖尿病的多尿、渗透性利尿剂有甘露醇、山梨醇（可被滤过而不被重吸收）。

（2）球管平衡

指近曲小管对溶质、水的重吸收量与肾小球滤过量之间保持一定的平衡关系的现象。无论肾小球滤过率增多或者减少，近曲小管对溶质和水的重吸收量是定比重吸收的，其比例为 65% ~ 70%。生理意义：①保持尿量和尿钠的稳定；②不因肾小球滤过率的增减而出现大幅的变动。

2. 神经和体液调节

（1）肾内交感神经

肾交感神经兴奋可通过下列作用影响尿生成过程：①入球小动脉和出球小动脉收缩，而前者收缩比后者更明显，使血流阻力增大，肾小球毛细血管血浆流量减少，肾小球毛细血管血压下降，肾小球滤过率降低；②刺激近球小管中近球细胞释放肾素，导致循环血中的血管紧张素 Ⅱ 和醛固酮含量增大，增加肾小管对 $NaCl$ 和水的重吸收；③增加近球小管和髓袢上皮细胞重吸收 Na^+、Cl^- 和水。

（2）抗利尿激素

其作用是提高远曲小管和集合管上皮细胞对水的通透性，促进水的重吸收，使尿液浓缩，尿量减少。调节抗利尿激素合成和释放的主要因素是血浆晶体渗透压和循环血量的变化。

1）血浆晶体渗透压　下丘脑视上核及其周围区域的渗透压感受器，对血浆晶体渗透压的改变很敏感。

当大量出汗、严重呕吐或腹泻，机体水分丧失过多→血浆晶体渗透压增高，引起下丘脑渗透压感受器兴奋→抗利尿激素合成和释放增多→对水的重吸收增加，尿量减少。

当大量饮水→晶体渗透压降低→下丘脑渗透压感受器抑制，反射性引起抗利尿激素合成与释放减少→远曲小管和集合管水重吸收减少→尿量增加，及时排出体内多余的水分。

由于大量饮清水引起尿量增多的现象，称为水利尿。

2）循环血量　左心房和胸腔大静脉管壁上的容量感受器对循环血量的改变敏感。

当急性大失血、严重呕吐和腹泻，机体水分丧失过多→循环血量减少→对容量感受器的刺激减弱→抗利尿激素合成和释放增多→对水的重吸收增加，尿量减少（有利于血容量的恢复）。

当大量饮水、补液循环血量增加→对容量感受器的刺激增强→反射性引起抗利尿激素合成与释放减少→远曲小管和集合管水重吸收减少→尿量增加以排出体内过剩的水分。

（3）醛固酮

醛固酮的主要作用是促进远曲小管和集合管对 Na^+ 的主动重吸收，并促进 K^+ 的排泄。通过重吸收 Na^+，增加对 Cl^- 和水的重吸收，因此，醛固酮有保 Na^+、排 K^+、保水、维持细胞外液量的作用。醛固酮的分泌主要受肾素－血管紧张素－醛固酮系统及血 K^+、血 Na^+ 浓度的调节（图8-3）。

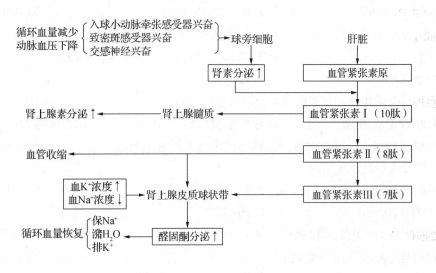

图8-3　醛固酮生成调节示意

（4）心房钠尿肽

主要作用是抑制 Na^+ 的重吸收，有较强排 Na^+ 和利尿作用，从而使血容量减少、血压降低。

三、自测试题

[A1 型题] 每一道试题配有 A、B、C、D、E 五个备选答案，请从中选择一个最佳答案。

1. 人体最重要的排泄器官是 （   ）

A. 肠道 　　　　　　　 B. 肾脏 　　　　　　　 C. 皮肤

D. 肺 　　　　　　　　 E. 肝脏

2. 肾单位不包括 （   ）

A. 肾小球 　　　　　　 B. 近曲小管 　　　　　 C. 远曲小管

D. 集合管 　　　　　　 E. 肾小囊

3. 肾的功能不包括 （   ）

A. 排泄药物 　　　　　 B. 排泄代谢终产物 　　 C. 调节水盐平衡

D. 调节酸碱平衡 　　　 E. 分泌肾上腺素

4. 近髓肾单位的主要功能是 （   ）

A. 分泌 K^+ 　　　　　 B. 分泌 H^+ 　　　　　 C. 释放肾素

D. 重吸收葡萄糖 　　　 E. 浓缩或稀释尿液

5. 正常成人每昼夜尿量在多少范围内称无尿 （   ）

A. < 100mL 　　　　　 B. 100 ~ 500mL 　　　 C. 500 ~ 1000mL

D. 1000 ~ 1500mL 　　 E. 1500 ~ 2500mL

6. 少尿和无尿会导致代谢产物在体内堆积严重时引起 （   ）

A. 尿急 　　　　　　　 B. 尿频 　　　　　　　 C. 尿失禁

D. 尿潴留 　　　　　　 E. 尿毒症

7. 肾内能合成和分泌肾素的细胞是 （   ）

A. 肾小管上皮细胞 　　 B. 球外系膜细胞 　　　 C. 球旁细胞

D. 致密斑细胞 　　　　 E. 肾小球毛细血管内皮细胞

8. 正常成人每昼夜尿量为 （   ）

A. 500 ~ 800mL 　　　 B. 500 ~ 1000mL 　　　 C. 1000 ~ 1500mL

D. 1000 ~ 2000mL 　　 E. 2500mL

9. 肾致密斑的作用是直接感受 （   ）

A. 肾小球毛细血管血压变化

B. 肾血流 Na^+ 含量变化

C. 肾小管周围毛细血管血压变化

D. 肾小管液 Na^+ 含量变化

E. 入球小动脉牵张刺激

10. 肾脏的泌尿功能不包括 （   ）

A. 排出大部分代谢终产物 　　 B. 调节血浆的渗透压

C. 保留体液中的重要电解质　　D. 排出过剩的电解质　　　　E. 产生肾素

11. 每日的尿量 >5L 是（　　）

A. 水利尿　　　　　　　　　B. 渗透性利尿　　　　　　C. 少尿

D. 多尿　　　　　　　　　　E. 无尿

12. 少尿是指尿量在（　　）

A. 50～100mL/d　　　　　　B. 50～200mL/d　　　　　C. 200～600mL/d

D. 100～500mL/d　　　　　　E. 500～1000mL/d

13. 正常尿液的 pH 为（　　）

A. 2.0～4.0　　　　　　　　B. 3.0～5.0　　　　　　　C. 5.0～7.0

D. 6.0～8.0　　　　　　　　E. 7.0～8.0

14. 肾脏的基本功能单位是（　　）

A. 肾小球　　　　　　　　　B. 肾小体　　　　　　　　C. 肾小管

D. 集合管　　　　　　　　　E. 肾单位

15. 肾脏血液供应的特点是（　　）

A. 血流分布均匀　　　　　　B. 血流量小

C. 肾小管周围毛细血管内血压高

D. 肾小球毛细血管内血压高

E. 肾血流量易随灌注压波动而变化

16. 一般成人肾小球滤过率为（　　）

A. 100mL/min　　　　　　　B. 125mL/min　　　　　　C. 180mL/min

D. 225mL/min　　　　　　　E. 300mL/min

17. 肾小球滤过率正确的是（　　）

A. 每分钟通过一侧肾脏肾小球的血流量

B. 每分钟一侧肾生成的尿量

C. 每分钟两侧肾生成的原尿量

D. 每分钟一侧肾生成的原尿量

E. 每分钟两侧肾生成的尿量

18. 动脉血压波动于 80～180mmHg 范围时，肾血流量仍保持相对恒定的原因是（　　）

A. 自身调节　　　　　　　　B. 体液调节　　　　　　　C. 神经调节

D. 球－管平衡　　　　　　　E. 以上都不是

19. 下列各项中，能使肾小球有效滤过压降低的是（　　）

A. 血浆晶体渗透压降低　　　B. 血浆胶体渗透压升高　　C. 肾小球毛细血管压升高

D. 肾小囊内静水压降低　　　E. 肾小囊内胶体渗透压升高

20. 推动肾小球滤过的动力是（　　）

A. 有效滤过压　　　　　　　B. 血浆胶体渗透压　　　　C. 肾小囊内压

D. 肾小球毛细血管血压　　　E. 入球小动脉压

21. 肾小球滤过分数是指 （   ）

A. 肾血流量和体表面积的比值

B. 肾小球滤过率和肾血浆流量的比值

C. 肾血浆流量和体表面积的比值

D. 肾小球滤过率和血流量的比值

E. 肾小球滤过率和体表面积的比值

22. 与肾小球滤过无关的因素是 （   ）

A. 血浆晶体渗透压　　　　　B. 肾血流量　　　　　C. 血浆胶体渗透压

D. 滤过膜的通透性　　　　　E. 滤过膜的面积

23. 在肾脏病理情况下，出现蛋白尿的原因是 （   ）

A. 肾小球毛细血管压升高　　B. 血浆蛋白含量增多　　C. 肾小管重吸收减少

D. 肾小球滤过膜上的糖蛋白减少　　　　　E. 肾小球滤过率增多

24. 肿瘤压迫输尿管时尿量减少是因为 （   ）

A. 肾小球毛细血管血压下降　B. 血浆胶体渗透压下降

C. 肾小球滤过膜通透性减少　D. 肾小球滤过膜面积减少

E. 肾小囊内压升高

25. 下列哪种情况，肾小球滤过率基本保持不变 （   ）

A. 滤过膜的有效面积减少　　B. 血浆胶体渗透压降低　　C. 囊内压升高

D. 滤过膜的通透性增大　　　E. 动脉血压由 80mmHg 升高到 180mmHg

26. 剧烈运动时尿量减少的主要原因是 （   ）

A. 醛固酮分泌增多　　　　　　　　　　　B. 抗利尿激素分泌增多

C. 肾小动脉收缩，肾血流量减少　　　　　D. 肾小囊内压升高

E. 肾小球滤过膜面积减少

27. 促进肾小球滤过的动力是 （   ）

A. 囊内压　　　　　　　　　B. 全身动脉压　　　　　C. 血浆胶体渗透压

D. 囊内液体胶体渗透压　　　E. 肾小球毛细血管血压

28. 正常两肾的滤过面积约 （   ）

A. 1.0m^2　　　　　　　　　B. 1.5m^2　　　　　　　C. 1.8m^2

D. 2.0m^2　　　　　　　　　E. 2.5m^2

29. 下列哪种情况可导致肾小球滤过率增高 （   ）

A. 剧烈运动　　　　　　　　B. 高血压　　　　　　　C. 快速静注生理盐水

D. 静注高渗葡萄糖液　　　　E. 注射抗利尿激素

30. 静脉滴注生理盐水引起肾小球滤过率增加是由于 （   ）

A. 肾小球毛细血管压增高　　B. 肾小囊静水压下降　　C. 血浆胶体渗透压增高

D. 肾血浆流量增多　　　　　E. 囊内液胶体渗透压下降

31. 肾小球有效滤过压等于 （   ）

A. 肾小球毛细血管压 –（血浆胶体渗透压 + 囊内压）

B. 肾小球毛细血管压 + (血浆胶体渗透压 – 囊内压)

C. 肾小球毛细血管压 – (血浆胶体渗透压 – 囊内压)

D. 血浆胶体渗透压 + (肾小球毛细血管压 + 囊内压)

E. 血浆胶体渗透压 – (肾小球毛细血管压 – 囊内压)

32. 正常情况下不能通过滤过膜的物质是 （ ）

A. 氨基酸　　　　　　　B. 葡萄糖　　　　　　　C. 血浆白蛋白

D. 甘露醇　　　　　　　E. K^+

33. 下列有关肾滤过或重吸收的数值，哪项是正确的 （ ）

A. 肾小球滤过率为 250mL/min

B. 滤过分数为 25%

C. 自身调节的血压范围为 60~80mmHg

D. 滤过膜允许通过的物质分子量小于 70000

E. 肾糖阈 60~80mg/100mL

34. 肾小球滤过率与肾血浆流量的比值称为滤过分数，约为 （ ）

A. 10%　　　　　　　　B. 15%　　　　　　　　C. 19%

D. 25%　　　　　　　　E. 30%

35. 最易通过肾小球滤过膜的物质是 （ ）

A. 带负电的小分子　　　B. 带正电的小分子　　　C. 电中性的小分子

D. 带正电的大分子　　　E. 带负电的大分子

36. 正常成人按肾小球滤过率 125mL/min 计算，每昼夜生成的超滤液量可达 （ ）

A. 100L　　　　　　　　B. 150L　　　　　　　　C. 180L

D. 200L　　　　　　　　E. 300L

37. 正常人终尿中无蛋白质是因为 （ ）

A. 滤过后全部被重吸收　　B. 肾小球滤过膜的屏障作用　C. 分子量大不能分泌排泄

D. 血浆蛋白浓度过低　　　E. 以上都不是

38. 交感神经兴奋时肾小球滤过率下降，这是由于 （ ）

A. 肾小囊内压升高　　　B. 滤过膜通透性降低　　　C. 平均动脉压降低

D. 血浆胶体渗透压升高　E. 肾血浆流量减少

39. 影响肾小球滤过的因素不包括 （ ）

A. 囊内压　　　　　　　B. 肾小球毛细血管血压　　C. 滤过膜的通透性

D. 血浆胶体渗透压　　　E. 肾髓质渗透压梯度

40. 蛋白尿和血尿是由于什么结构受损 （ ）

A. 远曲小管　　　　　　B. 近曲小管　　　　　　C. 集合管

D. 髓袢　　　　　　　　E. 肾小球

41. 对肾小球滤过作用的说明，错误的是 （ ）

A. 原尿与无蛋白质的血浆相似

B. 原尿生成量与全身血压呈正变

C. 动力是肾小球有效滤过压

D. 全部肾小球均有滤过作用

E. 带负电荷的溶质不易滤过

42. 肾小管重吸收能力最强的部位在 （　　）

A. 近端小管　　　　　　　　B. 远曲小管　　　　　　　　C. 髓袢

D. 集合管　　　　　　　　　E. 以上都不是

43. 正常情况下，近端小管的重吸收率 （　　）

A. 受抗利尿激素和醛固酮的调节

B. 不受肾小球滤过率的影响

C. 与肾小球滤过率呈反变关系

D. 与肾小球滤过率呈正变关系

E. 不随重吸收物质的不同而不同

44. 肾小管超滤液中葡萄糖全部被重吸收的部位是 （　　）

A. 近曲小管　　　　　　　　B. 髓袢降支粗段　　　　　　C. 髓袢降支细段

D. 远曲小管　　　　　　　　E. 集合管

45. 下列有关 HCO_3^- 在近端小管重吸收的描述，正确的是 （　　）

A. 重吸收率为 67%　　　　　B. 以 HCO_3^- 的形式重吸收　　C. 与小管分泌 H^+ 相耦联

D. 滞后于 Cl^- 的重吸收　　　E. 与 Na^+ 的重吸收无关

46. 近端小管对 Na^+ 的重吸收量经常是 Na^+ 滤过量的 （　　）

A. 50% ~ 60%　　　　　　　B. 65% ~ 70%　　　　　　　C. 70% ~ 80%

D. 80% ~ 90%　　　　　　　E. 95% ~ 99%

47. 关于肾小管的重吸收功能，错误的是 （　　）

A. 肾小管各段均可重吸收水分

B. 重吸收的方式有主动和被动两种

C. 每种物质可无限制地重吸收

D. 近端小管重吸收能力最强

E. 抗利尿激素调节远曲小管和集合管对水的通透性

48. 髓袢升支粗段对 NaCl 的主动转运可造成 （　　）

A. 髓质渗透浓度由内向外逐渐升高

B. 内髓质间质渗透压梯度

C. 外髓质间质渗透压梯度

D. 远曲小管始段小管液高渗

E. 集合管内尿素稀释

49. 在肾小管完全被重吸收的物质是 （　　）

A. 氨基酸　　　　　　　　　B. 尿素　　　　　　　　　　C. 水

D. K^+　　　　　　　　　　E. Na^+

50. 对水容易通透而对 Na^+ 不容易通透的肾小管是（　　）

A. 近曲小管 　　　　B. 髓袢降支细段 　　　　C. 髓袢升支细段

D. 髓袢升支粗段 　　E. 远曲小管

51. 对于水的重吸收，下列哪项是错误的（　　）

A. 水的重吸收动力为渗透压

B. 重吸收减少 1%，尿量将增加 1%

C. 肾小管和集合管对水的重吸收率约为 99%

D. 近球小管对水的吸收与体内是否缺水无关

E. 远曲小管及集合管对水的重吸收受抗利尿激素的调控

52. 对葡萄糖重吸收的说明，错误的是（　　）

A. 葡萄糖的重吸收需要钠泵参与

B. 葡萄糖在肾小管各段被重吸收

C. 肾小管对葡萄糖重吸收有一定限度

D. 滤液和血液的葡萄糖浓度相等

E. 肾糖阈指尿中开始出现葡萄糖时的血糖浓度

53. 正常肾糖阈大约为（　　）

A. $80 \sim 120mg/100mL$ 　　B. $120 \sim 160mg/100mL$ 　　C. $160 \sim 180mg/100mL$

D. $180 \sim 220mg/100mL$ 　　E. $200 \sim 220mg/100mL$

54. 肾小管对 HCO_3^- 重吸收（　　）

A. 主要在远曲小管进行 　　B. 以 CO_2 的形式吸收 　　C. 以 HCO_3^- 的形式吸收

D. 不依赖于 H^+ 的分泌 　　E. 滞后于 Cl^- 吸收

55. 肾糖阈是（　　）

A. 尿中开始出现葡萄糖时的血糖的浓度

B. 肾小球开始滤过葡萄糖时的血糖浓度

C. 肾小球开始吸收葡萄糖时的血糖浓度

D. 肾小管吸收葡萄糖的最大能力

E. 肾小球开始滤过葡萄糖的临界尿糖浓度

56. 各段肾小管对 Na^+ 重吸收量最大的部位是（　　）

A. 近曲小管 　　　　B. 髓袢升支 　　　　C. 髓袢降支

D. 远曲小管 　　　　E. 集合管

57. 关于水的重吸收，下列哪些论述是错误的（　　）

A. 近曲小管重吸收水的数量最多

B. 水的重吸收是被动的

C. 激素可调节远曲小管对水的重吸收

D. 激素可调节近曲小管对水的重吸收

E. 激素可调节集合管对水的重吸收

58. 葡萄糖重吸收与哪种物质的重吸收密切相关 （　　）

A. Cl^-　　　　　　　B. Na^+　　　　　　　C. K^+

D. HCO_3^-　　　　　E. 水

59. 不能重吸收 Na^+ 的是 （　　）

A. 近曲小管　　　　　B. 远曲小管　　　　　C. 集合管

D. 髓袢升支细段　　　E. 髓袢降支细段

60. 氨基酸重吸收的部位是 （　　）

A. 近端小管　　　　　B. 远端小管　　　　　C. 髓袢升支

D. 髓袢降支　　　　　E. 集合管

61. 原尿中哪种物质可被肾小管全部重吸收 （　　）

A. K^+　　　　　　　B. Mg^{2+}　　　　　C. H^+

D. 葡萄糖　　　　　　E. 尿素

62. 下列哪项属于被动重吸收 （　　）

A. 水　　　　　　　　B. 葡萄糖　　　　　　C. 氨基酸

D. Na^+ 从低浓度侧至高浓度侧　　　　　E. 蛋白质进入细胞

63. 下列有关肾小管分泌 H^+ 的描述，正确的是 （　　）

A. 肾小管分泌 NH_3 有碍于分泌 H^+

B. 分泌 $1H^+$ 必有 $1K^+$ 被重吸收

C. 仅发生在近端小管

D. 碳酸酐酶活性受抑制时分泌 H^+ 增加

E. 分泌 $1H^+$ 必有 $1Na^+$ 和 $1HCO_3^-$ 被重吸收

64. 对肾小管和集合管分泌功能的说明，错误的是 （　　）

A. 分泌 NH_3 有利于排 H^+

B. 分泌 H^+ 有利于 Na^+ 和 HCO_3^- 重吸收

C. 分泌 K^+ 有利于排 H^+

D. 还可分泌代谢产物和某些药物

E. 分泌 H^+ 可排酸保碱，维持酸碱平衡

65. 下列物质中，哪种在肾小管或集合管既有重吸收，又有分泌 （　　）

A. K^+　　　　　　　B. Na^+　　　　　　　C. HCO_3^-

D. Cl^-　　　　　　　E. H^+

66. 若减少 K^+ 的摄入量，则 K^+ 运转量发生改变的肾小管是 （　　）

A. 近曲小管　　　　　B. 髓袢降支粗段　　　C. 髓袢升支粗段

D. 髓袢升支细段　　　E. 远曲小管和集合管

67. 远曲小管和集合管所分泌的 NH_3 主要来自 （　　）

A. 精氨酸　　　　　　B. 谷氨酰胺　　　　　C. 丙氨酸

D. 甘氨酸　　　　　　E. 亮氨酸

68. 酸中毒时远曲小管的（　　）

A. K^+分泌增多，Na^+重吸收增多

B. K^+分泌增多，Na^+重吸收减少

C. K^+分泌减少，Na^+重吸收减少

D. K^+分泌减少，Na^+重吸收增多

E. K^+-H^+交换减少，Na^+-H^+交换增多

69. 关于H^+的分泌，下列哪些描述是错误的（　　）

A. H^+的分泌同时伴有Na^+的重吸收

B. 近曲小管分泌H^+的数量最少

C. H^+的分泌是被动的

D. 全部肾小管都能分泌H^+

E. H^+分泌有利于HCO_3^-重吸收

70. 关于K^+的分泌，下列哪一项叙述是错误的（　　）

A. 分泌的形式是Na^+-K^+交换

B. 分泌的部位主要在远曲小管和集合管

C. 高钾饮食时尿中可排出大量K^+

D. 酸中毒时往往出现低血钾

E. Na^+-K^+交换和Na^+-H^+交换是互相竞争的

71. 终尿中的K^+主要由以下哪一项来进行分泌（　　）

A. 肾小球　　　　　　B. 近端小管　　　　　　C. 髓祥降支

D. 髓祥升支　　　　　E. 远曲小管和集合管

72. 高血钾引起代谢（　　）

A. H^+-Na^+交换增强　　B. H^+-K^+交换增强　　C. K^+-Na^+交换增强

D. HCO_3^-重吸收增强　　E. $NH_4^+-K^+$交换减弱

73. 水利尿是由于（　　）

A. 肾小体有效滤过压上升　　B. 肾素分泌下降　　C. 抗利尿激素合成和释放下降

D. 醛固酮分泌下降　　　　　E. 血管紧张素分泌下降

74. 静脉注射甘露醇引起尿量增加是通过（　　）

A. 减少醛固酮释放　　B. 渗透性利尿　　　　C. 减少抗利尿激素的释放

D. 增加肾小球滤过率　　E. 以上都不是

75. 下列情况属于渗透性利尿的是（　　）

A. 大量输盐水　　　　B. 大量饮水　　　　　C. 抗利尿激素分泌减少

D. 糖尿病多尿　　　　E. 大量饮生理盐水

76. 糖尿病患者尿量增多的主要原因是（　　）

A. 血浆胶体渗透压升高　　B. 抗利尿激素的释放减少　　C. 肾小管溶质浓度增高

D. 醛固酮分泌减少　　　　E. 血浆晶体渗透压升高

77. 大量出汗引起尿量减少，主要是由（　　）

A. 血浆晶体渗透压升高使抗利尿激素释放增加

B. 血浆晶体渗透压降低使抗利尿激素释放减少

C. 血浆胶体渗透压升高使肾小球滤过率下降

D. 交感神经兴奋使抗利尿激素释放增加

E. 血浆胶体渗透压降低使肾小球滤过率上升

78. 肾维持机体水平衡的功能主要是通过对下列哪一项的调节实现的（　　）

A. 肾小球的滤过量

B. 近端小管对水的重吸收量

C. 髓袢降支对水的重吸收量

D. 远曲小管和集合管对水的重吸收量

E. 肾小管的分泌功能

79. 正常情况下决定尿量的主要部位是（　　）

A. 近曲小管 　　　　　 B. 髓袢 　　　　　 C. 远曲小管

D. 集合管 　　　　　 E. 远曲小管和集合管

80. 主要调节远曲小管和集合管对水重吸收的内源性物质是（　　）

A. 醛固酮 　　　　　 B. 肾上腺素 　　　　　 C. 抗利尿激素

D. 血管紧张素 II 　　　　　 E. 糖皮质激素

81. 下列哪项能使抗利尿激素分泌增多（　　）

A. 循环血量增加 　　　　 B. 血浆晶体渗透压升高 　　　　 C. 血浆胶体渗透压升高

D. 心房钠尿肽分泌升高 　　　　 E. 下丘脑调节肽释放增多

82. 下列哪项能使抗利尿激素分泌减少（　　）

A. 大量出汗 　　　　　 B. 大量失血 　　　　　 C. 大量饮清水

D. 疼痛、焦虑和手术应激 　　　　 E. 脑室内注射高渗盐水

83. 下列哪一项可直接促进远曲小管和集合管对 Na^+ 和 Cl^- 的重吸收（　　）

A. 血管紧张素 II 　　　　　 B. 血管升压素 　　　　　 C. 心房纳尿肽

D. 醛固酮 　　　　　 E. 大量饮清水

84. 肾小管实现排酸保碱作用最主要是通过（　　）

A. 尿酸排出 　　　　 B. H^+ 的分泌和 $H^+ - Na^+$ 交换 　　 C. 铵盐的排出

D. 葡萄糖的重吸收 　　　　 E. K^+ 的分泌和 $K^+ - Na^+$ 交换

85. 下列哪一种情况可使抗利尿激素分泌增多（　　）

A. 严重呕吐、腹泻

B. 静脉注射 1L 等渗尿素溶液

C. 静脉注射 1L 5% 葡萄糖溶液

D. 大量饮水

E. 升高动脉血压

86. 毁损下丘脑视上核和室旁核，将引起（　　）

A. 尿量增加，尿液高度稀释　　B. 尿量增加，尿液高度浓缩

C. 尿量减少，尿液高度稀释　　D. 尿量减少，尿液高度浓缩

E. 尿量不变，尿液高度稀释

87. 下列哪种情况不会引起尿量增多（　　）

A. 注射高渗葡萄糖　　　　　B. 大量饮水　　　　　　　C. 注射抗利尿激素

D. 大量输等渗盐水　　　　　E. 静脉注射甘露醇

88. 抗利尿激素对肾脏的主要作用是（　　）

A. 抑制肾小球滤过作用　　　B. 增加远曲小管和集合管对水的通透性

C. 减少肾血流量　　　　　　D. 促进肾小管对 Na^+ 的重吸收

E. 促进肾小管对 K^+ 的重吸收

89. 抗利尿激素储存和分泌部位是（　　）

A. 下丘脑视上核和室旁核　　B. 神经垂体　　　　　　　C. 腺垂体

D. 小脑　　　　　　　　　　E. 延髓

90. 血管升压素的合成部位是（　　）

A. 下丘脑视上核和室旁核　　B. 神经垂体　　　　　　　C. 腺垂体

D. 小脑　　　　　　　　　　E. 延髓

91. 可使醛固酮分泌减少的因素是（　　）

A. 循环血量减少　　　　　　B. 血 K^+ 浓度下降　　　　C. 血 Na^+ 浓度下降

D. 腺垂体分泌促肾上腺皮质激素减少　　E. 血管紧张素Ⅲ血浓度升高

92. 血管升压素能（　　）

A. 降低肾小球滤过率

B. 增加近端小管对水的通透性

C. 增加髓袢升支细段对尿素的通透性

D. 增加远曲小管和集合管对水的通透性

E. 使尿液稀释

93. 某患者因外伤急性失血，血压降至 70/30mmHg，尿量明显减少，其尿量减少的原因是（　　）

A. 肾小球毛细血管血压下降　B. 肾小球滤过面积减小　　C. 血浆胶体渗透压升高

D. 血浆晶体渗透压降低　　　E. 近球小管对水的重吸收增加

94. 醛固酮作用于肾的（　　）

A. 近端小管上皮细胞　　　　B. 入球小动脉肌上皮样细胞　C. 远曲小管致密斑细胞

D. 远曲小管和集合管上皮细胞

E. 出球小动脉肌上皮样细胞

95. 某患者多食、多饮、多尿，血糖浓度为 200mg/dL，尿糖（＋），其尿量增加主要原因是（　　）

A. 肾小管分泌增加　　　　　B. 肾小球滤过率增加　　　C. 血浆晶体渗透压升高

D. 醛固酮分泌增加　　　　　　E. 肾小管中溶质浓度增加

96. 醛固酮对远曲小管和集合管的作用是促进（　　）

A. K^+ 和 NH_3 的分泌　　　　　　B. H^+ 的分泌和 K^+ 的重吸收

C. Na^+ 的重吸收和 K^+ 的分泌　　D. Na^+ 和 K^+ 的重吸收

E. Na^+ 的重吸收和 H^+ 的分泌

97. 下列各项中，能直接促进醛固酮合成和分泌的是（　　）

A. 血 Na^+ 浓度升高　　　　B. 血管紧张素 Ⅱ　　　　C. 血 K^+ 浓度降低

D. 肾素　　　　　　　　　　E. 促肾上腺皮质激素

98. 下列情况中，哪种情况下尿量不增加（　　）

A. 糖尿病　　　　　　　　B. 尿崩症　　　　　　　　C. 输入大剂量葡萄糖时

D. 交感神经强烈兴奋时　　E. 输入甘露醇时

99. 大量饮清水后出现尿量增多，这种现象称为（　　）

A. 肾糖阈　　　　　　　　B. 肾小球滤过率　　　　　C. 水利尿

D. 球 – 管平衡　　　　　　E. 渗透性利尿

100. 醛固酮对远曲小管和集合管的作用，可导致（　　）

A. 血钠↑，血钾↓，血容量↑

B. 血钠↓，血钾↑，血容量↓

C. 血钠↑，血钾↑，血容量↑

D. 血钠↓，血钾↓，血容量↓

E. 血钠↓，血钾↓，血容量↑

101. 给某患者静脉注射 20% 葡萄糖 50mL，患者尿量显著增加，尿糖定性阳性，分析该患者尿量增多的主要原因（　　）

A. 肾小球滤过率增大　　　B. 肾小管对水的通透性降低　C. 肾小管溶质浓度增加

D. 肾小管对 Na^+ 吸收减少　　E. 血容量增大

102. 调节远曲小管、集合管对 Na^+ 重吸收的主要因素是（　　）

A. 肾上腺素　　　　　　　B. 醛固酮　　　　　　　　C. 抗利尿激素

D. 肾素　　　　　　　　　E. 血管紧张素 Ⅱ

103. 神经对肾血管的调节以哪项为主（　　）

A. 交感神经的缩血管功能　　　　　　　　　　　B. 交感神经的舒血管功能

C. 副交感神经的舒血管功能　　　　　　　　　　D. 神经递质的释放

E. 副交感神经的缩血管功能

104. 下述哪种情况下尿量改变与抗利尿激素无关（　　）

A. 循环血量增加　　　　　B. 血糖浓度升高　　　　　C. 大量饮水

D. 大量出汗　　　　　　　E. 严重呕吐腹泻

105. 抗利尿素的作用机制是（　　）

A. 促进肾小管对 Na^+ 的重吸收

B. 提高远曲小管和集合管对水的通透性

C. 增加近曲小管对水的通透性

D. 增加集合管对尿素的通透性

E. 减少尿量

106. 引起抗利尿素分泌增多的因素不包括（　　）

A. 机体失水过多　　　　　B. 血浆晶体渗透压升高　　　C. 循环血量减少

D. 循环血量增加　　　　　E. 血压降低时

107. 醛固酮的主要作用是（　　）

A. 保钾排钠　　　　　　　B. 保钠排钾　　　　　　　　C. 保钾保钠

D. 排氢保钠　　　　　　　E. 排氢保钾

108. 醛固酮分泌的部位是（　　）

A. 肾上腺皮质的束状带　　B. 肾上腺皮质的网状带　　　C. 肾上腺皮质的球状带

D. 肾上腺髓质　　　　　　E. 肾上腺的嗜铬细胞

109. 下列哪种情况下醛固酮的分泌不增加（　　）

A. 致密斑兴奋　　　　　　B. 近球细胞分泌肾素增加　　C. 血管紧张素增加

D. 血 Na^+ 浓度升高　　　E. 血容量减少

110. 大量饮清水后引起尿量增多的主要原因是（　　）

A. 抗利尿激素分泌减少　　B. 动脉血压升高　　　　　　C. 肾小球滤过率增大

D. 血管紧张素Ⅱ减少　　　E. 近球小管渗透压增高

111. 大量饮清水后抗利尿激素分泌减少主要是由于（　　）

A. 动脉血压增高　　　　　B. 血量增多　　　　　　　　C. 血浆晶体渗透压降低

D. 心钠素增多　　　　　　E. 血管紧张素Ⅱ减少

112. 肾素－血管紧张素系统激活时（　　）

A. 肾上腺素分泌减少　　　B. 抗利尿激素分泌减少　　　C. 醛固酮分泌减少

D. 肾脏 NaCl 排出减少　　E. 肾小球滤过率增大

113. 可致肾素分泌增多的因素是（　　）

A. 入球小动脉压降低　　　B. 交感神经活动降低　　　　C. 血 Na^+ 降低

D. 血 K^+ 升高　　　　　E. 致密斑活动降低

114. 肾调节水平衡的主要途径是改变（　　）

A. 肾小球滤过率　　　　　B. 肾血浆流量　　　　　　　C. 髓袢重吸收量

D. 近球小管重吸收量　　　E. 远曲小管和集合管重吸收量

115. 根据醛固酮的生理作用，原发性醛固酮增多症的患者常可出现（　　）

A. 血钠升高，血钾升高，血容量增加

B. 血钠下降，血钾增高，血容量减少

C. 血钠升高，血钾下降，血容量增加

D. 血钠下降，血钾下降，血容量减少

E. 血钠升高，血钾升高，血容量减少

116. 抗利尿激素合成与释放障碍，致使尿量明显增加，每天尿量多达 10L 以上的疾病称为（　）

A. 渗透性利尿　　　　　B. 尿失禁　　　　　C. 尿崩症

D. 尿频　　　　　E. 水利尿

117. 抗利尿激素，醛固酮对肾泌尿功能调节的作用部位主要是（　）

A. 入球小动脉　　　　　B. 肾小球毛细血管　　　　　C. 近球小管

D. 髓袢　　　　　E. 远曲小管及集合管

118. 下列因素中，促进肾脏对尿液浓缩的因素是（　）

A. 血浆晶体渗透压升高　　　　　B. 血浆胶体渗透压升高　　　　　C. 血浆晶体渗透压下降

D. 血浆胶体渗透压下降　　　　　E. 血浆胶体渗透压不变

119. 排尿反射初级中枢位于（　）

A. 延髓　　　　　B. 中脑　　　　　C. 脊髓骶段

D. 脊髓胸段　　　　　E. 脊髓腰段

120. 腰骶部脊髓受损时，排尿功能障碍表现为（　）

A. 尿失禁　　　　　B. 多尿　　　　　C. 尿潴留

D. 少尿　　　　　E. 尿频

121. 建立肾内髓部渗透压梯度的主要溶质是（　）

A. 磷酸盐和 NaCl　　　　　B. NaCl 和 KCl　　　　　C. KCl 和尿素

D. 尿素和葡萄糖　　　　　E. 尿素和 NaCl

122. 肾外髓部的高渗梯度主要由于（　）

A. 髓袢降支粗段主动重吸收 NaCl

B. 髓袢降支粗段被动重吸收 NaCl

C. 髓袢升支粗段主动重吸收 NaCl

D. 髓袢升支粗段被动重吸收 NaCl

E. 髓袢升支细段主动重吸收 NaCl

123. 盆神经受损时，排尿功能障碍的表现是（　）

A. 多尿　　　　　B. 少尿　　　　　C. 尿潴留

D. 尿失禁　　　　　E. 无尿

124. 当尿液储存量达到多少时，可引起排尿反射，将尿液排出体外（　）

A. 50～100mL　　　　　B. 100～200mL　　　　　C. 200～300mL

D. 300～400mL　　　　　E. 400～500mL

125. 当膀胱有炎症或膀胱受到机械性刺激时产生的排尿异常称作（　）

A. 尿频　　　　　B. 多尿　　　　　C. 尿潴留

D. 尿失禁　　　　　E. 少尿

126. 排尿异常或尿量的异常不包括（　）

A. 尿痛　　　　　B. 尿失禁　　　　　C. 尿潴留

D. 水利尿　　　　　E. 无尿

127. 初级排尿中枢与大脑皮质联系的纤维中断可造成（　　）

A. 多尿　　　　　　　　　B. 少尿　　　　　　　　　C. 无尿

D. 尿失禁　　　　　　　　E. 尿潴留

128. 对排尿反射的内容，错误的是（　　）

A. 高级中枢在大脑皮质

B. 初级中枢在脊髓骶段

C. 具有负反馈调节机制

D. 初级中枢活动受大脑皮质控制

E. 传入神经和传出神经都是盆神经

129. 排尿失去意识控制，尿液不自主地流出的现象称为（　　）

A. 多尿　　　　　　　　　B. 少尿　　　　　　　　　C. 无尿

D. 尿失禁　　　　　　　　E. 尿潴留

［A2 型题］每一道试题以一个案例出现，配有 A、B、C、D、E 五个备选答案，请从中选择一个最佳答案。

130. 患儿，男，12 岁。10 天前由高处摔下，臀部及左季肋部着地，除受伤部位疼痛处，可以行走。曾到医院检查未见异常。1 小时前患者突感心悸，出冷汗，立即来院。查体：P 120 次/分，BP 80/60mmHg，神志尚清，面色苍白，四肢发冷，尿量减少，全腹压痛，左上腹为显著，伴有轻度肌紧张，反跳痛。移动性浊音（＋）。辅助检查：血红蛋白 80g/L。患者尿量减少的原因主要是（　　）

A. 肾小球毛细血管压降低　　B. 肾小囊内压升高　　　　C. 肾血浆胶体渗透压增高

D. 滤过膜面积减小　　　　　E. 滤过膜通透性降低

131. 患者，男，16 岁。3 周前咽部不适，轻咳，无发热，近 1 周感双腿发胀，双眼睑浮肿，晨起时明显，同时尿量减少，300～500mL/日，尿色稍红。于外院查尿蛋白（＋＋），BLD（＋＋），无好转来诊，门诊以"肾炎"收入院。此患者出现蛋白尿的原因是（　　）

A. 肾小球滤过率增加　　　　B. 肾血浆流量增大　　　　C. 血浆蛋白浓度高

D. 肾小球滤过膜面积增大　　E. 滤过膜上带负电的糖蛋白减少或消失

132. 患者，女，16 个月，因腹泻、呕吐 4 天入院。发病以来，每天腹泻 6～8 次，水样便，呕吐 5 次，不进食，尿量减少，腹胀。患者尿量减少的原因下列哪项说法是正确的（　　）

A. 血浆胶体渗透压升高，抗利尿激素的分泌增多，尿量减少

B. 循环血量减少，抗利尿激素的分泌增多，尿量减少

C. 血浆晶体渗透压升高，抗利尿激素的分泌增多，尿量减少

D. 患者受到强烈的疼痛刺激，抗利尿激素的分泌增多，尿量减少

E. 患者精神高度紧张，抗利尿激素的分泌增多，尿量减少

133. 患者，男，48 岁，洗澡时出现头痛、头晕，视物模糊，全身乏力，短暂昏厥。查体：轻度嗜睡状，口唇红色，P 102 次/分，BP 90/60mmHg，血中碳氧血红蛋白 25%。急诊入院诊断为：一氧化碳中毒。入院后给予甘露醇防治脑水肿。甘露醇脱水利尿的原理是（　　）

A. 肾小管对水的通透性降低　　B. 肾小球滤过率增大　　　　C. 肾小管溶质浓度增加

D. 肾小管对 Na^+ 吸收减少　　E. 血容量增大

134. 患者，女，61 岁。渐进性活动后呼吸困难 4 年，明显加重伴下肢浮肿 1 月。经检查诊断为：高血压性心脏病。给予利尿剂等药物治疗。患者服用利尿药数月后血气分析和电解质测定显示：pH 7.59，$PaCO_2$ 30mmHg，HCO_3^- 28mmol/L。HCO_3^- 为体内主要的碱储备，其在肾脏重吸收的主要部位和形式是（　　）

A. 远端小管，CO_2　　　　　B. 近端小管，CO_2　　　　　C. 集合管，CO_2

D. 近端小管，碳酸氢盐　　　　E. 远端小管，碳酸氢盐

135. 患者，男，15 岁。15 年前足月顺产，出生后多饮，多尿，具体尿量不详。2 年前多饮、多尿加重，烦渴，日饮水量约 8L，每日小便约 20 次，量约 4000～8000mL，郑州市儿童医院检查头颅 MRI 示：正常，血气分析正常，24 小时尿量 8420mL，尿比重 1.002～1.006。诊断"肾性尿崩症"。患者多尿，24 小时尿量超过多少可判定为多尿（　　）

A. 0.5L　　　　　　　　　　B. 1.0L　　　　　　　　　　C. 1.5L

D. 2.0L　　　　　　　　　　E. 2.5L

136. 患者，男，38 岁。突发左腰部剧痛，X 线腹部平片证实左侧输尿管结石，位于第 3 腰椎之下缘处，约 0.3cm×0.3cm 大，输尿管结石时，尿量减少的原因是（　　）

A. 肾小球滤过总面积减少　　B. 肾小球毛细血管血压下降　　C. 滤过膜通透性减小

D. 囊内压升高　　　　　　　E. 血浆胶体渗透压升高

137. 患者，女，55 岁。因呕吐、未进食数日入院。查体：神志清楚，有脱水和低血压，腹痛。动脉血气呈代谢性酸中毒。给予盐水、氯化钾等对症治疗。该患者出现代谢性酸中毒的原因是由于（　　）

A. 肾小管 $K^+ - H^+$ 交换增加

B. 肾小管 $H^+ - Na^+$ 交换减弱

C. 近球小管 K^+ 的重吸收增加

D. 肾小球滤过率降低

E. 肾小管 Na^+ 重吸收减少

138. 患者，男，67 岁。腰、肩痛数年，发现蛋白尿 1 周入院。无水肿，血压正常，尿常规蛋白（＋＋＋），红白细胞少量。下列有关尿液的颜色，错误的是（　　）

A. 血尿（洗肉水样）　　　　B. 血红蛋白尿（深褐色）　　　　C. 胆红素尿（深黄色）

D. 乳糜尿（淡黄色）　　　　E. 正常尿液淡黄色

[A3/A4 型题] 每个案例下设若干道题，请在每题的五个备选答案中选出最佳的一个。

（139～140 题共用题干）

患者，男，70 岁，因车祸就诊。BP 60/40mmHg，P 150 次/分。立即快速输血 600mL，给止痛剂，并行剖腹探查。术中见肝脏破裂，腹腔内积血及血凝块共约 2500mL。术中血压一度降至零。又给以快速输液及输全血 1500mL。术后输 5% 碳酸氢钠 700mL。由于患者入院以来始终未见排尿，于是静脉注射呋塞米 40mL，共 3 次。4 小时后，血压回升到 12/8kPa（90/60mmHg），尿量增多。次日患者稳定，血压逐步恢复正常。

139. 患者未见排尿，其原因与下列哪项因素有关（　　）

A. 肾小球毛细血管血压　　　B. 血浆胶体渗透压　　　C. 囊内压

D. 滤过膜的面积　　　E. 滤过膜的通透性

140. 注射对髓袢升支粗段 NaCl 主动重吸收有抑制作用的呋塞米后尿量会增多，尿渗透压下降，该患者排低渗尿的原因是远曲小管和集合管（　　）

A. 对 Na^+ 主动重吸收减少　　　B. 对 Cl^- 主动重吸收减少　　　C. 对水的通透性降低

D. 管腔外渗透压梯度降低　　　E. 管腔内溶质浓度增加

（141～143 题共用题干）

患者，男，37 岁，工人。尿频，尿急 5 年，少尿 5 月，黑便 14 天，呕吐，颜面浮肿 7 天入院。体检：慢性重病容，贫血貌，面部浮肿，BP 140/90mmHg，P 95 次/分，心律齐，心尖区闻及收缩期杂音，余无阳性体征。实验室检查：Hb 60g/L，血尿素氮增加，肌酐增加，血 Na^+ 偏低，血 K^+ 及 Cl^- 升高，血 HCO_3^- 降低，血气分析提示代谢性酸中毒改变。诊断为：慢性肾衰竭。

141. 少尿是指 24 小时尿量在（　　）

A. 0mL　　　B. 少于 100mL　　　C. 100～500mL

D. 1500mL　　　E. 2500mL

142. 患者的临床表现与其肾功能受损有关，关于肾脏正常的生理功能下列哪项说法是错误的（　　）

A. 保留有用物质，排泄代谢废物

B. 保持体液渗透压的相对稳定

C. 维持电解质和酸碱平衡

D. 保持体液容量的相对稳定

E. 吸收营养物质

143. 患者有酸中毒且伴有血 K^+ 升高其原因是（　　）

A. 肾小管 K^+-Na^+ 交换减弱　B. 肾小管 K^+-H^+ 交换增加　C. 肾小管 Na^+ 重吸收减少

D. 肾小球滤过率降低　　　E. 近球小管 K^+ 的吸收增加

（144～145 题共用题干）

患者，男，30 岁。双下肢水肿，脚踝处明显，偶有晨起眼睑浮肿，全身乏力，体重减轻，食欲尚可，易饥，多尿。实验室检查：静脉空腹血糖：8.8mmol/L，餐后两小时血糖：13mmol/L，尿常规：尿蛋白：＋＋＋，尿红细胞：＋＋，尿糖：＋。诊断为：糖尿病。

144. 此患者出现糖尿的原因下列哪项说法是错误的（　　）

A. 葡萄糖的重吸收达到极限　　　B. 近端小管受损

C. 肾脏对葡萄糖是有限性的重吸收　　　D. 血糖浓度超过肾糖阈

E. 肾小管上的 Na^+- 葡萄糖转运体数目有限

145. 此患者多尿的原因为（　　）

A. 肾小管对水的通透性降低　B. 肾小球滤过率增大　　　C. 肾小管溶质浓度增加

D. 肾小管对 Na^+ 吸收减少　　　E. 血容量增大

(146 ~ 147 题共用题干)

患者，男，50 岁。呕吐、腹泻伴发热、尿少 4 天入院。体查：T 38.1℃，BP 115/85mmHg，汗少、皮肤黏膜干燥。实验室检查：血 Na^+ 155mmol/L，血浆渗透压 320mmol/L，尿比重 >1.020，其余化验检查基本正常。入院后给予静脉滴注 5% 葡萄糖溶液 2500mL，尿量增加。

146. 患者尿少，尿比重 >1.020，说明尿液被浓缩，其机制与下列哪个激素有关（ ）

A. 血管紧张素   B. 醛固酮   C. 抗利尿激素

D. 肾素   E. 糖皮质激素

147. 输入葡萄糖溶液后，尿量增加，其机制与下列哪项有关（ ）

A. 肾小球毛细血管血压升高   B. 肾血浆流量增加   C. 滤过膜面积增加

D. 囊内压降低   E. 滤过膜通透性增加

(148 ~ 150 题共用题干)

患者，男，40 岁。夜尿增多 2 年。逐渐心悸、气急，不能平卧 3 天。体检：T 36.5℃，P 110 次/分，R 34 次/分，BP 165/100 mmHg，呼吸深大，面色苍白、水肿，有尿臭味。双肺底闻及湿啰音。检查：血红蛋白 75g/L、血钙 1.97 mmol/L、血磷 2.13 mmol/L、BUN 16mmol/L、Scr 800μmol/L、GFR 8mL/min、血 pH 7.28、尿比重 1.009、尿蛋白（＋＋）、双肾缩小。

148. GFR 是指（ ）

A. 肾小球滤过率   B. 滤过分数   C. 血浆清除率

D. 肾血浆流量   E. 有效滤过压

149. GFR 的定义是（ ）

A. 每分钟通过肾小球的血流量

B. 每分钟两肾生成的尿量

C. 每分钟两肾生成的原尿量

D. 每分钟一侧肾生成的原尿量

E. 每分钟两肾生成的终尿量

150. 正常成年人的 GFR 值约为（ ）

A. 100mL/min   B. 125mL/min   C. 180mL/min

D. 225mL/min   E. 300mL/min

(151 ~ 153 题共用题干)

患者，女，26 岁。因心悸、气短 2 年，咳嗽、咯血、腹胀和尿少 2 周入院。诊断为：风湿性心脏瓣膜病，心功能Ⅳ级，肺部感染。住院后给予强心、利尿（氢氯噻嗪）等治疗。

151. 肾脏具有重要的功能，下列说法错误的是（ ）

A. 肾脏具有很强的浓缩和稀释功能

B. 排出的尿液高于血浆称高渗尿

C. 排出的尿液等于血浆称等渗尿

D. 排出的尿液低于血浆称低渗尿

E. 尿液的渗透压可在 50~100mOsm/L 波动

152. 氢氯噻嗪常见的不良反应是低血钾，其原因是（　　）

A. Na^+ 重吸收增多，Na^+-K^+ 交换减弱，K^+ 分泌增多

B. Na^+ 重吸收增多，Na^+-K^+ 交换增强，K^+ 分泌增多

C. Na^+ 重吸收减少，Na^+-K^+ 交换减弱，K^+ 分泌增多

D. Na^+ 重吸收减少，Na^+-K^+ 交换增强，K^+ 分泌增多

E. H^+ 重吸收减少，H^+-K^+ 交换增强，K^+ 分泌增多

153. 治疗 18 天后，患者出现低血钾（K^+ 2.9mmol/L），体内 K^+ 代谢的特点是（　　）

A. 多吃少排，少吃多排，不吃不排

B. 多吃多排，少吃少排，不吃也排

C. 多吃多排，少吃少排，不吃不排

D. 多吃少排，少吃多排，不吃也排

E. 以上都不对

（154~156 题共用题干）

患者，男，40 岁。5 年前因着凉引起感冒，出现眼睑、面部和下肢水肿，尿量减少，尿中有蛋白、红细胞、白细胞及颗粒管型。在某院治疗 1 月余，基本恢复正常。1 年前，又发生少尿，颜面和下肢水肿，并有恶心、呕吐和血压升高，经治疗好转。继而出现血压持续升高，需经常服降压药，偶尔出现腰痛、尿中有蛋白、红细胞和管型。近 1 月来，全身水肿加重，伴气急入院。

154. 患者病情逐渐加重的原因是肾单位进行性破坏，下列哪项不是肾单位的组成（　　）

A. 肾小球　　　　　　　B. 肾小囊　　　　　　　C. 近端小管

D. 远端小管　　　　　　E. 集合管

155. 入院后实验室检查：24 小时尿量 450mL，患者出现少尿与下列哪个因素有关
（　　）

A. 囊内压增高　　　　　B. 血浆胶体渗透压升高　　　C. 肾血浆流量减少

D. 滤过膜的通透性改变　　E. 滤过膜的面积减少

156. 患者血压为：150/100mmHg，患者出现高血压的原因是（　　）

A. 排泄障碍引起水钠潴留　　B. 醛固酮过多　　　　　　C. 甲状腺激素过多

D. 糖皮质激素过多　　　　　E. 颅内高压

（157~159 题共用题干）

患者，男，34 岁。因车祸导致两下肢失去运动能力。一周后，左下肢稍能活动，两周后，左下肢几乎恢复了运动。诊断为：脊休克。

157. 脊休克恢复后患者出现的排尿异常是（　　）

A. 遗尿　　　　　　　　B. 尿潴留　　　　　　　C. 尿失禁

D. 尿频　　　　　　　　E. 尿痛

158. 出现此排尿异常的机制是（　　）

A. 脊髓初段排尿中枢损伤

B. 初级排尿中枢与大脑皮质失去联系

C. 排尿反射传入神经受损

D. 排尿反射传出神经受损

E. 膀胱平滑肌功能障碍

159. 如果你是医生你怎样处理这种排尿异常（ ）

A. 留置导尿管   B. 给患者热敷下腹部   C. 用温水冲洗会阴部

D. 嘱患者多喝水   E. 使用抗炎药物

[B型题] 每组题对应同一组备选答案，每个题干对应一个正确的备选答案，备选答案可以重复选择或不选。

（160～162 题共用备选答案）

A. 肾小球毛细血管血压下降   B. 血浆胶体渗透压降低   C. 滤过膜面积降低

D. 囊内压升高   E. 滤过膜通透性增加

160. 急性大失血，动脉血压降至 80mmHg 以下时，肾小球滤过减少的主要原因是（ ）

161. 肾盂结石或输尿管结石时，肾小球滤过减少的主要原因是（ ）

162. 血浆蛋白减少时，肾小球滤过增多的原因是（ ）

（163～165 题共用备选答案）

A. 乙酰唑胺   B. 噻嗪类利尿剂   C. 氨氯吡咪（阿米洛利）

D. 甘露醇   E. 呋塞米

163. 通过抑制远曲小管始段上皮细胞上的 $Na^+ - Cl^-$ 同向转运而利尿的为（ ）

164. 通过抑制髓袢升支粗段上皮细胞的 $Na^+ - K^+ - 2Cl^-$ 同向转运而利尿的为（ ）

165. 抑制远曲小管和集合管上皮细胞顶端膜 Na 通道而利尿的为（ ）

（166～169 题共用备选答案）

A. 尿失禁   B. 尿频   C. 尿潴留

D. 少尿   E. 多尿

166. 盆神经受损时，排尿功能障碍的表现是（ ）

167. 排尿初级中枢与大脑皮层失去功能联系时出现（ ）

168. 因结石或炎症刺激膀胱时可出现（ ）

169. 脊休克发生急性期会出现（ ）

（170～173 题共用备选答案）

A. 近端小管   B. 髓袢降支细段   C. 髓袢升支细段

D. 髓袢升支粗段   E. 远曲小管和集合管

170. 物质重吸收的主要部位是（ ）

171. 尿液被浓缩的主要部位是（ ）

172. 肾髓质高渗梯度形成的始动部位是（ ）

173. 对水通透而对 NaCl 不通透的肾小管段是（ ）

四、自测试题答案

1. B	2. D	3. E	4. E	5. A	6. E	7. C	8. D	9. D	10. E
11. D	12. D	13. C	14. E	15. D	16. B	17. C	18. A	19. B	20. A
21. B	22. A	23. D	24. E	25. E	26. C	27. E	28. B	29. C	30. D
31. A	32. C	33. D	34. C	35. B	36. C	37. B	38. E	39. E	40. E
41. B	42. A	43. D	44. A	45. C	46. B	47. C	48. C	49. A	50. B
51. B	52. B	53. C	54. B	55. A	56. A	57. D	58. B	59. E	60. A
61. D	62. A	63. E	64. C	65. A	66. E	67. B	68. C	69. B	70. D
71. E	72. C	73. C	74. B	75. D	76. C	77. A	78. D	79. E	80. C
81. B	82. C	83. D	84. B	85. A	86. A	87. C	88. B	89. B	90. A
91. B	92. D	93. A	94. D	95. E	96. C	97. B	98. D	99. C	100. A
101. C	102. B	103. A	104. B	105. B	106. D	107. B	108. C	109. D	110. A
111. C	112. D	113. A	114. E	115. C	116. C	117. E	118. A	119. C	120. C
121. E	122. C	123. C	124. E	125. A	126. D	127. D	128. C	129. D	130. A
131. E	132. C	133. C	134. B	135. E	136. D	137. B	138. D	139. A	140. E
141. C	142. E	143. A	144. B	145. C	146. C	147. B	148. A	149. C	150. B
151. E	152. D	153. B	154. E	155. E	156. A	157. C	158. B	159. A	160. A
161. D	162. B	163. B	164. E	165. C	166. C	167. A	168. B	169. C	170. A
171. E	172. D	173. B							

第九章　感觉器官的功能

一、学习目标

（一）掌握

1. 感受器在机体适应内外环境中的作用及其特点。
2. 能根据眼的折光成像原理解释眼的折光异常并指导患者用正确方法矫正。

（二）熟悉

1. 运用三原色学说解释色觉功能障碍的原因。
2. 内耳功能。

（三）了解

了解声波传导途径分析听力下降的原因及防治措施。

二、学习要点

感觉是客观事物在人脑中的主观反映。感觉的产生是由感受器或感觉器官、神经传入通路和皮层中枢三部分共同活动来完成的。

（一）感受器及其一般生理特性

1. 感受器与感觉器官

感受器是指分布在体表或组织内部的专门感受机体内、外环境变化的结构或装置。体内一些结构和功能高度分化的感受细胞连同其附属结构构成感觉器官。人体最重要的感觉器官有眼、耳、鼻、舌等，这些感觉器官都分布在头部，称为特殊感觉器官。

根据感受器分布的部位，感受器可分为：①内感受器。它是感受机体内环境变化的特殊结构，包括平衡感受器、本体感受器和内脏感受器等。其特点是冲动传入中枢后，往往不能引起清晰的感觉。内感受器在维持内环境的相对稳定和机体功能的协调统一中起着重要作用。②外感受器。它是感受外界环境变化的特殊结构，可再分为距离感受器（如视觉、听觉和嗅觉）和接触感受器（如触觉、压觉、味觉及温度觉）等。其特点是冲动传入中枢后，

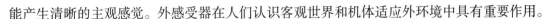

能产生清晰的主观感觉。外感受器在人们认识客观世界和机体适应外环境中具有重要作用。

2. 感受器的一般生理特性：①适宜刺激；②换能作用；③编码作用；④适应现象。

（二）眼的视觉功能

1. 眼的折光功能

眼的折光系统由角膜、房水、晶状体和玻璃体四种折光体组成。入眼光线的折射主要发生在角膜。但由于晶状体的折光率较大，而且其凸度的大小可以调节，因此是眼的最重要的折光体。为了实际应用上的方便，通常用一种假想的人工模型简化眼来说明眼折光系统的功能。这个模型和正常静息时的人眼一样，正好能使远处物体发出的平行光线聚焦在视网膜上，形成一个倒立的缩小的实像。

（1）眼的调节

眼看近物的调节主要靠改变晶状体的折光力来实现。此外，瞳孔的调节和双眼球会聚在此过程中也起着重要的作用。

1）晶状体的调节

看近物时，在视网膜上形成模糊的物像，可反射性地使睫状肌收缩，睫状小带松弛，晶状体由于自身的弹性而变凸（以前凸较为明显），折光力增强，物像前移成像在视网膜上。眼在晶状体作最大调节后所能看清物体的最近距离称为近点。晶状体的弹性随着年龄的增加逐渐降低。由于年龄的增长造成晶状体的弹性下降，致使眼的调节能力减弱，近点远移而视近物不清的现象称为老视。

2）瞳孔的调节

看近物时，可反射性地引起双侧瞳孔缩小，称为瞳孔近反射。其生理意义在于视近物时瞳孔缩小，可以减少入眼光线量，并减少球面像差和色像差，使视网膜成像更为清晰。瞳孔在弱光下散大，强光下缩小，称为瞳孔对光反射。其生理意义在于调节进入眼内的光量，使视网膜在光量过强时不致受到损害，在弱光下可增加入眼的光量，以产生清晰的视觉。瞳孔对光反射的中枢在中脑，因此，临床上常把它作为判断中枢神经系统病变部位、全身麻醉深度和病情危重程度的重要指标。

3）双眼球会聚

当双眼注视近物时发生两眼球向鼻侧聚拢的现象，称为眼球会聚，又称为辐辏反射。其生理意义在于看近物时可使物像落在两眼视网膜的对称点上，避免复视而产生单一的清晰视觉。

（2）眼的折光异常

1）近视　由于眼球的前后径过长或折光系统的折光能力过强，使远物的平行光线聚焦在视网膜之前，故视远物模糊不清。矫正近视可用凹透镜。

2）远视　由于眼球的前后径过短或折光系统的折光能力太弱，使来自远物的平行光线聚焦在视网膜之后，造成视物模糊。远视眼看远物时也需经过眼的调节，看近物时则需作更大程度的调节才能看清物体，故易发生疲劳。矫正远视可用凸透镜。

3）散光　是指眼的折光面（通常是角膜表面）不呈正球面，使平行光线入眼后不能在

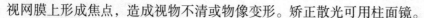

视网膜上形成焦点，造成视物不清或物像变形。矫正散光可用柱面镜。

2. 眼的感光功能

眼的感光功能是由视网膜完成的。人类视网膜上有两种感光细胞，即视锥细胞和视杆细胞，视锥细胞主要分布在视网膜的中央部位，尤其是中央凹处；视杆细胞主要分布在视网膜的周边部位。它们的基本功能是感受光的刺激，并将其转换成神经纤维上的电信号。

（1）视网膜的两种感光换能系统

1）视锥系统　由视锥细胞和与它们相联系的双极细胞以及神经节细胞等组成。视锥系统对光的敏感度较差，但对物体表面的微细结构有高分辨能力，可辨色。

2）视杆系统　由视杆细胞和与它们相联系的双极细胞以及神经节细胞等组成。视杆系统对光的敏感度较高，但对物体表面结构的分辨能力低，不能辨色。

（2）视网膜的光化学反应

感光细胞中的感光色素在受到光刺激时，首先发生光化学反应，它是把光能转换成电信号的物质基础。目前对视杆细胞的视紫红质研究相对较为清楚。视紫红质由视蛋白和视黄醛组成。视紫红质的光化学反应是可逆的，在光照时迅速分解，在暗处又可重新合成。光照时，视紫红质迅速分解为视蛋白与视黄醛，并诱发视杆细胞出现感受器电位，最终使神经节细胞产生动作电位。被消耗的视紫红质在分解后再合成的过程中，需要血液中的维生素 A 来补充。如果血液中维生素 A 缺乏，会影响人在暗光时的视力，引起夜盲症。

3. 与视觉有关的几种生理现象

（1）视敏度

又称视力，是指眼分辨物体微细结构的最大能力，即分辨物体上两点间最小距离的能力。通常以视角的大小作为衡量标准。视角与视敏度的关系为：视敏度 =1/视角。以国际标准视力表为例，在视力表距眼 5m 处时，相距 1.5mm 的两个光点发出的光线入眼后，形成的视角为 1 分角（1/60 度）。此时物像如能被眼辨认，认为具有正常视力，视力为 1.0；若按对数视力表表示则为 5.0。

（2）视野

单眼固定注视正前方一点时该眼所能看到的范围，称为视野。正常人鼻侧与上方视野较小，颞侧与下方视野较大；白色视野最大，黄蓝色次之，再次为红色，绿色视野最小。临床上检查视野可帮助诊断视网膜和视觉传导通路的某些病变。

（3）色觉与色觉功能障碍

正常视网膜可分辨波长 380～760nm 的 150 种颜色。三原色学说认为，视网膜上的三种视锥细胞分别含有感红色素、感绿色素和感蓝色素，它们分别对红、绿、蓝光敏感。当某一波长的光线作用于视网膜时，使三种视锥细胞产生不同程度的兴奋，就产生某一颜色的视觉。红、绿、蓝三种色光按不同的比例混合，使三种视锥细胞产生各种比例的兴奋，就可以引起各种不同颜色的视觉。

色觉功能障碍包括色盲和色弱。色盲是指对全部颜色或某些颜色缺乏分辨能力，分为全色盲和部分色盲。色盲绝大多数与遗传有关。色弱是指对某种颜色的分辨能力较正常人的稍差，常由后天因素引起。

（4）暗适应与明适应

暗适应是指从明亮环境中突然进入暗处时，经过一段时间后，视觉敏感度才逐渐增高，能逐渐看见暗处的物体的现象。暗适应是人眼在暗处对光的敏感度逐渐提高，主要与视紫红质的合成增强有关。

明适应是指在暗处突然进入明亮处时，稍待片刻后才能恢复视觉的现象称为明适应。主要是由于视杆细胞在暗处积蓄的大量视紫红质遇到强光时迅速分解，因而产生耀眼的光感。在较多的视紫红质迅速分解后，对光的敏感度较差的视锥细胞才能在亮处感光而恢复视觉。

（三）耳的听觉功能

1. 外耳和中耳传音功能

（1）外耳　由耳郭和外耳道组成。耳郭有集音和帮助判断声源方向作用。外耳道是声波传入内耳的通路，并对声波产生共振作用。

（2）中耳　由鼓膜、鼓室、听骨链、咽鼓管等结构组成。①鼓膜：能够把声波振动如实地传递给听骨链。②听骨链：是由锤骨、砧骨和镫骨三块听小骨组成的杠杆系统，其作用是使声波在由鼓膜经听骨链到达前庭窗膜时，增大压强，减小振幅。③咽鼓管：是连接鼓室和鼻咽部的通道，其主要作用是调节鼓室与大气的压力平衡，维持鼓膜的正常位置、形状和振动性能。

2. 声波传入内耳的途径　声波通过气传导与骨传导两条途径传入内耳。

（1）气传导

1）听骨链途径：声波引起鼓膜振动，再经听骨链和前庭窗膜传入内耳。正常情况下，这是声波传入内耳的主要途径。

2）鼓室途径：声波引起鼓膜振动，经鼓室内空气振动到达前庭窗再传入内耳。此途径在鼓膜或听骨链严重受损时能发挥一定的传音作用。

（2）骨传导

声波直接引起颅骨的振动，再引起颞骨骨质中耳蜗内淋巴的振动，这种传导途径称为骨传导。骨传导在正常听觉中作用甚微。

3. 内耳耳蜗的感音换能作用

声音感受器为螺旋器，位于耳蜗基底膜上，感受细胞是毛细胞。内耳耳蜗的作用是把传到耳蜗的机械振动转变为听神经的神经冲动。在这一转变过程中，耳蜗基底膜的振动起着关键作用。当声波传入内耳引起基底膜振动时，基底膜便与盖膜之间发生交错的移行运动，毛细胞与盖膜相对位置随之发生变化，使听毛弯曲，毛细胞受刺激而兴奋，并将机械能转变为生物电变化。这是一种局部电位，可以总和引起听神经的动作电位，后者传到大脑皮层的颞叶便引起听觉。

耳蜗螺旋器的毛细胞在接受声音刺激时产生的局部电位变化，称为耳蜗微音器电位。

（1）耳蜗对声音频率的初步分析

行波学说认为，内耳耳蜗对声音频率的初步分析取决于不同频率的声波在基底膜上引起最大振幅的部位。不同频率的声波引起的行波都是从基底膜的底部开始。高频声波在基底膜

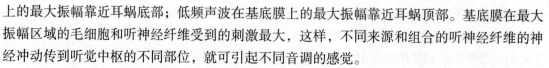

上的最大振幅靠近耳蜗底部；低频声波在基底膜上的最大振幅靠近耳蜗顶部。基底膜在最大振幅区域的毛细胞和听神经纤维受到的刺激最大，这样，不同来源和组合的听神经纤维的神经冲动传到听觉中枢的不同部位，就可引起不同音调的感觉。

（2）耳蜗对声音强度的初步分析

内耳耳蜗对声音强度的初步分析取决于声波在基底膜上引起振动的幅度。声波强度与基底膜上的振动幅度、毛细胞受刺激的强度、兴奋的神经纤维数目及发放的冲动频率成正比。传入内耳的声波强，基底膜振幅就大，该部位的毛细胞受刺激强，兴奋的神经纤维数目多，每条神经发放的冲动也多，因而在大脑皮层引起强音的感觉。反之，引起弱音的感觉。

4. 听阈和听域

人耳能感受到的声音振动频率范围为 16～20000Hz，其中每一种频率的声波都有一个刚好能引起听觉的最小强度，称为听阈。当声波强度超过一定限度时，将不单引起听觉，而且还会引起鼓膜疼痛感，这一强度限度称为最大可听阈。每一种频率的声波都有其听阈和最大可听阈。每一频率的听阈和最大可听阈所包括的区域称为听域。

（四）前庭器官的主要功能

前庭器官包括椭圆囊、球囊（感受器是囊斑）和三个半规管（感受器是壶腹嵴），位于内耳迷路中。它们是人体对自身运动状态和头在空间位置的感受器，感受细胞都是毛细胞。

椭圆囊和球囊囊斑的适宜刺激分别是直线变速运动和头部位置的改变。半规管壶腹嵴的适宜刺激是旋转变速运动。当前庭器官中的毛细胞受到刺激而兴奋时，其传入冲动到达有关中枢，可引起机体一定的运动觉和位置觉，并同时反射性地引起骨骼肌的肌张力改变，以维持机体一定的姿势和平衡。前庭器官受刺激后产生的前庭反应包括姿势调节反射、眼震颤和自主性神经功能的改变。

三、自测试题

[A1 型题] 每一道试题配有 A、B、C、D、E 五个备选答案，请从中选择一个最佳答案。

1. 对感受器的一般生理特征，不正确的论述是（　　）

A. 感受器具有换能作用

B. 感受器只对适宜刺激发生反应

C. 感受器对刺激能产生适应

D. 受到刺激时可产生感受器电位

E. 感受器电位为局部电位

2. 有关感受器电位的描述，错误的是（　　）

A. 有"全或无"式的特点　　B. 可以总和　　　　　　C. 以电紧张方式扩布

D. 是感受器换能的基础　　　E. 为感觉神经末梢或感受细胞的局部电位

3. 关于感受器适应现象的叙述，错误的是（　　）

A. 刺激仍在持续，但传入冲动频率下降　　　　　B. 适应是感受器的特征之一

C. 适应就是疲劳　　　　　　　　　　　　　　　D. 适应有快慢之分

E. 内感受器一般为慢适应

4. 眼折光系统的作用是（　　）

A. 感受光刺激　　　　　　B. 能分辨物体的两点　　　　C. 产生色觉

D. 产生立体视觉　　　　　E. 使物体成像在视网膜上

5. 正常眼不需要任何调节能看清物体的最近距离为（　　）

A. 3m　　　　　　　　　　B. 4m　　　　　　　　　　　C. 5m

D. 6m　　　　　　　　　　E. 10m

6. 当眼视近物时，使光线聚焦在视网膜上，主要是通过调节（　　）

A. 晶状体曲率半径　　　　B. 房水折光率　　　　　　　C. 眼球前后径

D. 玻璃体折光率　　　　　E. 角膜曲率半径

7. 对于近点的叙述，不正确的是（　　）

A. 儿童近点较成年人近　　　　　　B. 老视眼的近点较正常人远

C. 远视眼的近点较正常人远　　　　D. 主要与晶状体的弹性有关

E. 近点越近，表明眼的调节能力越差

8. 正常时，强光照射一侧瞳孔的反应是（　　）

A. 两侧瞳孔扩大　　　　　B. 该侧瞳孔缩小　　　　　　C. 该侧瞳孔扩大

D. 对侧瞳孔缩小　　　　　E. 两侧瞳孔缩小

9. 视远物时，平行光线聚焦于视网膜之前的眼称为（　　）

A. 远视眼　　　　　　　　B. 近视眼　　　　　　　　　C. 散光眼

D. 老视眼　　　　　　　　E. 正视眼

10. 关于近视眼的叙述，错误的是（　　）

A. 近点较正常人远　　　　　　　　　　　　B. 远点较正常人近

C. 多数是由于眼球前后径过长　　　　　　　D. 成像于视网膜之前

E. 需戴凹透镜矫正

11. 视远物和近物都需要进行调节，称为（　　）

A. 远视眼　　　　　　　　B. 近视眼　　　　　　　　　C. 老视眼

D. 散光眼　　　　　　　　E. 正视眼

12. 老视发生的原因主要是（　　）

A. 角膜曲率改变　　　　　B. 角膜透明度改变　　　　　C. 晶状体弹性减弱

D. 晶状体透明度改变　　　E. 玻璃体老化

13. 近视与下列哪项无关（　　）

A. 眼折光系统的折光率过强　B. 视紫红质缺乏　　　　　C. 眼球前后径过长

D. 聚焦在视网膜之前　　　E. 近点远点都变近

14. 具有感光换能作用的结构是（　　）

A. 晶状体　　　　　　　　B. 玻璃体　　　　　　　　　C. 角膜

D. 房水　　　　　　　　　　E. 视网膜

15. 视网膜中央凹处集中的细胞是（　　）

A. 视杆细胞　　　　　　　B. 视锥细胞　　　　　　　C. 双极细胞

D. 神经节细胞　　　　　　E. 色素上皮细胞

16. 关于视网膜的感光细胞的叙述，正确的是（　　）

A. 存在视锥、视杆和神经节细胞

B. 视锥细胞内含视紫红质

C. 视锥细胞对光的敏感度差

D. 中央凹处视杆细胞分布密集

E. 视杆细胞主要感受强光刺激

17. 对于视杆细胞的叙述，错误的是（　　）

A. 其感光色素为视紫红质　　B. 无颜色感觉　　　　　　C. 光敏度高

D. 分辨率高　　　　　　　　E. 在视网膜周边部分布较多

18. 视黄醛是由下列哪种物质转变而来（　　）

A. 维生素 A　　　　　　　B. 维生素 B　　　　　　　C. 维生素 C

D. 维生素 D　　　　　　　E. 维生素 E

19. 根据视觉的三原色原理，视锥细胞特别敏感的颜色是（　　）

A. 红、黄、蓝　　　　　　B. 红、白、紫　　　　　　C. 红、绿、蓝

D. 黑、白、蓝　　　　　　E. 绿、黄、蓝

20. 关于对鼓膜传音功能的叙述，不正确的是（　　）

A. 鼓膜振动与声波振动同始同终

B. 咽鼓管阻塞时，可引起鼓膜内陷

C. 鼓膜有较小的失真度

D. 鼓膜—听骨链—前庭窗是声波传入内耳的最有效途径

E. 鼓膜损伤对声波的气传导影响不大

21. 声波振动由鼓膜经听骨链传向前庭窗时（　　）

A. 幅度减小，压强增大　　B. 幅度增大，压强增大　　C. 幅度减小，压强减小

D. 幅度增大，压强减小　　E. 幅度与压强不变

22. 正常情况下，声波传向内耳的主要途径是（　　）

A. 外耳道→鼓膜→蜗窗→内耳

B. 外耳道→鼓膜→听小骨→蜗窗→内耳

C. 外耳道→鼓膜→听小骨→前庭窗→内耳

D. 颅骨→鼓膜→内耳

E. 颅骨→内耳

23. 鼓膜穿孔或听小骨破坏可引起（　　）

A. 全聋　　　　　　　　　　B. 感音功能部分降低　　　C. 骨导功能降低

D. 气导功能降低　　　　　　E. 对听力没有影响

24. 有关耳蜗功能的叙述, 正确的是 ( )

A. 耳蜗基底膜上有听觉和位置觉感受器

B. 基底膜振动使毛细胞受刺激, 经换能后沿听神经传入中枢, 产生听觉

C. 高频声波引起的基底膜最大振幅在蜗顶

D. 基底膜振动的幅度及听神经兴奋的数目与声波的强弱无关

E. 耳蜗的主要功能是感受头部位置的改变

25. 对于行波学说, 不正确的叙述是 ( )

A. 不同频率的声波均可引起基底膜的行波传播

B. 低频声波最大振幅靠近基底膜顶部

C. 中频声波最大振幅靠近基底膜中部

D. 高频声波最大振幅发生在基底膜蜗顶部附近

E. 最大振幅的部位取决于声波频率

26. 耳蜗顶部受损时, 出现的听力障碍主要是 ( )

A. 高频听力   B. 中频听力   C. 高、中频听力

D. 中、低频听力   E. 低频听力

[A2 型题] 每一道试题以一个案例出现, 配有 A、B、C、D、E 五个备选答案, 请从中选择一个最佳答案。

27. 患者, 58 岁, 视近处物体不清, 最常见的原因是 ( )

A. 角膜屈率增大   B. 角膜透明度改变   C. 晶状体弹性变差

D. 房水循环不畅   E. 晶状体浑浊

28. 临床最少见的色盲是 ( )

A. 红绿色盲   B. 红色盲   C. 绿色盲

D. 全色盲   E. 蓝色盲

29. 飞机起飞降落过程中, 空姐向乘客递送糖果, 使其做吞咽动作其生理意义在于调节 ( )

A. 基底膜两侧压力平衡   B. 前庭膜两侧压力平衡   C. 鼓室与大气之间压力平衡

D. 中耳与内耳之间压力平衡   E. 前庭器官的功能

30. 某儿童在游乐场坐旋转椅时, 出现恶心, 呕吐, 眩晕, 皮肤苍白等现象, 最可能的原因是产生了 ( )

A. 低血压   B. 低血钙   C. 低血糖

D. 脑缺血   E. 前庭自主神经性反应

31. 当长时间刺激感受器时, 刺激虽然持续, 但传入纤维上的冲动频率却已经开始下降, 这种现象称为感受器的 ( )

A. 疲劳   B. 抑制   C. 适应

D. 阻滞   E. 衰减

[A3/ A4 型题] 每个案例下设若干道题, 请在每题的五个备选答案中选出最佳的一个。

（32～34 题共用题干）

患儿，男，5 岁，使用庆大霉素 12 天后，出现眩晕，耳鸣，听力减退等症状。

32. 患者可能因为使用药物后，损伤了第（　　）对脑神经

A. 第三对脑神经　　　　　　　B. 第五对脑神经　　　　　　　C. 第七对脑神经

D. 第八对脑神经　　　　　　　E. 第六对脑神经

33. 早期听力损害的特点为（　　）

A. 高频听力损失　　　　　　　B. 低频听力损失　　　　　　　C. 全频听力损失

D. 幻听　　　　　　　　　　　E. 以上全不对

34. 为避免出现这种情况发生，以下说法错误的是（　　）

A. 药物疗程不宜过长　　　　　B. 儿童老人慎用，特别是新生儿

C. 严格控制药物剂量　　　　　D. 听力损失者，应特别慎用

E. 以上全不对

[B 型题] 每组题对应同一组备选答案，每个题干对应一个正确的备选答案，备选答案可以重复选择或不选。

（35～37 题共用备选答案）

A. 螺旋器　　　　　　　　　　B. 视锥细胞　　　　　　　　　C. 视杆细胞

D. 双极细胞　　　　　　　　　E. 半规管

35. 听觉感受器是（　　）

36. 缺乏维生素 A，主要是影响（　　）的功能

37. 适宜刺激为正负角加速运功的感受器是（　　）

（38～40 题共用备选答案）

A. 瞳孔大小　　　　　　　　　B. 晶状体的弹性　　　　　　　C. 角膜表面的曲率半径

D. 玻璃体的折光指数　　　　　E. 房水的折光指数

38. 近点只要取决于（　　）

39. 眼的调节能力主要取决于（　　）

40. 进入眼的光线量取决于（　　）

四、自测试题答案

1. B　　2. A　　3. C　　4. E　　5. D　　6. A　　7. E　　8. E　　9. B　　10. A

11. A　12. C　13. B　14. E　15. B　16. C　17. D　18. A　19. C　20. E

21. A　22. C　23. D　24. B　25. D　26. E　27. C　28. D　29. C　30. E

31. C　32. D　33. A　34. E　35. A　36. C　37. E　38. B　39. B　40. A

第十章 神经系统的功能

一、学习目标

（一）掌握

1. 神经元的功能；神经纤维传导兴奋的特征；突触的概念及基本结构；突触传递过程。
2. 反射的概念；反射弧中枢部分兴奋的传递。
3. 特异投射系统和非特异投射系统的特点和功能；视、听和味觉的代表区；内脏痛的特征与牵涉痛。
4. 骨骼肌的牵张反射。
5. 交感与副交感神经的结构和功能特征。

（二）熟悉

1. 感觉传入通路。
2. 脑干对肌紧张的调节；基底神经节对躯体运动的调节；小脑的功能。
3. 自主神经的递质、纤维分类及其受体。

（三）了解

1. 中枢抑制。
2. 睡眠的两种时相及其意义。
3. 大脑皮层的语言功能，脑电图的正常波形及其意义。

二、学习要点

神经系统是调节人体生理功能最重要的结构，神经系统在人体生理功能调节中起主导作用。

（一）中枢神经活动的一般规律

1. 神经元结构

神经元由胞体和突起（包括树突与轴突）两部分组成，轴突以及感觉神经元的长树突外面包以髓鞘或神经膜成为神经纤维。神经元是神经系统结构和功能的基本单位，其基本功能是接受刺激和传递信息。

2. 神经纤维的功能

（1）传导神经冲动：神经纤维传导兴奋具有生理完整性、绝缘性、双向性和相对不疲劳性等特征。

（2）运输物质（轴浆运输）：对维持神经元的正常结构和功能有着重要意义。

（3）营养性作用：神经末梢能经常性释放某些物质，持续地调节受支配组织的代谢活动，影响其结构、生化和生理功能。神经的营养性作用与神经传导冲动无关。

3. 突触与突触传递

突触是指神经元之间或神经元与效应细胞之间相互接触并传递信息的部位。传出神经元与效应器细胞之间的突触也称为接头。突触传递是指突触前神经元的信息传递到突触后神经元的过程。突触可分为化学性突触和电突触两类，前者又分为定向性突触和非定向性突触。经典的突触为定向性化学性突触。

（1）突触的结构

包括突触前膜、突触间隙与突触后膜三部分构成。突触前膜轴浆内含有大量的囊泡（突触小泡），内含神经递质。突触后膜上有相应的受体、多种离子通道和水解神经递质的酶。

（2）突触兴奋的传递

经典的化学性突触传递是一个电—化学—电的过程。当神经冲动传到神经末梢时，使突触前膜上电压门控式钙通道开放，细胞外液中的 Ca^{2+} 进入突触前膜，促进突触小泡与前膜接触、融合和胞裂，通过出胞作用释放神经递质。递质释放到突触间隙后，经扩散到达突触后膜，作用于突触后膜上的特异性受体，形成递质－受体复合物，引起后膜对某些离子通透性发生改变，使某些带电离子进出后膜，导致突触后膜发生一定程度的去极化或超极化。

发生在突触后膜上的电位变化称为突触后电位。包括：①兴奋性突触后电位（excitatory postsynaptic potential，EPSP），是由兴奋性递质引起的突触后膜去极化的电位变化。②抑制性突触后电位（inhibitory postsynaptic potential，IPSP），是由抑制性递质引起的突触后膜超极化的电位变化。

（3）突触后神经元的兴奋与抑制

EPSP 和 IPSP 都是一种局部电位，可以总和。EPSP 总和可使突触后神经元易于爆发动作电位，这种作用称为易化；IPSP 总和使突触后神经元产生抑制效应。一个突触后神经元常与多个突触前神经元的末梢构成突触，产生的突触后电位既有 EPSP，也有 IPSP。突触后神经元是兴奋还是抑制及其程度取决于同时产生的 EPSP 和 IPSP 的代数和。

4. 神经递质

神经递质是指由突触前神经元合成并在末梢处释放，能特异性作用于突触后神经元或效应器细胞膜上的受体，并使突触后神经元或效应器细胞产生一定效应的信息传递物质。化学性突触的传递过程，必须有神经递质的参与。

（1）外周神经递质

主要有 ACh 和去甲肾上腺素。近年来还在胃肠道发现有嘌呤类或肽类神经递质，可影响胃肠道平滑肌的活动（见后述）。

（2）中枢神经递质

主要有乙酰胆碱、单胺类、氨基酸类和肽类。此外，中枢神经系统中的腺苷、一氧化氮、一氧化碳、组胺等也可能属于神经递质。

中枢胆碱能系统几乎参与神经系统的所有功能，包括学习和记忆、觉醒与睡眠、感觉与运动、内脏活动以及情绪等多方面的调节活动。

单胺类递质包括去甲肾上腺素、肾上腺素、多巴胺、5-羟色胺和组胺等。在中枢，以去甲肾上腺素为递质的去甲肾上腺素能神经元的功能主要涉及心血管活动、情绪、体温、摄食和觉醒等方面的调节；以肾上腺素为递质的肾上腺素能神经元可能参与心血管活动的调节；中枢内多巴胺系统主要参与对躯体运动、精神情绪活动、垂体内分泌功能及心血管活动等的调节；5-羟色胺在中枢的功能主要是调节痛觉与镇痛、精神情绪、睡眠、体温、性行为、垂体内分泌、心血管调节和躯体运动等功能活动；中枢组胺系统可能与觉醒、性行为、腺垂体激素分泌、血压、饮水和痛觉等调节有关。

5. 反射中枢

反射中枢是指中枢神经系统中调节某一特定生理功能的神经元群。

（1）中枢神经元的联系方式

1）单线式联系　很少见。

2）辐散和聚合式联系　辐散式联系能使与之相联系的许多神经元同时兴奋或抑制，在传入通路中较多见；聚合式联系能使许多神经元的作用在同一神经元上发生整合，在传出通路中较为多见。

3）链锁式和环式联系　链锁式联系，在空间上可扩大作用范围；环式联系或因负反馈而使活动及时终止，或因正反馈而使兴奋增强和延续。刺激已经停止，传出通路上冲动发放仍能继续一段时间，这种现象称为后发放或后放电。

（2）中枢兴奋传递的特征

包括：①单向传递；②中枢延搁；③总和；④后发放；⑤兴奋节律的改变；⑥兴奋的局限化和扩散；⑦对内环境变化敏感和易疲劳性。

（3）中枢抑制

1）突触后抑制　是指通过抑制性中间神经元释放抑制性递质，使突触后神经元产生IPSP而发生抑制。可分为传入侧支性抑制和回返性抑制，传入侧支性抑制能使不同中枢之间的活动得到协调，回返性抑制的意义在于及时终止运动神经元的活动，或者使同一中枢内许多神经元的活动同步化。

2）突触前抑制　是指通过改变突触前膜的活动，使其兴奋性递质释放减少，从而引起突触后神经元的抑制。其结构基础是轴-轴式突触。突触前抑制对感觉传入活动的调节具有重要作用。

（二）神经系统的感觉功能

各种感觉的产生都是由感受器、特定的感觉传入通路以及相应的感觉中枢共同协调完成的。

1. 感觉传入通路

（1）躯干和四肢的温度觉、痛觉和粗略触－压觉的传入通路

该传导通路的第一级神经元为脊神经节细胞，第二级神经元为脊髓后角神经元，由此发出的纤维交叉至对侧后，上行组成脊髓丘脑侧束和脊髓丘脑前束，第三级神经元在丘脑特异感觉接替核，由此发出的纤维经内囊投射到大脑皮层中央后回和中央旁小叶。

（2）头面部的温度觉、痛觉和粗略触－压觉的传入通路

该传导通路的第一级神经元胞体为三叉神经节细胞，第二级神经元在脑神经核；由此发出的纤维交叉至对侧，组成三叉丘脑束，第三级神经元在丘脑特异感觉接替核，由此发出的纤维经内囊投射到大脑皮层中央后回。

（3）本体感觉和精细触－压觉的传入通路

该传导通路的第一级神经元为脊神经节细胞，其中枢突经脊神经后根进入脊髓后，组成薄束和楔束上行，终止于延髓下部薄束核和楔束核的第二级神经元；由此发出的纤维交叉至对侧，组成内侧丘系，上行终止于丘脑的特异感觉接替核的第三级神经元；由此发出的纤维经过内囊，主要投射到大脑皮层中央后回和中央旁小叶，部分投射至中央前回。

2. 感觉投射系统

（1）特异投射系统　是指丘脑特异感觉接替核及其投射至大脑皮层的神经通路。它们投向大脑皮层的特定区域，与大脑皮层具有点对点的投射关系，引起特定感觉。

（2）非特异投射系统　是指丘脑非特异感觉接替核及其投射至大脑皮层的神经通路。该系统一方面经多次换元弥散性投射到大脑皮层的广泛区域，因而与大脑皮层不具有点对点的投射关系，另一方面通过脑干网状结构，间接接受来自感觉传导通路第二级神经元侧支的纤维投射。由于该系统没有专一的感觉传导功能，因而不能引起各种特定感觉，主要起维持和改变大脑皮层兴奋状态的作用。

3. 大脑皮层感觉代表区

大脑皮层是产生感觉的最高级中枢，存在着不同的感觉代表区。

（1）体表感觉区　有第一感觉区和第二感觉区

第一感觉区位于中央后回，感觉定位明确而且清晰。其感觉投射特点是：①上下倒置，但头面部是正的；②左右交叉；③身体各部分投射区的大小取决于该部感觉的灵敏程度。第二感觉区位于中央前回与岛叶之间，此区的投射空间分布是正立的、双侧性、定位性差，仅对感觉作粗糙分析，可能与痛觉有关。

（2）本体感觉代表区　位于中央前回既是运动区，也是本体感觉代表区。

（3）内脏感觉代表区　混杂于体表第一感觉区和第二感觉区感觉区。边缘系统等皮层部位也与内脏感觉有关。

（4）视觉代表区　在大脑半球内侧面枕叶皮层距状裂的上、下缘。来自两眼鼻侧视网膜的传入纤维交叉形成视交叉，来自两眼颞侧的传入纤维则不交叉。因此，双眼右侧视网膜的传入纤维投射到右侧枕叶皮层；双眼左侧视网膜的传入纤维投射到左侧枕叶皮层。

（5）听觉代表区　位于颞叶的颞横回和颞上回，投射为双侧性。

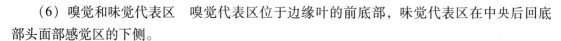

（6）嗅觉和味觉代表区　嗅觉代表区位于边缘叶的前底部，味觉代表区在中央后回底部头面部感觉区的下侧。

4. 痛觉

痛觉是指人体受到伤害性刺激时产生的一种不愉快的感觉，通常伴有情绪变化和自主神经反应。痛觉感受器是游离的感觉神经末梢。任何刺激只要达到一定强度成为伤害性刺激时，就会引起痛觉。组胺可能是体内引起痛觉的自然刺激物。

（1）躯体痛　包括体表痛和深部痛。发生在体表某处的痛感称为体表痛，分为快痛和慢痛。快痛的感觉清楚，定位明确，发生消失快，一般不伴有明显的情绪变化；慢痛的感觉比较模糊，定位不精确，痛的发生和消退都比较缓慢，往往伴有明显的情绪反应。发生在躯体深部，如骨、关节、骨膜、肌腱、韧带和肌肉等处的痛觉称为深部痛。深部痛的特点是定位不明确，可伴有自主神经反应。

（2）内脏痛　内脏痛具有以下特点：①定位不准确，这是内脏痛的最主要特点；②发生缓慢，持续时间较长；③对扩张性刺激或牵拉性刺激十分敏感，而对切割、烧灼等刺激不敏感（如胃、肠、胆囊等中空内脏器官）；④常伴有明显的情绪活动和一些自主神经反应，如恶心、呕吐和心血管及呼吸活动的改变；⑤可发生牵涉痛。

内脏疾患能引起邻近体腔壁骨骼肌的痉挛和疼痛，胸膜或腹膜受到炎症等刺激时也可因体腔壁浆膜受到刺激而产生疼痛。这种现象称为体腔壁痛，通常归于内脏痛。

某些内脏疾病往往引起一些特定的体表部位感觉疼痛或痛觉过敏的现象，称为牵涉痛。了解牵涉痛的部位对诊断某些内脏疾病具有重要参考价值。

（三）神经系统对躯体运动的调节

1. 脊髓对躯体运动的调节

脊髓是躯体运动调节中最基本的反射中枢。脊髓前角主要有 α 和 γ 运动神经元，由一个 α 运动神经元及其所支配的全部肌纤维组成的功能单位，称为运动单位。

（1）牵张反射　牵张反射是指骨骼肌受外力牵拉而伸长时，引起受牵拉的同一肌肉收缩的反射性活动。①腱反射：是指快速牵拉肌腱时发生的牵张反射，表现为被牵拉肌肉迅速而明显地缩短。临床上常检查腱反射来了解神经系统的功能状态。②肌紧张：是指缓慢持续地牵拉肌腱所发生的牵张反射，表现为受牵拉的肌肉轻度而持续地收缩，阻止肌肉被拉长。人类抗重力肌主要是伸肌，故肌紧张主要表现在伸肌。肌紧张是维持躯体姿势最基本的反射活动，是姿势反射的基础。

牵张反射反射弧的显著特点是感受器和效应器都在同一块肌肉中。感受器是肌肉中的肌梭，能感受肌肉长度的变化，其传入冲动可加强牵张反射。另一种牵张感受装置称为腱器官，它感受肌张力的变化，其作用是抑制牵张反射。

（2）脊休克　是指人和动物在脊髓与高位中枢之间突然离断后，断面以下反射活动能力暂时丧失而进入无反应状态的现象。脊休克过后，一些脊髓反射可逐渐恢复，但恢复的反射活动并不完善。离断水平以下的知觉和随意运动能力将永远丧失。脊休克的产生与恢复说明：①脊髓是躯体运动最基本的反射中枢，可单独完成一些简单的反射；②在正常情况下脊

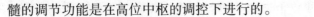

髓的调节功能是在高位中枢的调控下进行的。

2. 脑干对肌紧张的调节作用

脑干既有加强肌紧张的易化区，也有抑制肌紧张的抑制区。易化区的范围较广，抑制区较小。与抑制区相比，易化区的活动较强，在肌紧张平衡调节中略占优势。

除脑干外，大脑皮层运动区、纹状体、小脑前叶蚓部等区域也有抑制肌紧张的作用；而前庭核、小脑前叶两侧部等部位则有易化肌紧张的作用。这些区域的功能可能都是通过脑干网状结构内的抑制区和易化区来完成的。

去大脑僵直是一种增强的牵张反射。动物实验中，在中脑上、下丘之间切断脑干，动物会出现伸肌（抗重力肌）肌紧张亢进的现象，表现为四肢伸直、头尾昂起、脊柱挺硬等。去大脑僵直的发生是由于切断了高位中枢与脑干网状结构的联系，造成脑干网状结构易化区活动相对占优势的结果。人类出现去大脑僵直往往提示病变已严重侵犯脑干，是预后不良的信号。

3. 小脑对躯体运动的调节

（1）维持身体平衡　这主要是前庭小脑的功能。

（2）调节肌紧张　这主要是脊髓小脑的功能。人类小脑抑制肌紧张的作用较弱，而易化肌紧张的作用较强。

（3）协调随意运动　这主要是皮层小脑和脊髓小脑半球中间部的功能。临床上，小脑损伤的患者，会出现小脑性共济失调，随意运动的力量、方向及准确度将发生变化，动作不是过度就是不及，行走摇晃，步态蹒跚；同时还可出现意向性震颤、肌张力减退和肌无力等症状。

4. 基底核对躯体运动的调节

基底核对随意运动的产生和稳定、肌紧张的调节、本体感受传入冲动信息的处理等可能有关。此外，基底核中某些核团还参与自主神经活动的调节、感觉传入、行为和学习记忆等功能活动。基底核损害的主要表现可分为两大类：①肌紧张过强而运动过少，如震颤麻痹；②紧张肌不全而运动过多，如舞蹈病。

5. 大脑皮层对躯体运动的调节

大脑皮层是调节躯体运动的最高级中枢，对运动的发动起重要作用。

（1）大脑皮层的主要运动区

包括中央前回（4区）和运动前区（6区），是控制躯体运动最主要的区域。具有以下功能特征：①上下倒置，但头面部是正的；②左右交叉，即一侧运动区支配对侧肢体的运动；③支配身体各部分投影区的大小与各部形体大小无关，而取决于其功能的重要性和复杂程度。

（2）运动传导通路

随意运动的传出通路由大脑皮层发出的运动信号下行通路主要有皮层脊髓束和皮层脑干束。皮层脊髓束中包括：①皮层脊髓侧束，主要控制四肢远端肌肉，与精细的、技巧性的运动有关；②皮层脊髓前束，主要控制躯干以及四肢近端的肌肉，与姿势的维持和粗大运动动作有关。皮层脑干束：下行纤维分别终止于双侧脑神经的躯体运动核，但其中面神经核的下部和舌下神经核，只接受对侧皮层脑干束的纤维。脑神经躯体运动核发出的纤维支配头、颈、咽、喉等部的骨骼肌。

此外，还有一些起源于运动皮层的纤维以及上述通路的侧支，经脑干某些核团接替后形成：①顶盖脊髓束、网状脊髓束和前庭脊髓束，参与四肢近端肌肉的粗略运动和姿势的调节；②红核脊髓束，可能参与四肢远端肌肉的精细运动的调节。

（四）神经系统对内脏活动的调节

内脏运动神经（又称自主神经）包括交感神经和副交感神经，其主要功能是调节内脏和心血管的活动以及腺体的分泌。

1. 自主神经的结构特征

包括有：①神经纤维从低级中枢到效应器，有节前和节后两级神经元。②交感神经节前纤维短，节后纤维长；副交感神经节前纤维长，节后纤维短。③多数组织器官都接受交感神经和副交感神经双重支配。但有些器官如肾上腺髓质（接受交感神经节前纤维的支配）、汗腺、竖毛肌、皮肤和肌肉的血管等，只接受交感神经单一支配。

2. 自主神经的功能特征

包括有：①紧张性支配，即交感神经和副交感神经持续对效应器发放低频率神经冲动，使效应器经常维持一定的活动状态。②交感神经和副交感神经功能往往相互拮抗。③交感神经效应作用较广泛，副交感神经作用较局限。④受效应器功能状态影响。⑤活动不受意识控制。

3. 自主神经的主要功能与生理意义

（1）自主神经的主要功能（表10-1）。

表 10-1　自主神经的主要功能

器官	交感神经	副交感神经
循环器官	心率加快、心肌收缩力加强，腹腔内脏、皮肤、唾液腺、外生殖器的血管收缩，骨骼肌血管收缩（肾上腺素能受体）或舒张（胆碱能受体）	心率减慢、心房收缩力减弱，少数器官（如外生殖器）血管舒张
呼吸器官	支气管平滑肌舒张	支气管平滑肌收缩，促进腺体分泌
消化器官	抑制胃肠运动和胆囊活动，促进括约肌收缩，抑制消化腺分泌（但使唾液腺分泌黏稠唾液）	促进胃肠运动和胆囊收缩，促进消化腺分泌，促进括约肌舒张、使唾液腺分泌稀薄唾液
泌尿生殖器官	尿道内括约肌收缩、逼尿肌舒张，有孕子宫收缩、无孕子宫舒张，促进肾小管的重吸收	尿道内括约肌舒张、逼尿肌收缩
眼	瞳孔开大肌收缩，瞳孔开大睫状肌舒张，睫状小带拉紧	瞳孔括约肌收缩，瞳孔缩小睫状肌收缩，睫状小带放松促进泪腺分泌

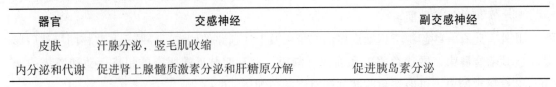

器官	交感神经	副交感神经
皮肤	汗腺分泌，竖毛肌收缩	
内分泌和代谢	促进肾上腺髓质激素分泌和肝糖原分解	促进胰岛素分泌

（2）自主神经的生理意义

交感神经系统活动比较广泛，由于机体突然受到强烈的有害刺激，使交感神经－肾上腺髓质系统的活动增强的适应性的反应，称为应急反应。因此，交感神经的意义主要是动员机体潜在力量，提高适应能力，以应付环境的急骤变化。

副交感神经系统的作用相对比较局限，其意义主要在于促进消化、积蓄能量，加强排泄功能，使机体尽快休整恢复，保证机体安静时基本生命活动的正常进行。

4. 自主神经的递质、纤维分类及其受体

（1）自主神经的递质

主要有乙酰胆碱和去甲肾上腺素；受体主要有胆碱受体和肾上腺素受体，前者能与乙酰胆碱结合并产生生物效应，后者能与去甲肾上腺素或肾上腺素结合并产生生物效应。

（2）自主神经纤维

分为两大类，以乙酰胆碱为递质的神经纤维称为胆碱能纤维，以去甲肾上腺素为递质的神经纤维称为肾上腺素能纤维。胆碱能纤维包括全部自主神经的节前纤维、大多数副交感节后纤维（除少数释放肽类或嘌呤类递质的纤维外）、少数交感节后纤维（如支配汗腺的交感节后纤维和支配骨骼肌血管的交感舒血管纤维）。支配骨骼肌的躯体运动神经纤维也是胆碱能纤维。大部分交感节后纤维（除支配汗腺和骨骼肌血管的交感节后胆碱能纤维外）都属于肾上腺素能纤维。

（3）胆碱受体及其效应

1）毒蕈碱受体（M 受体）　能与毒蕈碱结合并产生生物效应。分布于大多数副交感节后纤维和交感节后胆碱能纤维所支配的效应器细胞膜上。乙酰胆碱与 M 受体结合后，可引起心脏活动抑制，支气管和消化管平滑肌、膀胱逼尿肌收缩，瞳孔缩小，消化腺和汗腺分泌增加，骨骼肌血管舒张等。这些作用称为毒蕈碱样作用（M 样作用）。M 样作用可被阿托品阻断。

2）烟碱受体（N 受体）　能与烟碱结合并产生生物效应。N 受体分为两种亚型：N_1 受体分布于神经节突触后膜上，N_2 受体分布于神经－骨骼肌接头终板膜上。乙酰胆碱与 N_1 受体结合，能兴奋自主神经节后神经元；与 N_2 受体结合，能引起骨骼肌兴奋和收缩。六烃季胺主要阻断 N_1 受体的作用，十烃季胺主要阻断 N_2 受体的作用，筒箭毒碱既可阻断 N_1 受体、也可阻断 N_2 受体的作用。

（4）肾上腺素受体

1）α 受体　主要分布在血管、子宫平滑肌、瞳孔等处。儿茶酚胺与 α 受体结合后所产生的平滑肌效应主要是兴奋性的，如血管、子宫平滑肌与瞳孔开大肌收缩等，但对小肠为抑制性效应，使小肠平滑肌舒张。酚妥拉明主要是阻断 $α_1$ 受体。

2）β受体 可分为β₁和β₂两种。β₁受体分布于心脏组织中，其效应表现为兴奋心脏。β₂受体分布于支气管、胃、肠、子宫及许多血管平滑肌细胞上，具有抑制作用，其效应表现为作用是使这些平滑肌舒张。普萘洛尔（心得安）对β₁和β₂两种受体都有阻断作用。阿替洛尔主要阻断β₁受体，丁氧胺则主要阻断β₂受体。

5. 各级中枢对内脏活动的调节

脊髓是某些内脏反射活动的初级中枢。但平时这些反射活动受高位脑中枢的控制。

脑干具有许多重要的内脏活动中枢。许多生命现象（如循环、呼吸、消化等）的基本反射中枢都位于延髓，中脑有瞳孔对光反射中枢，脑桥有呼吸调整中枢、角膜反射中枢等。

下丘脑是调节内脏活动的较高级中枢，其主要功能有：调节体温、水平衡，调节腺垂体和神经垂体激素的分泌，控制生物节律，调节摄食行为以及产生某些行为的欲望，如食欲、渴觉和性欲等，还参与睡眠、情绪反应等。

边缘系统是调节内脏活动的重要中枢，而且与学习和记忆功能也有关。新皮层与内脏活动也有关系。

（五）脑电活动、睡眠与觉醒、脑的高级功能

1. 脑电活动

将引导电极安置在颅外皮肤表面，通过脑电图机记录出的大脑皮层的自发电位活动的图形，称为脑电图。脑电图的基本波形与出现时状态：α波在清醒、安静、闭眼及正常血糖范围出现；β波在睁眼或大脑皮层处于紧张活动状态出现；θ波在困倦时出现；δ波在入睡或极度疲劳、麻醉等状态出现。

脑电图对某些疾病，如癫痫、脑炎、颅内占位性病变（如肿瘤）等有一定的诊断意义。尤其对癫痫有较重要的诊断价值。

2. 觉醒和睡眠

觉醒和睡眠是一种昼夜交替进行的节律性生理活动，是人类生存的必要条件。脑干网状结构上行激动系统对觉醒状态的维持发挥着重要作用，脑干网状结构乙酰胆碱递质系统可能与其上行唤醒作用有关。睡眠可分为慢波睡眠和快波睡眠两个时相。

慢波睡眠的脑电波特征表现为同步化慢波。慢波睡眠时可出现下列生理功能变化：①视、听、嗅、触等感觉功能暂时减退；②骨骼肌反射及肌紧张减弱；③伴有一系列自主神经功能的改变，如血压下降、心率减慢、代谢率降低等表现。慢波睡眠中耗氧量下降（但脑的耗氧量不变），腺垂体生长激素分泌明显增多，因此，慢波睡眠有利于促进生长和体力恢复。

快波睡眠的脑电波特征表现为不规则的β波，与觉醒时很难区别。但人的各种感觉功能进一步减退，骨骼肌几乎完全松弛，睡眠更深，唤醒阈升高。故快波睡眠也称为异相睡眠。异相睡眠期间可出现眼球快速运动，所以快波睡眠又称为快速眼球运动睡眠。做梦也是异相睡眠的特征之一。异相睡眠中脑内蛋白质合成加快，与幼儿神经系统的成熟有密切的关系，可能有利于建立新的突触联系，促进学习记忆和精力恢复。但异相睡眠期间出现的一些阵发性表现，可能与某些疾病在夜间突然发作有关，如心绞痛、哮喘、阻塞性肺气肿的缺氧

发作等。

3. 条件反射

大脑皮层活动的基本方式。条件反射是机体在后天生活过程中，在非条件反射的基础上，于一定条件下建立起来的一类反射。引起非条件反射的刺激称为非条件刺激；与某一非条件反射无关刺激称为无关刺激；由条件刺激引起的反射即称为条件反射。条件反射形成的基本条件是无关刺激与非条件刺激在时间上的结合，这一过程称为强化。条件反射的建立，大大提高了机体活动的预见性、灵活性和精确性，增强了机体的适应能力。

4. 学习与记忆

是脑的高级功能之一。学习可分为非联合型学习和联合型学习两大类，记忆分为短时程记忆和长时程记忆两大类。

5. 语言功能

人类大脑皮层的语言功能具有一定的分区，皮层损伤的部位不同，会出现不同表现的语言功能障碍。脑的高级功能向一侧大脑半球集中的现象称为一侧优势，这侧大脑半球称为优势半球。大部分人的语言功能优势半球在左侧。一侧优势的现象为人类所特有。

三、自测试题

[A1 型题] 每一道试题配有 A、B、C、D、E 五个备选答案，请从中选择一个最佳答案。

1. 神经系统实现其调节功能的基本方式是 （　）

A. 兴奋和抑制　　　　　　B. 感受和处理信息　　　　　C. 条件反射和非条件反射

D. 正反馈和负反馈　　　　E. 产生和传导兴奋

2. 以下哪项不属于局部电位 （　）

A. 兴奋性突触后电位　　　B. 锋电位　　　　　　　　　C. 感受电位

D. 抑制性突触后电位　　　E. 终板电位

3. 神经元与神经元之间最基本的联系方式是 （　）

A. 化学性突触　　　　　　B. 缝隙连接　　　　　　　　C. 运动终板

D. 电突触　　　　　　　　E. 轴浆运输

4. 下列关于突触传递的叙述，错误的是 （　）

A. 突触前神经元释放神经递质

B. 突触后膜有与递质结合的相应受体

C. Ca^{2+} 在突触传递中有重要作用

D. 突触传递对内环境不敏感

E. 经典的突触传递是一个电—化学—电的过程

5. 触发神经末梢突触前膜释放递质的离子是 （　）

A. Na^+　　　　　　　　　B. K^+　　　　　　　　　　C. Cl^-

D. Ca^{2+}　　　　　　　　E. Mg^{2+}

6. Ca^{2+} 主要对神经递质的哪个过程起作用（　　）

A. 合成　　　　　　　　B. 储存　　　　　　　　C. 释放

D. 清除　　　　　　　　E. 失活

7. EPSP 的产生是由于突触后膜（　　）

A. Na$^+$ 内流　　　　　　B. Cl$^-$ 内流　　　　　　C. Ca^{2+} 内流

D. K$^+$ 外流　　　　　　E. Na$^+$ 外流

8. IPSP 的产生是由于突触后膜（　　）

A. Na$^+$ 内流　　　　　　B. Cl$^-$ 内流　　　　　　C. Ca^{2+} 内流

D. K$^+$ 外流　　　　　　E. Na$^+$ 外流

9. 关于兴奋性突触传递过程的叙述，错误的是（　　）

A. 突触前轴突末梢去极化

B. Ca^{2+} 由间隙进入突触前膜内

C. 突触囊泡释放递质，并与突触后膜受体结合

D. 突触后膜对 Na$^+$、K$^+$，特别是对 K$^+$ 的通透性提高

E. 突触后膜去极化电位达到阈电位时，引起突触后神经元兴奋

10. 不属于突触传递特征的是（　　）

A. 单向传递　　　　　　B. 中枢延搁　　　　　　C. 总和现象

D. 易疲劳性　　　　　　E. 相对不疲劳性

11. 多个兴奋性突触同时释放递质引起后神经元兴奋的现象称为（　　）

A. 单向传递　　　　　　B. 中枢延搁　　　　　　C. 总和现象

D. 易疲劳性　　　　　　E. 后发放

12. 下列关于递质的叙述，错误的是（　　）

A. 分为外周递质和中枢递质

B. 外周递质主要包括去甲肾上腺素和乙酰胆碱

C. 中枢神经元轴突末梢释放相同的递质

D. 递质的释放以出胞形式进行

E. 递质合成后储存于突触小泡内

13. 关于反射中枢的叙述，下列哪项是正确的（　　）

A. 反射中枢是反射弧结构以外的神经细胞群

B. 一种功能活动只由一个神经细胞群调节

C. 调节某一种功能活动的中枢集中在某一局限区域

D. 脑为高级中枢，初级中枢全部在脊髓

E. 调节同一种功能活动的初级中枢与高级中枢之间存在必然联系

14. 关于兴奋在中枢传递的叙述，下列哪项正确（　　）

A. 可双向传递　　　　　　B. 不易疲劳　　　　　　C. 有中枢延搁

D. 不能总和　　　　　　　E. 刺激停止后，传出冲动立即停止

15. 反射时间的长短主要取决于 （　）

A. 刺激的强弱　　　　　　B. 感受器的敏感性　　　　C. 神经纤维传导速度

D. 中枢突触的多少　　　　E. 神经末梢递质释放量

16. 反射活动后发放现象的结构基础是神经元之间的 （　）

A. 链锁式联系　　　　　　B. 环路式联系　　　　　　C. 辐散式联系

D. 聚合式联系　　　　　　E. 侧支式联系

17. 下列哪项不是突触后电位的特征 （　）

A. 不能远传　　　　　　　B. 具有"全或无"的特性　　C. 有空间总和

D. 有时间总和　　　　　　E. 有去极化和超极化两种

18. 关于中枢抑制的叙述，正确的是 （　）

A. 中枢抑制必须由抑制性神经元引起

B. 中枢抑制是一个被动过程

C. 抑制过程不能扩散

D. 突触后抑制属于超极化抑制

E. 突触前抑制是由于突触后膜产生了 IPSP

19. 突触前抑制的结构基础是 （　）

A. 轴 – 树突触　　　　　　B. 轴 – 体突触　　　　　　C. 轴 – 轴突触

D. 体 – 树突触　　　　　　E. 体 – 体突触

20. 突触后抑制的产生是由于 （　）

A. 突触前轴突末梢超极化

B. 突触前轴突末梢一种去极化抑制

C. 突触前轴突末梢释放抑制性递质

D. 突触后膜的兴奋性发生改变

E. 突触后膜产生了 IPSP

21. 有关神经递质的叙述，错误的是 （　）

A. 由神经纤维末梢释放　　B. 在神经元胞体合成　　　C. 经血液运输到效应器

D. 与相应受体结合后才能发挥作用

E. 一个神经元内可以存在两种或两种以上的递质

22. 有关大脑皮层感觉机能定位的描述，错误的是 （　）

A. 皮层感觉区主要在中央后回

B. 所有感觉传入纤维都投射到对侧皮质

C. 投射区的整体空间分布呈倒立状

D. 投射区的大小与感觉灵敏度呈正相关

E. 第一体感区产生的感觉明确而清晰

23. 丘脑特异性投射系统的主要作用是 （　）

A. 协调肌紧张　　　　　　B. 维持觉醒　　　　　　　C. 调节内脏功能

D. 引起特定的感觉　　　　E. 引起牵涉痛

24. 丘脑的非特异投射系统的主要作用是（　　）

A. 引起特定感觉　　　　　　B. 引起牵涉痛　　　　　　C. 调节内脏活动

D. 维持睡眠状态　　　　　　E. 维持大脑皮质兴奋状态

25. 左侧大脑皮层中央后回受损，引起躯体感觉障碍的部位是（　　）

A. 右侧躯体　　　　　　　　B. 左侧躯体　　　　　　　C. 左侧头面部

D. 右侧头面部　　　　　　　E. 双侧肢体

26. 一侧皮质枕叶受损时会发生（　　）

A. 同侧眼盲　　　　　　　　B. 对侧眼盲　　　　　　　C. 两眼同侧偏盲

D. 两眼对侧偏盲　　　　　　E. 两眼全盲

27. 不易引起内脏痛的刺激是（　　）

A. 机械牵拉　　　　　　　　B. 炎症　　　　　　　　　C. 缺血

D. 切割　　　　　　　　　　E. 痉挛

28. 关于内脏痛的特征，正确的是（　　）

A. 定位清晰　　　　　　　　B. 对刺激分辨力差　　　　C. 发生迅速

D. 持续时间短暂　　　　　　E. 都伴有牵涉痛

29. 内脏痛的主要特点之一是（　　）

A. 对刺激性质的分辨能力强　B. 对电刺激敏感　　　　　C. 对牵拉刺激不敏感

D. 定位不精确　　　　　　　E. 必有牵涉痛

30. 脊髓前角 γ - 运动神经元的作用是（　　）

A. 使梭外肌收缩　　　　　　B. 维持肌紧张　　　　　　C. 使腱器官兴奋

D. 抑制牵张反射　　　　　　E. 调节肌梭的敏感性

31. 脊髓前角运动神经元轴突末梢释放的递质是（　　）

A. 乙酰胆碱　　　　　　　　B. 去甲肾上腺素　　　　　C. 5 - 羟色胺

D. 多巴胺　　　　　　　　　E. 内啡肽

32. 维持躯体运动的最基本反射是（　　）

A. 屈肌反射　　　　　　　　B. 肌紧张　　　　　　　　C. 对侧伸肌反射

D. 腱反射　　　　　　　　　E. 节间反射

33. 有关牵张反射的叙述，错误的是（　　）

A. 可分为肌紧张和腱反射

B. 感受器和效应器在同一块肌肉上

C. γ 运动神经元的功能是调节肌梭的敏感性

D. 正常肌紧张维持取决于重力的作用

E. 腱器官的作用是抑制牵张反射

34. 当 α 运动神经元兴奋时可引起（　　）

A. 肌梭敏感性提高　　　　　B. 梭外肌收缩　　　　　　C. 梭内肌收缩

D. 腱反射减弱　　　　　　　E. 肌紧张消失

35. 脑干网状结构对肌张力的调节作用是（　　）

A. 抑制　　　　　　　　　　　B. 易化

C. 有抑制也有易化，以易化为主　　D. 有易化也有抑制，以抑制为主

E. 易化和抑制强度相等

36. 关于脊休克表现的叙述，错误的是（　　）

A. 出现大、小便失禁　　　　B. 断面以下随意运动完全丧失

C. 断面以下肌张力消失　　　D. 发汗反射消失

E. 外周血管扩张、血压下降

37. 关于脊休克的叙述，错误的是（　　）

A. 断面以下各种反射暂时消失

B. 低级反射可逐渐恢复

C. 断面以下的躯体随意运动可逐渐恢复

D. 牵张反射可逐渐恢复

E. 恢复期可出现大、小便失禁

38. 在动物上、下丘之间切断脑干与高位中枢的联系，会出现（　　）

A. 脊休克　　　　　　B. 震颤麻痹　　　　　C. 腱反射亢进

D. 去大脑僵直　　　　E. 共济失调

39. 在动物中脑的上、下丘之间横断脑干出现去大脑僵直的原因是（　　）

A. 疼痛刺激所致　　　　　B. 破坏了脑干网状结构抑制区

C. 屈肌反射受抑制　　　　D. 易化区的兴奋性明显增强

E. 抑制区失去始动作用，使易化区作用相对占优势

40. 震颤麻痹患者是由于黑质何种递质合成减少（　　）

A. 乙酰胆碱　　　　　　B. 去甲肾上腺素　　　C. γ-氨基丁酸

D. 多巴胺　　　　　　　E. 5-羟色胺

41. 关于帕金森病的描述，正确的是（　　）

A. 纹状体功能退化　　　B. 黑质多巴胺能神经元退化　C. 红核功能退化

D. 丘脑基底核功能退化　E. 杏仁核功能退化

42. 下列不属于基底神经核损伤表现的是（　　）

A. 面部肌肉强直　　　　B. 随意运动丧失　　　C. 肌张力障碍

D. 静止性震颤　　　　　E. 不自主舞蹈样运动

43. 下列不属于小脑的功能的是（　　）

A. 调节内脏活动　　　　B. 维持身体平衡　　　C. 维持姿势

D. 协调随意运动　　　　E. 调节肌紧张

44. 下列关于小脑受损后的症状，错误的是（　　）

A. 静止性震颤　　　　　B. 意向性震颤　　　　C. 动作协调障碍

D. 肌张力减退　　　　　E. 不能完成精巧动作

45. 小脑不具有的功能是（ ）

A. 维持身体平衡　　　　　B. 调节肌张力　　　　　C. 发动随意运动

D. 协调随意运动

E. 与大脑形成反馈环路，参与运动计划的形成及运动程序的编制

46. 中央前回对运动支配的特点，错误的是（ ）

A. 上下倒置　　　　　　　B. 左右交叉　　　　　　C. 头面部正立支配

D. 咀嚼运动受双侧控制　　E. 运动区域的大小与运动精细复杂程度成反比

47. 左侧大脑皮质中央前回损伤，引起的躯体运动障碍是（ ）

A. 左半身痉挛性瘫痪　　　B. 右半身痉挛性瘫痪　　C. 左半身弛缓性瘫痪

D. 右半身弛缓性瘫痪　　　E. 双下肢弛缓性瘫痪

48. 受交感神经和副交感神经双重支配的是（ ）

A. 瞳孔　　　　　　　　　B. 竖毛肌　　　　　　　C. 肾上腺髓质

D. 多数汗腺　　　　　　　E. 皮肤和肌肉血管

49. 交感神经节后纤维释放的递质是（ ）

A. 去甲肾上腺素或乙酰胆碱　B. 去甲肾上腺素　　　　C. 多巴胺

D. 乙酰胆碱　　　　　　　E. 肾上腺素

50. 哪个部位释放的递质不是乙酰胆碱（ ）

A. 大多数交感神经节后纤维

B. 交感神经和副交感神经节前纤维

C. 副交感神经节后纤维

D. 神经－肌肉接头

E. 支配汗腺的交感神经节后纤维

51. 仅接受交感神经节前纤维支配的是（ ）

A. 血管　　　　　　　　　B. 心脏　　　　　　　　C. 肾上腺髓质

D. 胰岛　　　　　　　　　E. 汗腺

52. 属于肾上腺素能纤维的是（ ）

A. 交感神经节前纤维

B. 副交感神经节后纤维

C. 支配汗腺的纤维和骨骼肌舒血管纤维

D. 支配心脏的交感神经节后纤维

E. 所有交感神经节后纤维

53. 不属于胆碱能神经的是（ ）

A. 躯体运动神经　　　　　B. 所有交感神经节前纤维

C. 所有副交感神经节后纤维　D. 支配心肌的交感神经节后纤维

E. 支配肾上腺髓质的节前纤维

54. 交感神经兴奋时，可引起（ ）

A. 心跳减慢　　　　　　　B. 支气管舒张　　　　　C. 瞳孔缩小

D. 胃液分泌　　　　　　　　E. 逼尿肌收缩

55. 副交感神经活动增强时，正确的是（　　）

A. 支气管平滑肌收缩　　　B. 胃肠平滑肌舒张　　　C. 胰岛素分泌减少

D. 心肌收缩力增强　　　　E. 瞳孔扩大

56. 属于肾上腺素能受体的是（　　）

A. M 和 N　　　　　　　B. M、N_1 和 N_2　　　C. M 和 α、β

D. N 和 α、β　　　　　　E. α、$β_1$ 和 $β_2$

57. 下列不是肾上腺素 α 受体产生的效应是（　　）

A. 小肠平滑肌舒张　　　　B. 血管平滑肌收缩　　　C. 有孕子宫平滑肌收缩

D. 虹膜辐射状肌收缩　　　E. 支气管平滑肌舒张

58. 下列结构中不含有 M 受体的是（　　）

A. 心肌　　　　　　　　　B. 瞳孔　　　　　　　　C. 骨骼肌

D. 汗腺　　　　　　　　　E. 血管平滑肌

59. 乙酰胆碱与 M 受体结合后，下列哪项发生舒张（　　）

A. 骨骼肌血管　　　　　　B. 支气管平滑肌　　　　C. 胃肠道平滑肌

D. 瞳孔括约肌　　　　　　E. 膀胱逼尿肌

60. 能与乙酰胆碱竞争 M 受体的是（　　）

A. 筒箭毒　　　　　　　　B. 阿托品　　　　　　　C. 酚妥拉明

D. 普萘洛尔　　　　　　　E. 河豚毒素

61. 脊髓是内脏反射活动的初级中枢，不属于脊髓反射的是（　　）

A. 发汗反射　　　　　　　B. 吞咽反射　　　　　　C. 排尿反射

D. 排便反射　　　　　　　E. 勃起反射

62. 下列哪项生理活动的基本中枢不在延髓（　　）

A. 消化管活动　　　　　　B. 调节水平衡　　　　　C. 心血管活动

D. 呼吸运动　　　　　　　E. 消化腺分泌

63. 瞳孔对光反射中枢位于（　　）

A. 延髓　　　　　　　　　B. 脑桥　　　　　　　　C. 中脑

D. 下丘脑　　　　　　　　E. 大脑皮质

64. 下丘脑是较高级的（　　）

A. 躯体感觉中枢　　　　　B. 躯体运动中枢　　　　C. 内脏活动调节中枢

D. 交感神经中枢　　　　　E. 副交感神经中枢

65. 被称为"内脏脑"的是（　　）

A. 中央前回　　　　　　　B. 中央后回　　　　　　C. 边缘系统

D. 下丘脑　　　　　　　　E. 缘上回

66. 与动物相区别，人类大脑皮质活动的特征是具有（　　）

A. 非条件反射　　　　　　B. 条件反射　　　　　　C. 第一信号系统

D. 第二信号系统　　　　　E. 情绪反应

67. 属于第一信号系统活动的是 （ ）

A. 以身作则   B. 谆谆教诲   C. 谈虎色变

D. 众口铄金   E. 促膝长谈

68. 实现神经调节的基本方式是 （ ）

A. 兴奋和抑制   B. 反馈   C. 反射

D. 条件反射   E. 神经内分泌调节

69. 条件反射的建立和巩固的主要条件是 （ ）

A. 非条件反射参与   B. 有非条件刺激   C. 有条件刺激

D. 条件刺激与无关刺激多次结合

E. 无关刺激与非条件刺激多次结合

70. 在完整动物机体建立条件反射的关键步骤是 （ ）

A. 存在无关刺激   B. 存在非条件刺激   C. 没有干扰刺激

D. 无关刺激与非条件刺激在时间上多次结合

E. 非条件刺激出现在无关刺激之前

71. 关于条件反射的叙述，正确的是 （ ）

A. 先天遗传获得的   B. 后天学习和训练形成的   C. 数量有限且比较固定

D. 不需要非条件反射为基础   E. 属低级的反射活动

72. 下列哪种情况属于非条件反射 （ ）

A. 谈虎色变   B. 望梅止渴   C. 谈梅生津

D. 草木皆兵   E. 吃饼解饥

73. 下列哪项是正常成人安静、闭目、清醒时出现的脑电图波形 （ ）

A. α 波   B. β 波   C. θ 波

D. δ 波   E. 以上都是

74. 关于脑电图的叙述，正确的是 （ ）

A. 是皮质自发电位变化图   B. 是皮质诱发电位变化图   C. 觉醒睁眼时多为 α 波

D. 正常成人安静、清醒、闭目时多为 β 波

E. 直接在皮质表面引导的电位变化

75. 关于快波睡眠的叙述，错误的是 （ ）

A. 感觉功能下降   B. 出现眼球快速运动   C. 唤醒阈降低

D. 有阵发性血压增高、心跳加快等表现

E. 出现去同步化快波

76. 慢波睡眠期的特征是 （ ）

A. 唤醒阈提高   B. 生长激素分泌明显增加   C. 脑电波呈去同步化波

D. 眼球出现快速运动   E. 脑血流明显增强

77. 下列哪项不是运动性失语症患者的表现 （ ）

A. 能说话   B. 能发音   C. 能听懂别人说话

D. 能听见别人的发音   E. 能看懂文字

78. 中央前回底部前方的 Broca 区域受损，导致（　　）

A. 运动性失语症　　　　　B. 失写症　　　　　　　C. 感觉性失语症

D. 失读症　　　　　　　　E. 失算症

79. 优势半球指的是哪项功能占优势的一侧半球（　　）

A. 感觉功能　　　　　　　B. 运动功能　　　　　　C. 语言运动功能

D. 内脏活动调节功能　　　E. 条件反射

[A2 型题] 每一道试题以一个案例出现，配有 A、B、C、D、E 五个备选答案，请从中选择一个最佳答案。

80. 某患者因外伤引起脊髓半离断，其感觉障碍表现为（　　）

A. 离断侧浅感觉障碍，对侧深感觉障碍

B. 离断侧深感觉障碍，对侧浅感觉障碍

C. 离断侧深感觉障碍，对侧浅感觉正常

D. 离断侧浅感觉障碍，对侧深感觉正常

E. 离断侧深感觉、浅感觉均障碍

81. 脊髓腰段横断后，患者出现尿失禁的机制是（　　）

A. 脊髓初级排尿中枢损伤　　　B. 初级排尿中枢与大脑皮质失去联系

C. 排尿反射传入神经受损　　　D. 排尿反射传出神经受损

E. 膀胱平滑肌功能障碍

82. 某患者脊髓腰段横断后出现尿潴留，该现象属于（　　）

A. 脊髓初级排尿中枢损伤

B. 初级排尿中枢与大脑皮质失去联系

C. 初级排尿中枢突然失去高位中枢的下行易化作用而出现脊休克现象

D. 排尿反射传入神经受损

E. 排尿反射传出神经受损

83. 患者，男，35 岁，因建筑工地施工时不慎坠落脊髓受损，损伤脊髓横断面以下的躯体与内脏反射活动丧失。这表明患者在受伤当时出现了（　　）

A. 脑震荡　　　　　　　　B. 脑水肿　　　　　　　C. 脊休克

D. 去大脑僵直　　　　　　E. 疼痛性休克

84. 在动物中脑的上、下丘之间切断脑干，立即出现四肢伸直，头尾昂起，脊柱挺硬，表现伸肌肌紧张亢进，称为去大脑僵直，其原因是（　　）

A. 脑干网状结构抑制区活动增强

B. 脑干网状结构易化区活动增强

C. 小脑组织受到破坏

D. 组织受到刺激

E. 出现抑制解除

85. 患者，男，76 岁，全身肌紧张增高，随意运动减少，动作缓慢，表情呆板，临床诊断为震颤麻痹。病变部位主要位于（　　）

A. 内囊   B. 红核   C. 黑质

D. 纹状体   E. 小脑

86. 某患者误服有机磷农药引起中毒，可能出现的症状是（ ）

A. 汗闭   B. 胃肠平滑肌舒张   C. 口鼻干燥

D. 心悸   E. 瞳孔缩小

87. 一高中毕业生脑外伤后，视力无障碍，能讲话，能书写，能看懂文字，也能听见别人的声音，但听不懂别人说话，说明下列哪项受损（ ）

A. 语言运动区   B. 语言听觉区   C. 语言书写区

D. 语言视觉区   E. 角回

88. 患者脑梗死后，突然不能说话，不能用语词来表达，但能看懂文字，听懂别人谈话。损伤脑区位于（ ）

A. 额中回后部   B. Wernicke 区   C. 颞上回后部

D. Broca 区   E. 角回

[A3/ A4 型题] 每个案例下设若干道题，请在每题的五个备选答案中选出最佳的一个。

(89 ~92 题共用题干)

患者，女，35 岁。因与家人争吵后服入大量敌敌畏。家人发现后紧急送往医院抢救。患者意识丧失，大汗，流涎，大小便失禁，血压测不到，心率 32 次/分，四肢肌肉细颤。抢救措施：阿托品静脉点滴，解磷定静脉点滴。

89. 接受阿托品静脉点滴治疗后，会出现（ ）

A. 大汗淋漓   B. 胃肠痉挛   C. 心率加快

D. 肌肉颤动   E. 瞳孔缩小

90. 使用阿托品后，不能缓解的症状是（ ）

A. 大汗淋漓   B. 胃肠痉挛   C. 心率减慢

D. 肌肉颤动   E. 瞳孔缩小

91. 治疗的根本措施是（ ）

A. 缓解 M 样症状   B. 缓解 N 样症状   C. 抑制胆碱酯酶活性

D. 恢复胆碱酯酶活性   E. 加强 M 样作用

92. 对该患者使用阿托品治疗是为了（ ）

A. 缓解 M 样症状   B. 缓解 N 样症状   C. 抑制胆碱酯酶活性

D. 恢复胆碱酯酶活性   E. 加强 M 样作用

(93 ~95 题共用题干)

患者，男，75 岁。由于最初发现出现不自主的手指屈曲和拇指对掌动作，随后出现四肢、下颌不自主震颤，面部肌肉僵直，表情呆板，行走时如碎步前冲，容易倾倒。

93. 患者可能的诊断是（ ）

A. 脑梗死   B. 舞蹈病   C. 震颤麻痹

D. 小脑损伤   E. 药物中毒

94. 患者的病变部位可能在（　　）

A. 大脑皮质　　　　　　B. 小脑皮质　　　　　　C. 中脑黑质

D. 内囊　　　　　　　　E. 脊髓灰质

95. 患者缺乏的神经递质是（　　）

A. 乙酰胆碱　　　　　　B. 去甲肾上腺素　　　　C. 多巴胺

D. 缓激肽　　　　　　　E. 前列腺素

［B 型题］每组题对应同一组备选答案，每个题干对应一个正确的备选答案，备选答案可以重复选择或不选。

（96~97 题共用备选答案）

A. 乙酰胆碱　　　　　　B. 去甲肾上腺素　　　　C. 5-羟色胺

D. 多巴胺　　　　　　　E. 肾上腺素

96. 安静情况下，控制骨骼肌血管舒缩的交感神经末梢释放（　　）

97. 发生防御反应时，骨骼肌交感舒血管纤维末梢释放（　　）

（98~99 题共用备选答案）

A. 主要作用于 α 受体　　B. 主要作用于 β 受体　　C. 主要作用于 $β_1$ 体

D. 对 α 和 β 受体作用都强　E. 对 α 和 β 受体作用都弱

98. 去甲肾上腺素（　　）

99. 肾上腺素（　　）

（100~102 题共用备选答案）

A. 单线式联系　　　　　B. 辐散式联系　　　　　C. 聚合式联系

D. 链锁式联系　　　　　E. 环式联系

100. 可使各种不同信息产生整合效应的神经元联系方式是（　　）

101. 可产生后发放效应的神经元联系方式是（　　）

102. 可产生较高分辨能力的神经元联系方式是（　　）

（103~104 题共用备选答案）

A. 痛、温觉和粗略触-压觉　　B. 本体感觉和精细触-压觉

C. 痛、温觉和精细触-压觉　　D. 本体感觉和粗略触-压觉

E. 痛、温觉和本体感觉

103. 脊髓半离断时，病侧出现的感觉障碍是（　　）

104. 脊髓半离断时，健侧出现的感觉障碍是（　　）

（105~106 题共用备选答案）

A. 颈和胸部的本体感觉缺失

B. 颈和胸部的痛、温觉缺失

C. 骶和腰部的本体感觉缺失

D. 骶和腰部的触-压感觉缺失

E. 骶和腰部的痛、温觉缺失

105. 若脊髓丘脑束受脊髓外肿瘤压迫，早期可出现（　　）

106. 若脊髓丘脑束受脊髓内肿瘤压迫，早期可出现（　　）

（107～108 题共用备选答案）

A. 中央前回　　　　　　　B. 中央后回　　　　　　　C. 中央前回与岛叶之间

D. 颞横回和颞上回　　　　E. 枕叶皮层内侧面

107. 人类大脑皮层的第一体表感觉区位于（　　）

108. 人类大脑皮层的本体感觉代表区位于（　　）

（109～110 题共用备选答案）

A. 左肩和左上臂　　　　　B. 右肩和右肩胛　　　　　C. 上腹部和脐周

D. 左上腹和肩胛间　　　　E. 腹股沟区

109. 胆囊炎、胆石症发作时，牵涉痛常发生于（　　）

110. 阑尾炎起病时，疼痛常发生在（　　）

四、自测试题答案

1. C	2. B	3. A	4. D	5. D	6. C	7. A	8. B	9. D	10. E
11. C	12. C	13. E	14. C	15. D	16. B	17. B	18. D	19. C	20. E
21. C	22. B	23. D	24. E	25. A	26. D	27. D	28. B	29. D	30. E
31. A	32. B	33. D	34. B	35. C	36. A	37. C	38. D	39. E	40. D
41. B	42. B	43. A	44. A	45. C	46. E	47. B	48. A	49. A	50. A
51. C	52. D	53. D	54. B	55. C	56. E	57. E	58. C	59. A	60. B
61. B	62. B	63. C	64. C	65. C	66. D	67. A	68. C	69. E	70. D
71. B	72. E	73. A	74. A	75. C	76. B	77. A	78. A	79. C	80. B
81. B	82. C	83. C	84. B	85. C	86. E	87. B	88. D	89. C	90. D
91. D	92. A	93. C	94. C	95. C	96. B	97. A	98. A	99. D	100. C
101. E	102. A	103. B	104. A	105. E	106. B	107. B	108. A	109. B	110. C

第十一章 内分泌

一、学习目标

（一）掌握

1. 内分泌概念；激素作用机制。
2. 生长激素和甲状腺激素的作用及其调节。
3. 肾上腺皮质激素的种类、生理作用和分泌调节。
4. 胰岛素、甲状腺激素、降钙素及维生素 D 的生理作用。

（二）熟悉

1. 激素作用的一般特性。
2. 下丘脑与腺垂体的机能联系。
3. 腺垂体激素的生理作用。
4. 神经垂体激素的生理作用。

（三）了解

1. 激素的分类。
2. 胰岛素作用机制及胰高血糖素作用及调节。
3. 其他激素的生理作用。

二、学习要点

（一）激素

1. 激素的概念
由内分泌细胞分泌的经体液传递信息的高效能生物活性物质称为激素。
2. 激素的分类
（1）含氮类　包括蛋白质类激素、肽类激素及胺类激素等。
（2）类固醇类（甾体类）包括肾上腺皮质激素等。

（3）其他　固醇激素如胆钙化醇（维生素 D_3）、25 –（OH）D_3和1，25 –（OH）$_2D_3$；脂肪衍生物如前列腺素等。

3. 激素的信息传递方式

（1）远距分泌：激素借助血液运输到达远距离的靶细胞而发挥作用。

（2）旁分泌：某些激素通过细胞间液弥散到邻近的靶细胞发挥作用。

（3）自分泌：激素在局部弥散的同时又返回作用于该内分泌细胞；或直接在合成的细胞内发挥作用。

（4）神经分泌：某些神经细胞分泌的激素通过神经末梢释放后，弥散作用于邻近细胞，或直接进入血液循环发挥作用。神经分泌既可以是旁分泌，也可以是远距离分泌。

4. 激素的作用

（1）调节物质代谢、水盐代谢，参与维持内环境的稳态。

（2）促进细胞的分裂、分化、生长、发育、成熟，影响生长过程。

（3）影响中枢神经系统和自主神经系统的发育与活动，与学习、记忆、行为有关。

（4）促进生殖器官的发育与成熟，调节妊娠、泌乳等生殖过程。

（5）与神经系统密切配合，调节机体的各种功能活动。

5. 激素的作用机制

（1）含氮激素的作用机制——第二信使学说

激素是第一信使，当含氮激素到达靶细胞后，与细胞膜受体结合，形成激素 – 受体复合物，通过膜上的 G – 蛋白激活膜内的腺苷酸环化酶，催化 ATP 转变为 cAMP，cAMP 作为第二信使，激活蛋白激酶，促进细胞内蛋白质磷酸化，从而改变靶细胞内的功能。

（2）类固醇激素作用机制——基因调节学说

类固醇激素分子较小，且具有脂溶性，可进入细胞内，与胞质受体结合形成激素即胞质受体复合物，再进入细胞核内，形成激素 – 核受体复合物，启动或抑制 DNA 转录过程，促进或抑制特异性 mRNA 的合成，诱导或减少某种蛋白质的合成，引起相应的生物效应。

6. 激素作用的一般特征

（1）信息传递作用。

（2）相对特异性。

（3）高效能生物放大作用。

（4）激素间的相互作用。

7. 激素分泌的调节

（1）直接的反馈调节

激素作用于靶细胞所产生的外周效应，可造成血液理化性质的改变，这种改变可反过来影响相应激素的分泌水平。例如，当血中葡萄糖水平升高时，可刺激胰岛 B 细胞，使胰岛素分泌增加，胰岛素增加的结果是使血糖水平降低；反之，血糖浓度降低时，胰岛素分泌则减少。因此，血糖和胰岛素分泌之间的反馈调节可维持血糖水平的稳态（图11–1A）。

（2）下丘脑 – 腺垂体 – 靶腺轴的调节

下丘脑、腺垂体和相应的靶腺之间构成了三级水平的调节轴系。一般而言，在这些调节轴系中，高位内分泌细胞分泌的激素对下位内分泌细胞的活动具有促进作用，而下位内分泌细胞所分泌的激素对高位内分泌细胞常表现为反馈性调节作用，而且多为抑制性作用。这种反馈机制形成闭合的调节环路（图11-1B），能够维持血液中各级激素水平的相对稳定。

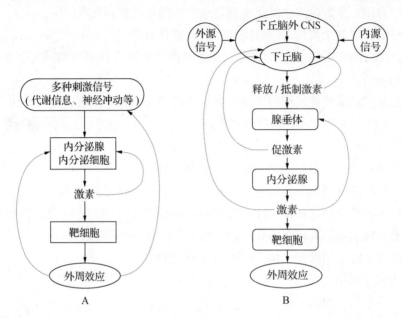

注：A：外周效应的直接反馈调节；B：下丘脑–腺垂体–靶腺轴反馈调节系统——→促进作用途径；⋯⋯→反馈抑制途径

图11-1 激素分泌的反馈调控

（3）神经调节

内、外环境的刺激可经过复杂的神经通路影响下丘脑神经内分泌细胞的分泌活动，实现对内分泌系统以及整体功能活动的高级整合作用。

（4）生物节律性调节

如褪黑素、皮质醇等表现为昼夜周期的节律性分泌，女性生殖周期中相关激素表现为月周期性分泌，甲状腺激素表现为季节性的周期性波动等。激素分泌的这种节律性受机体生物钟的控制。下丘脑视交叉上核可能充当激素分泌节律的生物钟作用。

（二）下丘脑与垂体

1. 下丘脑与垂体的功能联系

下丘脑与垂体位于大脑的基底部，两者在结构功能上有着密切的联系。垂体在结构上可分为腺垂体和神经垂体。下丘脑神经内分泌细胞分泌的激素通过不同的途径与腺垂体和神经垂体发生联系，分别构成下丘脑–腺垂体系统和下丘脑–神经垂体系统。

（1）下丘脑–腺垂体系统

在下丘脑基底部存在一个"促垂体区"，主要包括正中隆起、弓状核、腹内侧核、视上核、室旁核等。这些部位的肽能神经元分泌的肽类激素，可直接释放到垂体门脉血管的血液中，进入腺垂体，调节腺垂体的内分泌活动，故称为下丘脑调节肽。已知的下丘脑调节肽有

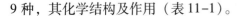

9 种，其化学结构及作用（表 11-1）。

表 11-1　下丘脑调节肽的化学结构及作用

名称	化学结构	主要作用
促黑激素释放因子（melanocyte stimulating hormone releasing factor, MRF）	肽	促进促黑激素的分泌
促黑激素释放抑制因子（melanocyte stimulating hormone releasing inhibiting factor, MIF）	肽	抑制促黑激素的分泌
生长素释放激素（growth hormone releasing hormone, GHRH）	44 肽	促进生长素的分泌
生长素释放抑制激素（growth hormone releasing inhibiting hormone, GHIH）	14 肽	抑制生长素的分泌
催乳素释放因子（prolactin releasing factor, PRF）	肽	促进催乳素的分泌
催乳素释放抑制因子（prolactin release inhibiting factor, PIF）	多巴胺	抑制催乳素的分泌
促肾上腺皮质激素释放激素（corticotropin releasing hormone, CRH）	41 肽	促进促肾上腺皮质激素的分泌
促甲状腺激素释放激素（thyrotropin releasing hormone, TRH）	3 肽	促进促甲状腺激素的分泌
促性腺激素释放激素（gonadotropin releasing hormone, GnRH）	10 肽	促进黄体生成素、促卵泡激素的分泌

（2）下丘脑 - 神经垂体系统

在下丘脑和神经垂体之间，存在直接的神经联系。下丘脑的视上核、室旁核有神经纤维下行到神经垂体，构成下丘脑 - 神经垂体束。由神经垂体所释放的抗利尿激素和催产素，是由下丘脑的视上核、室旁核的神经元合成的，合成后通过下丘脑 - 垂体束纤维的轴浆运输到神经垂体储存，在机体需要时释放入血。

2. 腺垂体激素

（1）生长激素（growth hormone, GH）

是腺垂体中含量最多，分泌量最大的激素。主要生理作用是刺激机体生长与代谢。

1）GH 的主要生理作用

①促进机体生长　GH 是调节机体生长的关键激素。GH 既可直接促进生长，也可通过刺激肝、肾等组织细胞产生胰岛素样生长因子，间接发挥促进生长的作用。人幼年时缺乏 GH，则生长发育停滞，身材矮小，称为侏儒症；如果 GH 分泌过多，则导致生长过度而患巨人症。成年后 GH 分泌过多可引起肢端肥大症，患者表现为面部和肢端出现肥大，下颌突出，内脏器官也多增大。

②调节新陈代谢　GH 能促进氨基酸进入细胞，加速蛋白质的合成；能促进脂肪的分解，使组织特别是肢体的脂肪量减少；能抑制外周组织对葡萄糖的摄取、利用和消耗，使血

· 215 ·

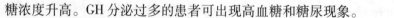

糖浓度升高。GH 分泌过多的患者可出现高血糖和糖尿现象。

2）GH 分泌的调节

①下丘脑激素的调节作用　GH 的分泌受下丘脑 GHRH 和 GHIH 的双重调节，二者分别促进和抑制垂体 GH 的分泌。在通常情况下，GHRH 的调节占优势，而 GHIH 只是在应激情况下 GH 分泌过多时，才发挥抑制性的调节作用。

②代谢因素的影响　运动、禁食等所致的机体能量物质缺乏，以及血液中某些氨基酸与脂肪酸的增加均能促进 GH 分泌，其中低血糖对 GH 分泌的刺激作用最强。

③激素的影响　甲状腺激素、胰高血糖素、雌激素与雄激素均能促进 GH 分泌。在青春期，血中雌激素与雄激素浓度增高，可明显地刺激 GH 分泌，这是青春期 GH 分泌较多的一个重要因素。皮质醇则抑制 GH 的分泌。

④睡眠的影响　夜间 GH 的分泌量约占一天分泌量的 70%。人在觉醒状态下，GH 分泌较少。进入慢波睡眠后，GH 分泌明显增加；入睡后一小时左右，血中 GH 浓度达到高峰；转入快波睡眠（异相睡眠）后，GH 分泌减少。这种现象在青春期尤其明显。慢波睡眠期 GH 的分泌增多，有利于促进生长和体力恢复。50 岁以后，GH 的这种分泌峰消失。

（2）催乳素（prolactin，PRL）

PRL 也称生乳素，平时在血浆中浓度很低，女性高于男性，青春期、排卵期均升高，妊娠期和哺乳期显著增高。PRL 主要生理作用：

①对乳腺的作用　PRL 能促进乳腺发育，促进乳汁形成，并维持泌乳。女性青春期乳腺的发育是多种激素共同作用的结果，其中雌激素和孕激素起基础作用。在妊娠过程中，PRL、雌激素、孕激素分泌增多，使乳腺组织进一步发育成熟。但因为血中雌激素、孕激素水平较高，抑制了 PRL 促进泌乳的作用，使具备泌乳能力的乳腺并不泌乳。分娩后，血中雌激素、孕激素水平大大降低，PRL 才能发挥其促进并维持泌乳的作用。

②对生殖活动的调节作用　PRL 对女性卵巢有一定的影响。在促卵泡激素（follicle stimulating hormone，FSH）的作用下，PRL 可刺激卵泡内促黄体生成素（luteinizing hormone，LH）受体的生成，从而促进排卵、黄体生成，以及雌激素与孕激素的分泌。PRL 对男性性腺的功能也有影响。在睾酮存在的条件下，PRL 能促进前列腺和精囊腺的生长，增强 LH 对睾丸间质细胞的作用，使睾酮的合成增加。

③参与应激反应　在许多应激状态下，血中的 PRL 的水平都有不同程度的升高，而且常与促肾上腺皮质激素（adrenocorticotropic homone，ACTH）和 GH 浓度的增加同时出现。由此可见，PRL 可能与 ACTH 及 GH 一样，是应激反应中腺垂体分泌的三大激素之一。

④免疫调节作用　PRL 能协同一些细胞因子促进淋巴细胞的增殖，直接或间接促进 B 淋巴细胞分泌 IgM 和 IgG，导致抗体产量的增加。此外，免疫细胞（如 T 淋巴细胞和胸腺淋巴细胞）可以产生 PRL，并以旁分泌或自分泌的发式发挥作用。

⑤对生殖活动的调节　PRL 的分泌受下丘脑 PRF 和 RIF 的双重调节，二者分别促进和抑制 PRL 的分泌。但 RIF 对 PRL 分泌的影响远大于 PRF 的影响。在哺乳时，婴儿吮吸母亲乳头等对乳房的刺激可反射性地导致 PRF 释放增多，促使腺垂体 PRL 大量分泌。

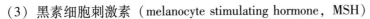

（3）黑素细胞刺激素（melanocyte stimulating hormone，MSH）

1）MSH 主要生理作用

促黑激素的靶细胞是黑素细胞。在动物，MSH 的主要生理作用是促进黑素细胞内的酪氨酸转化为黑色素。在人类，黑色素可使皮肤、毛发、虹膜等的颜色变深。

2）MSH 分泌的调节

受下丘脑 MRF 和 MIF 双重调节，二者分别促进和抑制垂体 MSH 的分泌。正常时以 MIF 抑制作用占优势。

3. 神经垂体的激素

神经垂体不含腺细胞，不能合成激素。神经垂体激素实际上是由下丘脑视上核和室旁核神经内分泌细胞合成而储存于神经垂体的抗利尿激素和催产素。在机体需要时，神经垂体将这两种激素直接释放入血液循环。

（1）抗利尿激素

抗利尿激素是由下丘脑视上核和室旁核的神经元胞体合成，经下丘脑 - 垂体束运输到神经垂体储存，在适宜刺激下释放入血。抗利尿激素有两个主要作用：一是能促进肾远曲小管和集合管对水的重吸收，使尿量减少，产生抗利尿效应；二是可强烈收缩血管，使血压升高，产生升压效应，因此又称血管升压素。血管升压素在生理浓度时只出现抗利尿效应，高浓度时才引起血压升高。在大量失血、严重失水等情况下，血管升压素大量释放，对保留体内液体量和维持动脉血压具有重要意义。

（2）催产素（oxytocin，OXT）

1）生理作用

OXT 的基本作用是刺激子宫平滑肌和乳腺肌上皮细胞收缩，在分娩过程中促进子宫的收缩；分娩后则参与排乳，促进乳汁排出。

①促进子宫收缩 OXT 对妊娠子宫平滑肌收缩的作用较强。在分娩过程中，胎儿对子宫颈刺激可反射性地使 OXT 释放，促使子宫收缩加强，有利于分娩，并可减少产后子宫出血。孕激素能降低子宫对 OXT 的敏感性，雌激素则能增加子宫对 OXT 的敏感性。

②刺激乳腺排乳 OXT 是分娩后乳腺排乳的关键因素。OXT 可促使乳腺腺泡周围的肌上皮细胞及乳腺导管的平滑肌细胞收缩，促使排乳并维持泌乳。

2）分泌的调节

OXT 分泌的调控是通过下丘脑实现的，属于神经内分泌调节。当乳头和乳晕受到吸吮及触觉等刺激时，可反射性地引起 OXT 的分泌，同时，PRL 也反射性地分泌增多，二者共同引起射乳反射。分娩过程中胎儿对子宫、宫颈和阴道的牵拉刺激可反射性地引起 OXT 释放，可促使子宫收缩增强，有利于分娩，并可减少产后子宫出血。

（三）甲状腺激素

甲状腺是人体内最大的内分泌腺体，由许多腺泡组成。甲状腺腺泡上皮细胞能合成和分泌甲状腺激素。甲状腺激素广泛参与机体正常的生长发育、基础代谢等多种活动的调节。甲状腺的腺泡旁细胞（C 细胞）能合成和分泌降钙素。

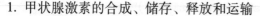

1. 甲状腺激素的合成、储存、释放和运输

（1）合成

甲状腺激素是一类含碘的酪氨酸衍生物。甲状腺激素主要有两种形式，即甲状腺素（四碘甲腺原氨酸，T_4）和三碘甲腺原氨酸（T_3），二者分别占90%和8%。但T_3的活性大约为T_4的$3 \sim 8$倍，是甲状腺激素发挥作用的主要形式。合成甲状腺激素的基本原料是酪氨酸和碘，碘主要来源于食物。

（2）储存

以甲状腺球蛋白的形式储存在腺泡腔内。甲状腺滤泡储存量多，生理情况下，不合成，可供人体利用$50 \sim 120$天。因此，在临床应用抗甲状腺药物时，需要较长时间才能奏效。

（3）释放

甲状腺受到适宜刺激时，腺泡细胞吞饮→融合→水解，释放T_3、T_4入血。

（4）运输

循环血液中的甲状腺激素几乎全部与血浆蛋白结合，只有不到1%的呈游离状态。只有游离的甲状腺激素才具有生物活性，能引起靶细胞的生物效应。游离的甲状腺激素与结合状态的可以相互转化，二者之间保持动态平衡。

2. 生理作用

（1）对物质代谢的影响

甲状腺激素对三大营养物质的合成代谢和分解代谢过程均有影响，且具有双相效应。

1）对蛋白质代谢的作用　甲状腺激素能加强蛋白质的合成，例如，使肌肉、肝与肾的蛋白质合成明显增加，细胞数量增多，体积增大等，有利于机体生长发育。但甲状腺激素分泌过多时，则加速蛋白质的分解，特别是使骨骼肌蛋白质和骨骼蛋白质分解，出现肌肉消瘦、肌无力和骨质疏松。甲状腺激素分泌不足时，蛋白质合成障碍，细胞间黏液蛋白沉积，结合大量的正离子和水分子，引起黏液性水肿。

2）对糖代谢的影响　甲状腺激素既能促进肠黏膜对葡萄糖的吸收，增强肝糖原的分解，糖异生增加，糖酵解增强，又能增强肾上腺素、胰高血糖素、皮质醇和GH的生糖作用，因此可升高血糖。但T_3和T_4可同时加强外周组织对糖的利用，也可降低血糖。甲状腺激素升高血糖的作用大于降低血糖的作用，故甲状腺功能亢进患者血糖升高，甚至出现糖尿。

3）对脂类代谢的影响　甲状腺激素既能加速脂肪的动员、促进脂肪酸的氧化和胆固醇的降解，又能促进脂肪和胆固醇的合成。但通常促进分解的作用大于促进合成的影响，故甲亢患者总体脂量减少，血胆固醇含量降低。

（2）对能量代谢的影响

甲状腺激素具有显著的生热效应。除了成人的脑、脾脏和睾丸外，甲状腺激素能增强机体所有器官的代谢活动，提高组织的耗氧量。1mg T_4可使基础代谢率提高28%。甲状腺激素缺乏或过多时，可使基础代谢率变动于$-40\% \sim +80\%$。

（3）对生长、发育的影响

甲状腺激素具有全面促进组织细胞分化、生长及发育成熟的作用，是人体正常生长发育

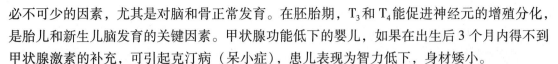

必不可少的因素，尤其是对脑和骨正常发育。在胚胎期，T_3 和 T_4 能促进神经元的增殖分化，是胎儿和新生儿脑发育的关键因素。甲状腺功能低下的婴儿，如果在出生后 3 个月内得不到甲状腺激素的补充，可引起克汀病（呆小症），患儿表现为智力低下，身材矮小。

3. 甲状腺激素分泌的调节

（1）下丘脑 – 腺垂体 – 甲状腺功能轴

甲状腺激素分泌的主要调节方式有：①下丘脑分泌的 TRH 可促进腺垂体合成和释放促甲状腺激素（thyroid stimnlating hormone，TSH），TSH 促进甲状腺合成释放 T_4 与 T_3，并促进甲状腺腺泡的增生。②血液中 T_4、T_3 浓度对腺垂体 TSH 的合成释放起负反馈调节作用。TSH 也反馈作用于下丘脑，调节 TRH 的分泌。

当食物缺碘造成 T_4、T_3 合成分泌减少时，对腺垂体的负反馈作用减弱，可引起地方性甲状腺肿或单纯性甲状腺肿。

（2）甲状腺自身调节

当食物中碘含量不足或过多时，甲状腺摄碘会相应增多或减少，对 TSH 的敏感性降低或提高，使 T_4、T_3 的合成不致过少或过多。

（3）自主神经对甲状腺活动的影响

交感神经或副交感神经兴奋时，可分别促进和抑制甲状腺激素的分泌，构成交感 – 甲状腺轴和副交感 – 甲状腺轴。

（4）免疫系统的调节

B 淋巴细胞和干扰素均参与对甲状腺激素分泌的调节。

（四）肾上腺皮质激素

肾上腺皮质起源于中胚层，占整个肾上腺的 72%，由外层向内层可以分为球状带、束状带和网状带。皮质激素为维持生命所必须的。球状带能分泌盐皮质激素（如醛固酮）；束状带能分泌糖皮质激素（如皮质醇）；网状带能分泌性激素（如脱氢异雄酮、雌二醇）。本节仅介绍糖皮质激素相关内容。

1. 糖皮质激素的生理作用

（1）对物质代谢的作用

使血糖升高，分泌不足时可引起低血糖，分泌过多则血糖升高，甚至引起类固醇性糖尿。促进肝外组织，特别是肌肉组织的蛋白质分解，减少蛋白质的合成。加速氨基酸进入肝脏，促进糖异生。促进脂肪分解（特别是四肢皮下脂肪），使血中游离脂肪酸升高；使体内的脂肪重新分布：四肢皮下脂肪减少，面部、躯干和肩颈脂肪增多，引起"向心性肥胖"。

（2）对水盐代谢的影响

皮质醇有较弱的保钠排钾作用，即对肾远曲小管及集合管重吸收和排出钾有轻微的促进作用。此外，皮质醇还可以降低肾小球入球血管阻力，增加肾小球血浆流量而使肾小球滤过率增加，有利于水的排出。皮质醇对水负荷时水的快速排出有一定的作用，肾上腺皮质功能不足患者，排水能力明显降低，严重时可出现"水中毒"，如补充适量的糖皮质激素即可得到缓解，而补充盐皮质激素则无效。有资料指出，在缺乏皮质醇时，抗利尿激素释放增多，

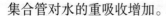

集合管对水的重吸收增加。

（3）对血细胞的影响

糖皮质激素可使血中红细胞、血小板和中性粒细胞的数量增加，而使淋巴细胞和嗜酸性粒细胞减少，其原因各有不同。红细胞和血小板的增加，是由于骨髓造血功能增强；中性粒细胞的增加，可能是由于附着在小血管壁边缘的中性粒细胞进入血液循环增多所致；至于淋巴细胞减少，可能是糖皮质激素使淋巴细胞 DNA 合成过程减弱，抑制胸腺与淋巴组织的细胞分裂。此外，糖皮质激素还能促进淋巴细胞与嗜酸性粒细胞破坏。

（4）对循环系统的影响

糖皮质激素对维持正常血压是必需的，这是由于：①糖皮质激素能增强血管平滑肌对儿茶酚胺的敏感性（允许作用），这可能由于糖皮质激素能增加血管平滑肌细胞膜上的儿茶酚胺受体数量以及调节受体介导的细胞内的信息传递过程。②糖皮质激素能抑制具有血管舒张作用的前列腺素的合成。③糖皮质激素能降低毛细血管的通透性，有利于维持血容量。肾上腺皮质功能低下时，血管平滑肌对儿茶酚胺的反应性降低，毛细血管扩张，通透性增加，血压下降，补充皮质醇后可恢复。

（5）在应激反应中的作用

当人体突然受到伤害性刺激，如创伤、精神紧张时，下丘脑－垂体－肾上腺皮质轴被激活，ACTH 和糖皮质激素的分泌增加，并产生一系列反应，以提高机体对有害刺激的耐受力和生存能力，这种现象称为应激反应。

（6）抗炎症和抗过敏作用

糖皮质激素能通过增强白细胞溶酶体膜的稳定性，减少溶酶体蛋白水解酶进入组织液，减轻组织损伤和炎症部位的渗出。糖皮质激素还能抑制结缔组织成纤维细胞的增生，从而减轻炎症部位的增生性反应。糖皮质激素还能抑制浆细胞中抗体的生成和组织中组胺的生成，因而具有抗过敏的作用。

2. 糖皮质激素分泌的调节

下丘脑－腺垂体－肾上腺皮质轴的调节是糖皮质激素分泌的主要调节方式。下丘脑分泌的 CRH 促进腺垂体分泌 ACTH，进而影响糖皮质激素分泌，ACTH 的分泌则受下丘脑分泌的 CRH 的调节和糖皮质激素的反馈调节，糖皮质激素对腺垂体和下丘脑具有负反馈调节作用。ACTH 也可反馈抑制下丘脑 CRH 的分泌。在应激状态下，这些负反馈暂时失效，以致 ACTH 和糖皮质激素的分泌大大增加。

在临床上，如果长期大量使用糖皮质激素，由于外源性糖皮质激素可反馈性地抑制腺垂体 ACTH 的分泌，患者可出现肾上腺皮质萎缩，其分泌功能降低或停止。如果突然停药，可发生急性肾上腺皮质功能减退的情况。因此，在停药过程中应逐渐减少糖皮质激素的剂量，使肾上腺皮质功能逐渐恢复，或用药期间间断给予 ACTH，防止肾上腺皮质发生萎缩。

腺垂体 ACTH 和肾上腺糖皮质激素的分泌具有昼夜节律性。血中糖皮质激素的浓度一般在午夜最低，早晨 4 ~ 10 时分泌量最高，占每日分泌量的 75%。在应用此类药物时，应注意掌握用药时间，以提高治疗效果。

（五）肾上腺髓质激素

肾上腺髓质在发生上相当于交感神经的节后神经元，仅接受交感神经节前纤维的支配。肾上腺髓质主要分泌肾上腺素和去甲肾上腺素。

1. 肾上腺髓质激素的生理作用

（1）对心脏、平滑肌及代谢的作用（表 11-2）

表 11-2　肾上腺素和去甲肾上腺素的主要生理作用

	肾上腺素	去甲肾上腺素
心脏	心率加快，收缩力加强，心输出量增加	离体心率增加；在体心率减慢（减压反射的作用）
血管	皮肤、胃肠、肾等血管收缩；冠状血管、骨骼肌血管舒张	全身血管广泛收缩
	总外周阻力稍减	总外周阻力显著增加
血压	升高（主要因心输出量增加）	显著升高（主要因外周阻力增加）
支气管平滑肌	舒张	舒张，作用较弱
胃肠活动	抑制	抑制，作用较弱
代谢	促进肝糖原分解、脂肪分解和氧化	同肾上腺素，但作用较弱
瞳孔	开大	开大

（2）在应急反应中的作用

在机体突然受到强烈的有害刺激引起的应急反应中，如失血、缺氧、剧痛、寒冷以及强烈的情绪反应时，交感神经－肾上腺髓质系统的活动增强，使中枢处于一种警觉状态，同时心率加快，心肌收缩力加强，血液发生重分配，骨骼肌、心肌的血流量增加，肺通气量增加，肝糖原和脂肪分解加强以提供能量等，这些反应都有利于机体应付紧急情况。

2. 肾上腺髓质激素分泌的调节

交感神经兴奋时肾上腺髓质激素分泌增多。此外，糖皮质激素可促进儿茶酚胺的合成，因此，ACTH 也可间接通过糖皮质激素促进肾上腺髓质激素的合成。肾上腺髓质细胞内的多巴胺、肾上腺素和去甲肾上腺素达到一定量时，可反馈抑制肾上腺素和去甲肾上腺素的合成，以维持其合成和分泌的稳态。

（六）胰岛素

由胰岛细胞中的 B 细胞分泌：前胰岛素原→胰岛素原→胰岛素。入血后 10 秒被肝脏降解。

1. 胰岛素的生理作用

胰岛素的主要生物效应有两个方面：一是调节代谢，是全面促进合成代谢的关键激素；二是调节细胞的生长、繁殖，抑制细胞的凋亡。胰岛素作用的靶组织主要是肝、肌肉和脂肪

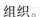

组织。

（1）对糖代谢的影响

胰岛素最显著的生物效应是降低血糖，是生理状态下唯一能降低血糖的激素。胰岛素通过三方面的作用影响糖代谢：①促进组织细胞对葡萄糖的摄取和利用；②抑制糖原分解、促进肝糖原合成，并促进葡萄糖转化为脂肪酸；③抑制糖异生。当胰岛素分泌发生障碍或作用减弱时，糖代谢紊乱，出现血糖升高，导致糖尿病。

（2）对脂肪代谢的影响

胰岛素促进脂肪的合成与储存，抑制脂肪的分解。胰岛素调节脂肪代谢的作用有：①促进葡萄糖进入脂肪细胞，转化为甘油并合成脂肪；②减少体内脂肪的分解和动员；③促进肝脏合成脂肪酸，并转运到脂肪细胞中储存；④促进甘油三酯水解、释放游离脂肪酸功能，并加速甘油三酯的清除。

（3）对蛋白质代谢的影响

胰岛素能促进蛋白质的合成，抑制蛋白质的分解。胰岛素主要作用于蛋白质合成的三个环节：①加速氨基酸转运入细胞内；②加快细胞核 DNA 和 RNA 的生成，增强核糖体的翻译过程，使蛋白质合成增加；③抑制蛋白质分解，减少氨基酸的氧化。

2. 胰岛素分泌的调节

胰岛 B 细胞的分泌活动受代谢性、神经性和内分泌性调节，其中最及时和最主要的是血糖水平的变化。

（1）代谢物的调节

血糖水平是调节胰岛素分泌的基本因素。血糖升高可增强胰岛素的合成与释放，胰岛素使血糖降低；而血糖降至正常水平后，胰岛素的分泌也迅速恢复到基础状态。长时间的高血糖可刺激 B 细胞增殖，胰岛素分泌进一步增加，但最终将导致胰岛 B 细胞衰竭而引起糖尿病。

（2）激素的调节

胃肠激素、胰岛内激素、GH、甲状腺激素、皮质醇等都能促进胰岛素的分泌，抑制胰岛素分泌的体液因素有肾上腺素、瘦素等。

（3）神经调节

胰岛受迷走神经和交感神经的支配。迷走神经兴奋时，既可直接促进胰岛素分泌，也可通过刺激胃肠激素的释放间接引起胰岛素的分泌。交感神经兴奋抑制胰岛素分泌。

（七）胰高血糖素

1. 胰高血糖素生理作用

胰高血糖素的生物效应与胰岛素相反，是全面促进分解代谢、动员机体储备能源的激素。肝是胰高血糖素的主要靶器官。胰高血糖素对糖代谢的调节作用最为显著，其效应是升高血糖。胰高血糖素能促进肝糖原分解，促进糖异生，使血糖迅速而明显地升高。

2. 胰高血糖素分泌的调节

血糖水平也是调节胰高血糖素分泌的主要因素。血糖降低可促进胰高血糖素的分泌；反

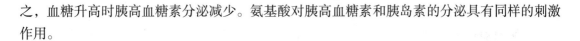

之，血糖升高时胰高血糖素分泌减少。氨基酸对胰高血糖素和胰岛素的分泌具有同样的刺激作用。

（八）甲状旁腺激素

1. 甲状旁腺激素的生理作用

甲状旁腺激素（parathyroid hormone，PTH）是维持血钙稳态的重要激素，其总效应是升高血钙和降低血磷。

（1）对骨的作用　PTH 可动员骨钙入血，升高血钙水平。

（2）对肾脏的作用　PTH 一方面促进髓袢升支和远球小管对钙的重吸收，使尿钙排泄减少，血钙水平升高；另一方面抑制近球小管对磷酸盐的重吸收，使尿磷排出增多，血磷水平降低。

（3）对小肠的作用　促进小肠上皮细胞对钙的吸收。

2. PTH 分泌的调节

血钙水平是调节 PTH 分泌的最主要因素。血钙水平降低时，负反馈性引起 PTH 分泌增多；血钙水平升高时，PTH 分泌减少。长时间的低血钙可以使甲状旁腺细胞增生，腺体肥大；而长时间的高血钙则可使甲状旁腺发生萎缩。

（九）降钙素

1. 降钙素的生理作用

降钙素（calcitonin，CT）的基本生理作用是降低血钙和血磷。CT 的主要靶组织是骨和肾，通过直接抑制破骨细胞的活性和肾脏对钙、磷的排泄而发挥作用。

2. CT 分泌的调节

CT 的分泌主要受血钙水平的调节。CT 的分泌随血钙水平的升高而增加，其效应是使血钙水平降低。进食后可通过胃肠激素的分泌再刺激 CT 的分泌，促胃液素、胆囊收缩素和促胰液素等都有促进 CT 分泌的作用，其中以促胃液素的作用最强。胰高血糖素也可促进 CT 分泌。

（十）维生素 D_3

1. 维生素 D_3 的生理作用

促进小肠黏膜上皮细胞对钙的吸收是 $1, 25-(OH)_2D_3$ 的最基本作用。$1, 25-(OH)_2D_3$ 在促进钙吸收的同时，也刺激肠黏膜细胞对镁和磷的吸收。$1, 25-(OH)_2D_3$ 对骨盐的动员和沉积均有作用。$1, 25-(OH)_2D_3$ 通过刺激破骨细胞的成熟和更新，促进骨的吸收，动员骨钙和磷，提高血钙和血磷水平；$1, 25-(OH)_2D_3$ 也刺激成骨细胞的活动，促进骨盐沉积及骨的形成和钙化。但其净效应是动员骨钙和磷入血，使血钙和血磷水平均升高。

由于 $1, 25-(OH)_2D_3$ 对骨代谢的重要作用，缺乏 $1, 25-(OH)_2D_3$ 时，可导致儿童的佝偻病和成年人的骨质疏松。

2. 维生素 D_3 分泌的调节

PTH、低血钙和低血磷可增强 $1, 25-(OH)_2D_3$ 的 1α - 羟化酶活性；$1, 25-(OH)_2D_3$ 生成增加时，可以负反馈的方式降低细胞内 1α - 羟化酶活性，减少 $1, 25-(OH)_2D_3$ 的生成量。其他一些激素，如雌激素、GH、PRL 和 CT 等，都能促进 $1, 25-(OH)_2D_3$ 的生成。

调节钙、磷代谢的激素及生理作用（表 11-3）。

表 11-3　调节钙、磷代谢的激素的主要生理作用

	PTH	$1, 25-(OH)_2D_3$	CT
对骨	动员骨钙入血：血钙↑	同左	↓溶骨，↑成骨：血钙↓
对肾	（＋）钙、（－）磷重吸收，激活 1, 25-羟化酶活性	（＋）钙、磷重吸收	（－）钙、磷、氯、钠重吸收
对肠	间接（＋）钙吸收（Vit. D_3）	（＋）钙吸收	
主要作用	↑血钙，↓血磷	↑血钙	↓血钙
分泌调节	血钙：负反馈	PTH：（＋）、CT（－）分泌	血钙↑：（＋）分泌

三、自测试题

[A1 型题] 每一道试题配有 A、B、C、D、E 五个备选答案，请从中选择一个最佳答案。

1. 体内大多数由内分泌腺释放的激素转送到靶组织的方式是（　　）

A. 远距分泌　　　　　　B. 腔分泌　　　　　　C. 旁分泌

D. 自分泌　　　　　　　E. 神经分泌

2. 第二信使 cAMP 的作用是激活（　　）

A. DNA 酶　　　　　　B. 磷酸化酶　　　　　C. 蛋白激酶

D. 腺苷酸环化酶　　　　E. 磷酸二酯酶

3. 下列激素属于含氮激素的是（　　）

A. 1, 25 二羟维生素 D_3　　B. 雌二醇　　　　　C. 睾酮

D. 醛固酮　　　　　　　E. 促甲状腺激素

4. 下列激素不是由腺垂体合成、分泌的是（　　）

A. 促甲状腺激素　　　　B. 促肾上腺皮质激素　　C. 生长素

D. 催产素　　　　　　　E. 黄体生成素

5. 下列调节肽不是由下丘脑促垂体区神经细胞合成的是（　　）

A. 促肾上腺皮质激素　　B. 生长素释放激素　　　C. 催乳素释放因子

D. 促性腺激素释放激素　　E. 促甲状腺激素释放激素

6. 下列关于激素的叙述，错误的是（　　）

A. 激素是高效能的生物活性物质

B. 多数激素经血液循环，运送至远距离的靶细胞发挥作用

C. 某些激素可通过组织液扩散至邻近细胞发挥作用

D. 神经细胞分泌的激素可经垂体门脉流向腺垂体发挥作用

E. 激素在局部扩散后，可返回作用于自身而发挥反馈作用

7. 下列激素中，不属于胺类激素的是（　　）

A. 肾上腺素　　　　　　B. 去甲肾上腺素　　　　　C. 甲状腺激素

D. 褪黑素　　　　　　　E. 胰岛素

8. 目前已知的下丘脑调节肽共有（　　）

A. 6 种　　　　　　　　B. 7 种　　　　　　　　　C. 8 种

D. 9 种　　　　　　　　E. 10 种

9. 幼年时生长素分泌过少会导致（　　）

A. 呆小症　　　　　　　B. 侏儒症　　　　　　　　C. 黏液性水肿

D. 糖尿病　　　　　　　E. 肢端肥大症

10. 关于肾上腺皮质激素的分泌，下列正确的一项是（　　）

A. 束状带主要分泌糖皮质激素

B. 束状带主要分泌盐皮质激素

C. 网状带主要分泌糖皮质激素

D. 网状带主要分泌盐皮质激素

E. 球状带主要分泌性激素

11. 下列腺垂体分泌的激素中，不属于"促激素"的是（　　）

A. 促甲状腺激素　　　　B. 促黑激素　　　　　　　C. 促卵泡激素

D. 促肾上腺皮质激素　　E. 黄体生成素

12. 催乳素引起并维持乳腺泌乳的时期是（　　）

A. 青春期　　　　　　　B. 妊娠早期　　　　　　　C. 妊娠后期

D. 分娩后　　　　　　　E. 以上各期

13. 幼年时生长素分泌过多会导致（　　）

A. 肢端肥大症　　　　　B. 黏液性水肿　　　　　　C. 向心性肥胖

D. 侏儒症　　　　　　　E. 巨人症

14. 成年人生长素分泌过多会导致（　　）

A. 肢端肥大症　　　　　B. 巨人症　　　　　　　　C. 黏液性水肿

D. 侏儒症　　　　　　　E. 向心性肥胖

15. 影响神经系统发育最重要的激素（　　）

A. 肾上腺素　　　　　　B. 甲状腺激素　　　　　　C. 生长素

D. 胰岛素　　　　　　　E. 醛固酮

16. 对于生长素作用的叙述，错误的是（　　）

A. 不能直接促进软骨的分裂和生长　　　　　　B. 可以使血糖升高

C. 对婴幼儿期神经细胞生长发育有促进作用　　D. 可促进蛋白质合成

E. 可以促进脂肪分解

17. 关于催乳素的叙述，错误的是（　　）

A. 引起和维持泌乳

B. 对卵巢的黄体功能有一定的作用

C. 在妊娠期间分泌减少，所以乳腺不泌乳

D. 参与应激反应

E. 吮吸乳头可以反射性地引起其大量分泌

18. 下列关于催产素的叙述，错误的是（　　）

A. 由下丘脑视上核和室旁核合成

B. 由神经垂体释放

C. 促进妊娠子宫收缩

D. 雌激素可抑制子宫对催产素的敏感性

E. 使具备泌乳功能的乳腺泌乳

19. 下列不是甲状腺激素生理作用的是（　　）

A. 抑制糖原合成　　　　　B. 促进外周细胞对糖的利用　C. 适量时促进蛋白质合成

D. 提高神经系统兴奋性　　E. 减慢心率和减弱心肌收缩力

20. 成年人甲状腺激素分泌过少会导致（　　）

A. 肢端肥大症　　　　　　B. 巨人症　　　　　　　　　C. 黏液性水肿

D. 侏儒症　　　　　　　　E. 水中毒

21. 治疗呆小症补充甲状腺激素的最佳时间应在出生后（　　）

A. 3个月左右　　　　　　B. 6个月左右　　　　　　　C. 8个月左右

D. 10个月左右　　　　　 E. 12个月左右

22. 关于甲状旁腺激素的作用，下列错误的是（　　）

A. 升高血钙，降低血磷

B. 激活破骨细胞，加速骨组织的溶解

C. 促进远曲小管对钙的重吸收

D. 可激活肾内的羟化酶

E. 促进近曲小管对磷的重吸收

23. 降钙素的主要靶器官是（　　）

A. 肾上腺素　　　　　　　B. 骨　　　　　　　　　　　C. 肾脏

D. 胃肠道　　　　　　　　E. 下丘脑

24. 切除肾上腺引起动物死亡的原因主要是由于缺乏（　　）

A. 肾上腺素　　　　　　　B. 去甲肾上腺素　　　　　　C. 肾上腺素和去甲肾上腺素

D. 醛固酮　　　　　　　　E. 糖皮质激素

25. 糖皮质激素对代谢的作用是（　　）

A. 促进葡萄糖的利用，促进肌肉组织蛋白质分解

B. 促进葡萄糖的利用，抑制肌肉组织蛋白质分解

C. 促进葡萄糖的利用，促进肌肉组织蛋白质合成

D. 抑制葡萄糖的利用，抑制肌肉组织蛋白质分解

E. 抑制葡萄糖的利用，促进肌肉组织蛋白质分解

26. 下列激素中，能抑制胰岛素分泌的是（　　）

A. 抑胃肽　　　　　　　　B. 生长素　　　　　　　　C. 糖皮质激素

D. 甲状腺激素　　　　　　E. 肾上腺素

27. 关于糖皮质激素的作用，错误的是（　　）

A. 使淋巴细胞减少　　　　　　　　　　　B. 使红细胞增加

C. 增加机体对伤害刺激抵抗的能力　　　　D. 对正常血压的维持很重要

E. 对水盐代谢无作用

28. 关于肾上腺髓质激素生理作用的叙述，正确的是（　　）

A. 能促进糖原的合成　　　B. 能促进脂肪的合成　　　C. 降低组织的耗氧量

D. 内脏血管舒张　　　　　E. 骨骼肌血管舒张

29. 关于胰岛素对代谢的调节，下列错误的是（　　）

A. 促进组织对葡萄糖的摄取和利用　　　　B. 促进糖原合成

C. 促进糖异生　　　　　　　　　　　　　D. 促进蛋白质的合成

E. 促进脂肪合成与储存

30. 能降低血糖的激素是（　　）

A. 胰岛素　　　　　　　　B. 糖皮质激素　　　　　　C. 胰高血糖素

D. 甲状旁腺素　　　　　　E. 生长素

31. 调节胰岛素分泌最重要的因素是（　　）

A. 血糖水平　　　　　　　B. 血脂水平　　　　　　　C. 血中氨基酸水平

D. 血钠浓度　　　　　　　E. 血钙浓度

32. 下列有关胰高血糖素作用的叙述，正确的是（　　）

A. 是一种促进合成代谢的激素　　　　　　B. 促进糖原的合成

C. 促进葡萄糖异生　　　　　　　　　　　D. 抑制氨基酸转运入肝细胞

E. 促进脂肪的合成

33. 地方性甲状腺肿常见的特征是（　　）

A. 明显的甲状腺功能减退伴有全身性黏液性水肿

B. 甲状腺毒症　　　　　　　C. 先天性缺乏 TSH

D. 大约一半的患者有眼球突出　　E. 甲状腺功能正常

34. 糖皮质激素可以降低（　　）

A. 红细胞　　　　　　　　B. 淋巴细胞　　　　　　　C. 血小板

D. 中性粒细胞　　　　　　E. 嗜碱性粒细胞

35. 糖皮质激素可以降低（　　）

A. 血糖浓度　　　　　　　B. 抗利尿激素的分泌　　　C. 血小板数量

D. 毛细血管壁的通透性　　E. 胃蛋白酶原的生成

36. 下列由神经元分泌的激素是（　）

A. 缩宫素　　　　　　　　B. 肾上腺素　　　　　　　C. 促甲状腺激素

D. 催乳素　　　　　　　　E. 甲状腺激素

37. 具有亲脂性特征的激素是（　）

A. 甲状腺激素　　　　　　B. 生长激素　　　　　　　C. 胰岛素

D. 缩宫素　　　　　　　　E. 肾上腺素

38. 通过与细胞膜受体结合，调节细胞活动的激素是（　）

A. 糖皮质激素　　　　　　B. 盐皮质激素　　　　　　C. 肾上腺素

D. 睾酮　　　　　　　　　E. 雌二醇

39. 通过进入细胞内，并与核受体结合产生调节作用的激素是（　）

A. 生长激素　　　　　　　B. 胰岛素　　　　　　　　C. 甲状腺激素

D. 肾上腺素　　　　　　　E. 抗利尿激素

40. 下列不属于下丘脑调节肽的激素是（　）

A. 促甲状腺激素释放激素　B. 抗利尿激素　　　　　　C. 促性腺激素释放激素

D. 生长抑素　　　　　　　E. 促肾上腺皮质激素释放激素

41. 通常 GH 分泌的显著增加出现在（　）

A. 觉醒状态　　　　　　　B. 轻度运动　　　　　　　C. 进餐期间

D. 慢波睡眠　　　　　　　E. 异相睡眠

42. 血中胰岛素样生长因子 – 1 的含量明显升高常出现在（　）

A. 侏儒症　　　　　　　　B. 呆小症　　　　　　　　C. 佝偻病

D. 肢端肥大症　　　　　　E. 糖尿病

43. GH 分泌过多的患者可出现的下列现象是（　）

A. 尿氮含量增加　　　　　B. 血糖水平升高　　　　　C. 血中脂肪酸含量减少

D. 组织的脂肪增加　　　　E. 血中 IGF – 1 含量降低

44. 侏儒症的发生是由于在幼年期缺乏（　）

A. T_3　　　　　　　　　B. $1，25 – (OH)_2VD_3$　　C. GH

D. PRL　　　　　　　　　E. 缩宫素

45. 与生长激素同源，也具有一定促生长作用的激素是（　）

A. 缩宫素　　　　　　　　B. 催乳素　　　　　　　　C. 促甲状腺激素

D. 促肾上腺皮质激素　　　E. 胰岛素

46. 青春期中，具有促进女性乳腺发育基础作用的重要激素是（　）

A. 催乳素　　　　　　　　B. 生长激素　　　　　　　C. 甲状腺激素

D. 雌激素　　　　　　　　E. 皮质醇

47. 可抑制腺垂体分泌 PRL 的下列物质是（　）

A. 去甲肾上腺素　　　　　B. 乙酰胆碱　　　　　　　C. 甘氨酸

D. 5 – 羟色胺　　　　　　E. 多巴胺

48. 抑制 PRL 促进乳腺泌乳作用的激素是血中高水平的 （　　）

A. 雌激素   B. 糖皮质激素   C. 盐皮质激素

D. 甲状腺激素   E. 雄激素

49. 下列关于缩宫素的叙述中，错误的是 （　　）

A. 由下丘脑合成   B. 由神经垂体释放   C. 促进妊娠子宫收缩

D. 促进妊娠期乳腺生长发育   E. 促进哺乳期乳腺排乳

50. 分泌活动不受腺垂体控制的激素是 （　　）

A. 糖皮质激素   B. 甲状腺激素   C. 甲状旁腺激素

D. 雌激素   E. 雄激素

51. 除缩宫素外，参与射乳反射活动的激素还有 （　　）

A. GnRH   B. PRL   C. LH

D. FSH   E. GH

52. 能减少抗利尿激素分泌的下列情况是 （　　）

A. 大量出血   B. 大量出汗   C. 严重呕吐或腹泻

D. 大量饮清水   E. 血糖浓度升高

53. 甲状腺激素合成的过程中，由 TSH 调节的关键酶是 （　　）

A. 脱碘酶   B. 蛋白水解酶   C. 过氧化物酶

D. 腺苷酸环化酶   E. 磷脂酶 C

54. 通常，T_3 的生物活性大约比 T_4 高 （　　）

A. 2 倍   B. 3 倍   C. 5 倍

D. 7 倍   E. 9 倍

55. 正常情况下，储存于滤泡腔中的甲状腺激素可供机体利用 （　　）

A. 5 ~ 10 天   B. 10 ~ 20 天   C. 20 ~ 30 天

D. 50 ~ 120 天   E. 150 ~ 200 天

56. 对胚胎期脑发育影响最为关键的激素是 （　　）

A. 生长激素   B. 胰岛素   C. 甲状腺激素

D. 糖皮质激素   E. 绒毛膜生长激素

57. 具有促进腺垂体 TSH 分泌的下丘脑调节肽是 （　　）

A. TRH   B. CRH   C. GnRH

D. GHRH   E. PRF

58. 在胚胎期缺碘或甲状腺功能减退的儿童可出现 （　　）

A. 阿狄森氏病   B. 侏儒症   C. 肢端肥大症

D. 呆小症   E. 佝偻病

59. 成年人甲状腺激素分泌不足可患 （　　）

A. 阿狄森氏病   B. 侏儒症   C. 黏液水肿

D. 克汀病   E. 水中毒

60. 硫氧嘧啶类药物用于治疗甲状腺功能亢进是因为能 （　　）

A. 抑制滤泡细胞 TPO 活性　　B. 抑制肠黏膜吸收碘　　　C. 抑制甲状腺的聚碘作用

D. 抑制甲状腺激素的释放　　E. 促进甲状腺激素的灭活

61. 能显著提高血钙水平的激素是 （　　）

A. CT　　　　　　　　　B. PTH　　　　　　　　　C. TSH

D. ACTH　　　　　　　　E. CRH

62. 高浓度降钙素能迅速降低血钙的原因是 （　　）

A. 抑制肾小管对钙的重吸收　　B. 抑制破骨细胞溶骨活动　　C. 刺激成骨细胞成骨活动

D. 甲状旁腺激素分泌减少　　E. 减少肠对钙的吸收

63. PTH 分泌后能迅速引起血钙升高的机制是由于 （　　）

A. 促进肾小管重吸收钙

B. 促进骨液中的钙转运至血液

C. 刺激破骨细胞，增强骨钙释放

D. 抑制成骨细胞的活动，减少骨钙沉积

E. 抑制 1，25 – (OH)$_2$VD$_3$ 活化，减少小肠钙吸收

64. 在 PTH 作用后 12 ~ 14 小时引起的血钙升高是由于 （　　）

A. 促进肾小管重吸收钙

B. 促进骨液中的钙转运到血液

C. 刺激破骨细胞，增强溶骨过程

D. 抑制成骨细胞，减少骨钙沉积

E. 抑制 1，25 – (OH)$_2$VD$_3$ 活化，减少小肠钙吸收

65. 影响 PTH 分泌的最重要因素是血液中下列成分中浓度的变化 （　　）

A. 磷　　　　　　　　　B. Ca^{2+}　　　　　　　C. Mg^{2+}

D. 儿茶酚胺　　　　　　E. 前列腺素

66. 生成 1，25 – (OH)$_2$VD$_3$ 的主要部位是在 （　　）

A. 肝　　　　　　　　　B. 肾　　　　　　　　　C. 肠

D. 骨　　　　　　　　　E. 皮肤

67. 肾上腺皮质功能减退时可出现 （　　）

A. 血容量减少　　　　　B. 血容量增多　　　　　C. 血浆钠浓度升高

D. 血浆钾浓度降低　　　E. 血压升高

68. 肾上腺皮质球状带细胞合成和分泌的激素主要是 （　　）

A. 皮质酮　　　　　　　B. 醛固酮　　　　　　　C. 去氢表雄酮

D. 雌二醇　　　　　　　E. 皮质醇

69. 正常情况下，能促进周围组织蛋白质分解的激素主要是 （　　）

A. 糖皮质激素　　　　　B. 生长激素　　　　　　C. 胰岛素

D. 甲状腺激素　　　　　E. 雄激素

70. 在调节糖代谢中作用最为显著的肾上腺皮质激素是（ ）

A. 皮质醇   B. 醛固酮   C. 皮质酮

D. 去氧皮质酮   E. 去氢表雄酮

71. 在调节水盐代谢中最为关键的肾上腺皮质激素是（ ）

A. 皮质醇   B. 醛固酮   C. 皮质酮

D. 去氧皮质酮   E. 氢化可的松

72. 糖皮质激素能使（ ）

A. 红细胞减少   B. 血小板减少   C. 中性粒细胞减少

D. 淋巴细胞减少   E. 嗜酸性粒细胞增多

73. 能直接刺激肾上腺皮质球状带细胞分泌醛固酮的下列物质是（ ）

A. 血管紧张素 I   B. 血管紧张素原   C. 血管紧张素 II

D. 促肾上腺皮质激素   E. 肾素

74. 与 ACTH 分泌调节无关的作用是（ ）

A. 下丘脑促皮质激素释放激素的作用

B. 糖皮质激素的反馈调节作用

C. 醛固酮的反馈调节作用

D. 下丘脑 – 垂体 – 肾上腺皮质轴调节作用

E. 与光照无关的日周期变化

75. 能促进 ACTH 分泌的下丘脑调节肽是（ ）

A. TRH   B. GnRH   C. GHRH

D. CRH   E. PRE

76. 长期使用糖皮质激素类药物时，血中可降低的激素是（ ）

A. CRH 含量升高   B. ACTH 含量降低   C. TSH 含量降低

D. GH 含量降低   E. PRL 含量降低

77. 实验中，切除双侧肾上腺后动物很快死亡的主要原因是由于缺乏（ ）

A. 肾上腺素   B. 肾素   C. 去甲肾上腺素

D. 肾上腺皮质激素   E. 血管紧张素

78. 在胰岛中，合成与分泌胰岛素的细胞是（ ）

A. A 细胞   B. B 细胞   C. D 细胞

D. F 细胞   E. PP 细胞

79. 刺激胰岛素分泌的最重要变化是（ ）

A. 血中氨基酸水平   B. 血糖水平   C. 血中脂肪酸水平

D. 乙酰胆碱   E. 胰高血糖素

80. 调节胰高血糖素分泌最重要的因素是（ ）

A. 血糖浓度   B. 血中氨基酸浓度   C. 胰岛素分泌量

D. 生长抑素分泌量   E. 生长激素分泌量

81. 能直接抑制胰岛素分泌的激素是（ ）

A. 生长抑素　　　　　　B. 生长激素　　　　　　C. 抑胃肽

D. 皮质醇　　　　　　　E. 胰高血糖素

82. 能直接抑制胰岛 A 细胞分泌胰高血糖素的生长抑素主要来源于（ ）

A. 下丘脑　　　　　　　B. 胰岛　　　　　　　　C. 胃

D. 小肠　　　　　　　　E. 结肠

83. 下列参与睡眠活动调节的激素是（ ）

A. 胰岛素　　　　　　　B. 生长激素　　　　　　C. 皮质醇

D. 褪黑素　　　　　　　E. 催乳素

[A2 型题] 每一道试题以一个案例出现，配有 A、B、C、D、E 五个备选答案，请从中选择一个最佳答案。

84. 10 岁女孩，因确诊为垂体肿瘤而接受放射性治疗。而后患儿垂体功能完全丧失，结果将导致（ ）

A. 生长加速　　　　　　B. 出现甲状腺肿　　　　C. 性腺发育障碍

D. 血浆 ACTH 水平升高　　E. 血浆 TSH 水平升高

85. 30 岁女子，于 6 个月前正常妊娠后顺产一女婴。目前因经常性溢乳而就诊。女婴出生后人工喂养，该女子规律的月经周期还未恢复。对该女子溢乳症的最好解释是（ ）

A. 正常的产后反应　　　B. 腺垂体 PRL 分泌过多　　C. 腺垂体 TSH 分泌不足

D. 腺垂体 GH 分泌减少　　E. 下丘脑的多巴胺合成增加

86. 50 岁男子，就诊主诉肌肉无力，性欲降低和不能耐受运动。体检发现该患者四肢消瘦，肌肉孱弱，而项背与腹部体脂增加。化验检查血中甲状腺激素水平正常。与这些症状相符合的诊断可能是（ ）

A. 糖皮质激素分泌过多　　B. Addison's 病　　　　C. GH 缺乏

D. PRL 缺乏　　　　　　E. 肢端肥大症

87. 25 岁的妇女主诉体重减轻，怕热，出汗过多和疲乏无力。体检发现甲状腺肿。化验检查，血中 TSH 和甲状腺激素浓度升高，但未检测到抗甲状腺抗体。试推测与这些症状相一致的诊断很可能是（ ）

A. Grave's 病　　　　　B. 甲状腺激素抵抗　　　C. 甲状腺腺瘤

D. 5 – 脱碘酶缺乏　　　　E. 分泌 TSH 的垂体瘤

88. 7 岁男孩因体重超重到儿科内分泌部检查。患儿的生长记录表明：在过去的 2 年中，他的体重显著增加而身高却无明显增加。为了鉴别诊断肥胖和 Cushing's 综合征，检查了血、尿标本。与 Cushing's 综合征最有关的变化是（ ）

A. 血 ACTH 升高，皮质醇降低，尿游离皮质醇升高

B. 血 ACTH 降低，皮质醇升高，胰岛素升高

C. 血 ACTH 升高，皮质醇升高，胰岛素升高

D. 血 ACTH 升高，皮质醇降低，胰岛素降低

E. 血 ACTH 降低，皮质醇降低，尿游离皮质醇降低

89. 一患者主诉疲乏无力，厌食和体重减轻伴有胃肠道症状（恶心，呕吐）。查体显示色素沉着和低血压。实验室检查表明：低血钠和高血钾。最可能的诊断是（　）

A. Cushing's 综合征　　　　B. Addison's 病　　　　C. 原发性低醛固酮血症

D. 先天性肾上腺皮质增生症　E. 垂体功能低下

90. 一位 42 岁的女子因患有自身免疫疾病，已累及肾脏。此患者体内最可能受损的功能是（　）

A. 胆固醇转化为 7 – 脱氢胆固醇

B. 维生素 D_3 转化为 D_2

C. 25 – 羟维生素 D_3 转化为 1，25 二羟维生素 D_3

D. 钙转化为羟基磷灰石

E. 7 – 脱氢胆固醇转化为 1，25 – 二羟胆钙化醇

91. 患者，男，35 岁，甲状腺手术后出现手足搐搦，原因是损伤了（　）

A. 甲状腺　　　　　　B. 甲状旁腺　　　　　　C. 胸腺

D. 肾上腺　　　　　　E. 垂体

92. 患者，女，52 岁，失眠多梦，烦躁不安，多汗消瘦，血压高，心率快，最可能的原因是（　）

A. 肾上腺皮质功能亢进　　B. 肾上腺皮质功能减退

C. 甲状腺功能亢进　　　　D. 甲状腺功能减退

E. 地方性甲状腺肿

[A3/A4 型题] 每个案例下设若干道题，请在每题的五个备选答案中选出最佳的一个。

（93 ~ 94 题共用题干）

患者，女，25 岁，因甲状腺肿大就诊。检查：甲状腺肿大 3 度，无震颤，无结节，碘^{131}吸收率24 小时 65% 。

93. 该患者最可能的诊断是（　）

A. 甲亢　　　　　　　B. 单纯性甲状腺肿　　　　C. 甲状腺癌

D. 甲状腺囊肿　　　　E. 慢性甲状腺炎

94. 该病发病的主要原因是（　）

A. 免疫功能障碍　　　B. 家族性遗传　　　　C. 产生甲状腺功能抗体

D. 精神长期紧张　　　E. 合成甲状腺激素的原料缺乏

[B 型题] 每组题对应同一组备选答案，每个题干对应一个正确的备选答案，备选答案可以重复选择或不选。

（95 ~ 99 题共用备选答案）

A. 胺类激素　　　　　B. 肽类激素　　　　　C. 蛋白质类激素

D. 类固醇激素　　　　E. 脂质衍生物

95. 生长激素属于（　）

96. 胰岛素属于（　）

97. 甲状腺激素属于（　）

98. 糖皮质激素属于（　　）

99. 血管升压素属于（　　）

（100～103 题共用备选答案）

A. GHRH　　　　　　　B. GHIH　　　　　　　C. TRH

D. CRH　　　　　　　　E. GnRH

100. 能促进 TSH 释放的是（　　）

101. 能促进 ACTH 释放的是（　　）

102. 能抑制 GH 释放的是（　　）

103. 能促进 GH 释放的是（　　）

（104～105 题共用备选答案）

A. 去氢表雄酮　　　　　B. 皮质酮　　　　　　　C. 皮质醇

D. 醛固酮　　　　　　　E. 去氧皮质酮

104. 对糖代谢调节作用最强的激素是（　　）

105. 对水盐代谢调节作用最强的激素是（　　）

（106～110 题共用备选答案）

A. 胰岛素分泌　　　　　B. 甲状旁腺激素分泌　　C. 甲状腺激素分泌

D. 胰岛素样生长因子生成　E. 醛固酮分泌

106. 垂体分泌的 TSH 可刺激（　　）

107. 垂体分泌的 GH 可刺激（　　）

108. 血 K^+ 浓度升高可刺激（　　）

109. 血 Ca^{2+} 浓度降低可刺激（　　）

110. 血糖升高主要刺激（　　）

四、自测试题答案

1. A	2. C	3. E	4. D	5. A	6. D	7. E	8. D	9. B	10. A
11. B	12. D	13. E	14. A	15. B	16. C	17. C	18. D	19. E	20. C
21. A	22. E	23. B	24. E	25. E	26. E	27. E	28. E	29. C	30. A
31. A	32. C	33. E	34. B	35. D	36. A	37. A	38. C	39. C	40. B
41. D	42. D	43. B	44. C	45. B	46. D	47. E	48. A	49. D	50. C
51. B	52. D	53. C	54. C	55. D	56. C	57. A	58. D	59. C	60. A
61. B	62. B	63. B	64. C	65. B	66. B	67. A	68. B	69. A	70. A
71. B	72. D	73. C	74. C	75. D	76. B	77. D	78. B	79. B	80. A
81. A	82. B	83. D	84. C	85. B	86. A	87. E	88. B	89. B	90. C
91. B	92. C	93. B	94. E	95. C	96. C	97. A	98. D	99. B	100. C
101. D	102. B	103. A	104. C	105. D	106. C	107. D	108. E	109. B	110. A

第十二章 生 殖

一、学习目标

（一）掌握

1. 睾丸分泌的主要激素及其生理作用。
2. 卵巢分泌的主要激素及其生理作用。
3. 月经周期的形成原理。

（二）熟悉

1. 卵巢功能的调节。
2. 睾丸功能的调节。

（三）了解

1. 妊娠与分娩。
2. 胎盘的内分泌功能。

二、学习要点

生殖是指生物体生长发育到一定阶段后，能够产生与自己相似的子代个体的功能。生殖器官包括主性器官和附性器官。主性器官即性腺。男性主性器官为睾丸，女性主性器官为卵巢。男、女性在生殖器官上的差异称为第一性征。从青春期开始所出现的一系列与性别有关的特征，称为第二性征（又称副性征）。

（一）男性生殖

1. 睾丸的功能　睾丸主要由曲细精管和间质细胞组成。睾丸具有生精功能和内分泌功能。

（1）睾丸的生精功能

曲细精管是精子的生成部位，其管壁由生精细胞和支持细胞构成。原始的生精细胞为精原细胞。从青春期开始，精原细胞分阶段发育成精子。整个生精过程约历时两个半月。支持细胞为各级生精细胞提供营养，并起保护与支持的作用，构成生精细胞的正常发育与分化成熟的特殊"微环境"。

增殖活跃的生精细胞易受多种理化因素的影响。隐睾症由于睾丸停留在温度较高的腹腔或腹股沟内，是男性不育症的原因之一。

（2）睾丸的内分泌功能

睾丸间质细胞分泌雄激素，主要有睾酮；支持细胞分泌抑制素，还可分泌少量雌激素。

1）睾酮的主要作用：①维持生精作用，促进精子的生成；②促进男性附性器官的生长发育；③促进男性副性征出现并维持其正常状态，维持男性正常性欲；④促进蛋白质的合成，促进骨骼生长与钙磷沉积，直接刺激骨髓生成红细胞或刺激肾脏产生 EPO 间接刺激骨髓生成红细胞。

2）抑制素的主要作用：对 FSH 的分泌有很强的抑制作用。

2. 睾丸功能的调节　睾丸功能主要受下丘脑－腺垂体－睾丸轴的调节。此外，睾丸还存在复杂的局部调节机制。

（1）下丘脑－腺垂体－睾丸轴的调节

睾丸曲细精管的生精过程和间质细胞的睾酮分泌均受下丘脑－腺垂体的调节。①FSH 对曲细精管精子生成的调控：FSH 在男性又称为精子生成素。FSH 作用于生精细胞，促进精子的生成；作用于支持细胞，合成和分泌雄激素结合蛋白与抑制素。②LH 对间质细胞睾酮分泌的调控：LH 能促进睾丸间质细胞合成与分泌睾酮，并通过睾酮对生精过程间接发挥作用。③血中睾酮达到一定水平时，通过负反馈机制分别抑制下丘脑 GnRH 及腺垂体 LH 的分泌，使血中睾酮浓度维持在一定水平。

（2）睾丸的局部调节　在生精细胞、间质细胞与支持细胞之间，存在着较复杂的局部调节机制。

（二）女性生殖

1. 卵巢的功能

（1）生卵功能

卵子是由卵巢内的原始卵泡逐渐发育而成的。人类卵泡的成熟约需 14 天，与此同时，卵泡分泌雌激素。成熟卵泡破裂，卵细胞和卵泡液排至腹腔的过程称为排卵。排卵后的卵泡壁形成血体。残存的卵泡细胞在 LH 的作用下逐渐转变为血管丰富的黄色内分泌细胞团，称为黄体。黄体能分泌孕激素和雌激素。若排出的卵细胞未受精，黄体于排卵后第 10 天左右开始退化，排卵约 14 天后即纤维化形成白体，称为月经黄体。若排出的卵细胞受精，在胎盘分泌的人绒毛膜促性腺激素的作用下，黄体继续发育成为妊娠黄体。

（2）内分泌功能

卵巢分泌的激素主要有雌激素、孕激素和少量的雄激素。

1）雌激素的作用　主要是促进女性生殖器官的生长发育和激发副性征的出现，并维持其正常状态。①促进生殖器官的生长发育：促进卵泡生长发育、成熟和排卵，并使子宫内膜、子宫颈和阴道发生周期性变化；与孕激素共同维持妊娠。②促进乳腺导管和结缔组织增

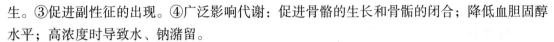

生。③促进副性征的出现。④广泛影响代谢：促进骨骼的生长和骨骺的闭合；降低血胆固醇水平；高浓度时导致水、钠潴留。

2）孕激素的作用 孕激素通常要在雌激素作用的基础上才能发挥作用。它主要作用于子宫内膜和子宫肌，为胚泡着床做准备，维持妊娠的正常进行。①使子宫颈黏液减少变稠，促使增生的子宫内膜进入分泌期；降低妊娠期子宫平滑肌的兴奋性。②促进乳腺小叶和腺泡的发育。③促进机体产热，使女性基础体温在排卵后升高 0.5℃左右。

2. 卵巢功能的调节

卵巢功能主要受下丘脑－腺垂体－卵巢轴的调节，而卵巢分泌的激素的周期性变化又使子宫内膜发生周期性的变化，同时又对下丘脑－腺垂体进行反馈调节。

3. 月经周期

（1）月经和月经周期

女性从青春期开始，在整个生育期内（除妊娠和哺乳期外），生殖系统的活动均呈规律性的周期性变化，每月一次，周而复始，称为生殖周期。在生殖周期中，子宫内膜发生每月一次的周期性脱落出血，经阴道流出，称为月经。所以女性生殖周期又称为月经周期。月经周期一般为 21～36 天，平均 28 天。女性第一次月经称为月经初潮；到 50 岁左右，月经周期停止，称为绝经。

（2）月经周期中卵巢和子宫内膜的变化

在月经周期中，子宫内膜会出现一系列形态和功能的变化。根据子宫内膜的变化将月经周期分为三期。①月经期：主要表现为子宫内膜剥落出血，历时 3～5 天。②增殖期：子宫内膜增生修复，血管腺体增生，历时约 10 天。③分泌期：子宫内膜进一步增厚、血管充血、腺体分泌，历时约 14 天。

（3）月经周期的形成机制 月经周期的形成主要是由于下丘脑－腺垂体－卵巢轴的作用。

1）增殖期的形成 在一个月经周期开始时，下丘脑释放 GnRH 使腺垂体分泌的 FSH 和 LH 逐渐增多。FSH 促进卵泡生长发育成熟，并与 LH 配合，使卵泡分泌雌激素，子宫内膜进入增生期。在排卵前一天左右，血中雌激素浓度达到顶峰。高浓度的雌激素正反馈作用于下丘脑，使其释放大量 GnRH，并刺激腺垂体释放 LH 与 FSH，血中 LH 与 FSH 浓度增加，导致成熟卵泡排卵。

2）分泌期的形成 排卵后的残余卵泡壁在 LH 作用下，形成黄体，黄体分泌雌激素和大量孕激素，子宫内膜在这两种激素的共同作用下呈现分泌期的变化。

3）月经期的形成 排卵后的第 8～10 天，高浓度的雌激素和孕激素负反馈抑制下丘脑及腺垂体，使 GnRH、FSH 和 LH 分泌减少，黄体退化、萎缩，血中雌激素和孕激素浓度迅速降低。子宫内膜失去这两种激素的支持，发生坏死而脱落出血，进入月经期。

由于月经期中雌激素和孕激素浓度下降，解除了对下丘脑和腺垂体的反馈抑制，FSH 和 LH 分泌又开始增加，重复下一个月经周期。

4. 胎盘的内分泌功能

（1）人绒毛膜促性腺激素（human chorionic gonadotropin，HCG） 妊娠早期即有 HCG

大量分泌，第 8～10 天就出现在母体血液中，至妊娠第 8～10 周达高峰。测定母体血中或尿中的 HCG 浓度可作为诊断早期妊娠的一个指标。

HCG 在结构和功能上都与 LH 相似，能促进胚泡植入子宫内膜、避免母体的免疫排斥反应，并促进胚泡的生长和胎盘的形成；使卵巢中的黄体变成妊娠黄体，维持妊娠前 10 周较高浓度的孕激素和雌激素水平，以维持妊娠。

（2）人绒毛膜促生长催乳素（human chorionic somatomanotropin，HCS）　HCS 又称胎盘催乳素，具有生长激素的作用，能调节母体与胎儿的物质代谢，促进胎儿生长。其分泌量与胎盘重量成正比，可作为监测胎盘功能的指标。

（3）孕激素　在妊娠第 8～10 周前后，孕激素分别主要来源于黄体和胎盘。孕激素的主要作用是：①维持子宫内膜蜕膜化，为早期胚胎提供营养物质；②减弱子宫收缩，保持妊娠子宫的安静；③促进乳腺腺泡发育，为授乳做好准备。

（4）雌激素　妊娠初期，雌激素主要来源于黄体；妊娠第 7 周时，雌激素有 50% 来源于胎盘。以后，胎盘分泌的雌激素逐渐增加，到妊娠足月时达到高峰。胎盘雌三醇的合成原料主要来源于胎儿的肾上腺和肝脏，因此，胎盘雌三醇的合成量可以反映胎儿的健康状况。妊娠期雌激素的主要作用是：①调节胎盘孕激素的合成，促进母体子宫、乳腺的生长；②促进胎儿的器官成熟；③增加子宫与胎盘之间的血流量，调节母体与胎儿代谢；④在妊娠晚期，降低子宫平滑肌兴奋阈值为分娩做好准备。

三、自测试题

[A1 型题] 每一道试题配有 A、B、C、D、E 五个备选答案，请从中选择一个最佳答案。

1. 男性的主性器官是（　　）

A. 前列　　　　　　　　B. 睾丸　　　　　　　　C. 阴茎

D. 精囊　　　　　　　　E. 附睾

2. 有关睾丸的描述，错误的是（　　）

A. 产生精子并分泌雄激素

B. 支持细胞分泌抑制素

C. 间质细胞分泌雄激素

D. 支持细胞支持生精细胞，也分泌雄激素

E. 支持细胞为生精细胞提供营养并起保护与支持作用

3. 产生精子的部位是（　　）

A. 精囊　　　　　　　　B. 附睾　　　　　　　　C. 睾丸间质细胞

D. 曲细精管　　　　　　E. 输精管

4. 关于精子的生成与发育，错误的是（　　）

A. 腹腔内温度适宜于精子的生成　　　B. FSH 对生精起始动作用

C. 睾酮有维持生精的作用　　　　　　D. 在睾丸的曲细精管产生

E. 精原细胞发育成精子约需两个半月

5. 睾丸间质细胞的功能是（　　）

A. 产生精子　　　　　　　　B. 分泌雄激素　　　　　　　C. 分泌雄激素结合蛋白

D. 分泌抑制素　　　　　　　E. 营养与支持生殖细胞

6. 睾酮主要由下列哪种细胞分泌（　　）

A. 精原细胞　　　　　　　　B. 精子　　　　　　　　　　C. 睾丸生殖细胞

D. 睾丸支持细胞　　　　　　E. 睾丸间质细胞

7. 有关雄激素作用的描述，错误的是（　　）

A. 促进男性副性器官的生长发育

B. 促进男性副性征的出现

C. 抑制蛋白质的合成，促进其分解

D. 维持正常性欲

E. 刺激红细胞生成

8. 关于卵巢的功能，错误的是（　　）

A. 产生卵子并分泌性激素　　　　　B. 黄体分泌雌激素和孕激素

C. 性激素在排卵时随卵泡液排出　　D. 卵巢也可分泌雄激素

E. 促进乳腺发育

9. 成熟的卵泡能分泌大量的（　　）

A. 促卵泡激素　　　　　　　B. 黄体生成素　　　　　　　C. 雌激素

D. 孕激素　　　　　　　　　E. HCG

10. 卵巢分泌的雌激素主要是（　　）

A. 雌二醇　　　　　　　　　B. 雌三醇　　　　　　　　　C. 雌酮

D. 黄体酮　　　　　　　　　E. 己烯雌酚

11. 关于雌激素的作用，错误的是（　　）

A. 促进输卵管的发育和运动　　　　B. 增强阴道抗菌的能力

C. 升高血浆胆固醇水平　　　　　　D. 使水钠潴留

E. 促进肌肉蛋白质合成

12. 关于雌激素的作用，错误的是（　　）

A. 促进女性附性器官生长发育　　　B. 激发女性副性征出现

C. 促使子宫内膜血管、腺体增生并分泌　D. 促进乳腺导管的发育

E. 促进肌肉蛋白质合成

13. 雌激素和孕激素的共同作用是（　　）

A. 子宫内膜增生　　　　　　B. 子宫内膜腺体分泌　　　　C. 刺激机体产热

D. 减少宫颈黏液分泌　　　　E. 输卵管平滑肌收缩

14. 雌、孕激素在下列哪些部位的作用是协同的（　　）

A. 子宫收缩　　　　　　　　B. 阴道上皮　　　　　　　　C. 输卵管

D. 宫颈黏液分泌　　　　　　E. 乳房

15. 月经的发生是由于血中（　　）

A. 前列腺素浓度降低

B. 雌激素和孕激素水平下降

C. 孕激素水平升高，雌激素水平下降

D. 促卵泡激素和黄体生成素浓度升高

E. 人绒毛膜促性腺激素水平升高

16. 关于孕激素的作用，错误的是（　　）

A. 保证胚泡着床和维持妊娠

B. 促进子宫肌和输卵管活动

C. 使子宫内膜进一步增生，腺体大量分泌

D. 能促进产热

E. 促进乳腺腺泡发育

17. 黄体开始退化、萎缩在月经周期的哪一阶段（　　）

A. 第 1～5 天　　　　　　B. 第 10 天　　　　　　C. 第 14 天左右

D. 第 24 天　　　　　　　E. 第 28 天

18. 促卵泡激素的主要作用是（　　）

A. 刺激卵泡生长、发育和成熟

B. 使子宫内膜呈分泌期变化

C. 促进成熟卵泡的排放

D. 促进黄体生成并维持其分泌功能

E. 促进人绒毛膜促性腺激素的分泌

19. 育龄妇女排卵日期一般在（　　）

A. 月经停止后 20 天　　　B. 月经停止后 24 天　　　C. 下次月经前的 14 天

D. 增生期中间　　　　　　E. 分泌期中间

20. 成熟卵泡排卵的时间是（　　）

A. 血中促卵泡激素处于低峰时

B. 血中雌激素处于低峰时

C. 血中雌激素处于高峰时

D. 血中孕激素处于高峰时

E. 血中黄体生成素及孕激素处于高峰时

21. 妊娠期间，下列激素的浓度变化是（　　）

A. 孕激素升高　　　　　　B. 黄体生成素升高

C. 促卵泡激素升高　　　　D. 雌激素、孕激素保持高水平

E. 雌激素升高

22. 结扎输卵管的妇女（　　）

A. 不排卵，有月经　　　　B. 不排卵，无月经　　　　C. 有排卵，有月经

D. 有排卵，无月经　　　　E. 副性征消失，附性器官萎缩

23. 下列叙述中正确的是（　　）

A. 男性体内只有雄激素　　　　B. 女性体内只有雌激素

C. 只有前列腺产生前列腺素　D. 卵巢能分泌少量雄激素

E. 胎盘能分泌雄激素

24. 关于月经的特点下列正确的是（　　）

A. 有排卵才有月经　　　　　　B. 排卵发生在两次月经之间

C. 月经期基础体温是上升的　D. 排卵发生在下次月经来潮前 14 天

E. 排卵发生在下次月经来潮后第 14 天

25. 关于月经周期的叙述，错误的是（　　）

A. 排卵与血中 FSH 分泌高峰有关

B. 妊娠期月经周期消失的原因是血中雌激素和孕激素水平很低

C. 子宫内膜剥落是由于雌激素和孕激素水平降低

D. 切除两侧卵巢后月经周期消失

E. 黄体发育，雌激素、孕激素大量分泌，子宫内膜进入分泌期

26. 关于月经周期的变化，正确的是（　　）

A. 增生期卵泡生长发育并分泌雌激素，雌激素促使子宫内膜增生变厚

B. 排卵后黄体生成并分泌促卵泡激素和大量黄体生成素

C. 月经期黄体已萎缩，血中促卵泡激素、黄体生成素浓度突然降低，子宫内膜脱落出血

D. 雌激素促使子宫内膜增生变厚并出现分泌

E. 月经周期中子宫内膜的周期性变化是雌激素单独作用的结果

27. 正常月经周期中两个卵巢发育成熟的卵泡有（　　）

A. 1 个　　　　　　　　　　B. 2 个　　　　　　　　　C. 几个到十几个

D. 20 ~ 30 个　　　　　　　E. 30 个以上

28. 子宫内膜脱落引起月经的原因是血中（　　）

A. 雌激素浓度高　　　　　　B. 孕激素浓度高

C. 雌激素、孕激素浓度都高　D. 雌激素、孕激素浓度都低

E. 雌激素浓度高、孕激素浓度低

29. 月经血不凝的原因是（　　）

A. 经血富含纤溶酶　　　　　B. 缺乏凝血因子　　　　　C. 月经毒素抑制凝血

D. 肝素的作用　　　　　　　E. 以上均不是

30. 排卵前血液中黄体生成素出现高峰的原因是（　　）

A. 孕激素的正反馈作用

B. 促卵泡激素的作用

C. 血中雌激素和孕激素的共同作用

D. 血中高水平孕激素对腺垂体的正反馈作用

E. 血中高水平雌激素对腺垂体的正反馈作用

31. 临床上常作为判定排卵的标志是（ ）

A. 孕激素高峰　　　　　B. 雌激素和孕激素高峰　　　C. 基础体温的双相变化

D. 雌激素高峰　　　　　E. FSH 高峰

32. 月经中期正反馈作用于下丘脑 – 腺垂体系统的激素为（ ）

A. 前列腺素　　　　　　B. 孕激素　　　　　　　　　C. 促性腺激素

D. 雄激素　　　　　　　E. 雌激素

33. 正常月经周期中雌激素分泌出现第二高峰的直接原因是（ ）

A. 黄体生成素的作用　　　B. 促卵泡激素的作用

C. 雌激素的负反馈作用　　D. 孕激素的作用

E. 雌激素的正反馈作用

34. 受精卵着床在子宫内膜的（ ）

A. 增生期晚期　　　　　B. 分泌期早期　　　　　　　C. 分泌期晚期

D. 月经前期　　　　　　E. 有蜕膜反应的子宫内膜

35. 人绒毛膜促性腺激素的作用是（ ）

A. 抑制雌激素的分泌

B. 抑制黄体分泌孕激素

C. 降低母体利用糖，将葡萄糖转给胎儿

D. 增加子宫与胎盘之间的血流量

E. 在妊娠 8~10 周内维持妊娠

36. 妊娠时维持黄体功能的主要激素是（ ）

A. 雌激素　　　　　　　B. 黄体生成素　　　　　　　C. 孕激素

D. 人绒毛膜促性腺激素　　E. 促卵泡激素

37. 妊娠期内不排卵是由于下列哪种激素的作用（ ）

A. 雌激素　　　　　　　B. 孕激素　　　　　　　　　C. 雌激素和孕激素

D. 黄体生成素　　　　　E. 促卵泡激素

38. 有关胎盘的叙述，错误的是（ ）

A. 是胎儿与母体经进行物质交换的场所

B. 小分子蛋白质能通过胎盘

C. 能分泌雌激素、孕激素和人绒毛膜促性腺激素

D. 是妊娠前 6 周雌激素和孕激素的主要来源

E. 妊娠 8~10 周分泌大量人绒毛膜促性腺激素

[A2 型题] 每一道试题以一个案例出现，配有 A、B、C、D、E 五个备选答案，请从中选择一个最佳答案。

39. 女性基础体温在排卵后升高 0.5℃左右，并在黄体期维持在此水平。基础体温的升高与下列有关的激素是（ ）

A. 雌激素　　　　　　　B. 孕激素　　　　　　　　　C. 促卵泡激素

D. 黄体生成素　　　　　E. 甲状腺激素

40. 某女已婚，月经过期超过 10 天，不能判断是否怀孕的检查是（　　）

A. 尿 HCG 试验　　　　　　B. 血 HCG 测定　　　　　　C. 宫颈黏液检查

D. X 线检查　　　　　　　　E. 黄体酮试验

41. 在排卵前一天血液中出现黄体生成素高峰，若事先用抗雌激素血清处理动物，则黄体生成素高峰消失。表明黄体生成素高峰是由下列哪种激素高峰诱导的（　　）

A. 雌激素　　　　　　　　　B. 孕激素　　　　　　　　　C. 促卵泡激素

D. 肾上腺皮质激素　　　　　E. 促肾上腺皮质激素

42. 患者，女，28 岁，月经周期为 28 天，有排卵；如果在月经周期的 17 天进行刮宫，其子宫内膜镜检应属于下列哪一期（　　）

A. 增生早期　　　　　　　　B. 增生晚期　　　　　　　　C. 分泌早期

D. 分泌晚期　　　　　　　　E. 排卵期

[A3/A4 型题] 每个案例下设若干道题，请在每题的五个备选答案中选出最佳的一个。

(43～46 题共用题干)

患者，女，28 岁，14 岁月经初潮，平素月经规律，周期 28～30 天，持续 5 天，现为月经第 2 天，性生活规律，准备生育。

43. 目前杨小姐处于月经周期的哪一期（　　）

A. 增生期　　　　　　　　　B. 分泌期　　　　　　　　　C. 月经期

D. 排卵前期　　　　　　　　E. 排卵后期

44. 月经期外周血中（　　）

A. 雌激素水平上升　　　　　B. 孕激素水平上升　　　　　C. FHS 水平上升

D. LH 水平达高峰　　　　　　E. 雌激素孕激素水平都下降

45. 排卵发生在（　　）

A. 月经末期　　　　　　　　B. 增生期　　　　　　　　　C. 分泌期末

D. 分泌期　　　　　　　　　E. 增生期末

46. 月经周期中，雌激素分泌出现第二次高峰的直接原因是（　　）

A. 促卵泡激素的作用　　　　B. 黄体生成素的作用　　　　C. 雌激素的作用

D. 孕激素的作用　　　　　　E. 雌孕激素的共同作用

[B 型题] 每组题对应同一组备选答案，每个题干对应一个正确的备选答案，备选答案可以重复选择或不选。

(47～49 题共用备选答案)

A. 乳腺发育　　　　　　　　B. 乳腺萎缩　　　　　　　　C. 乳腺泌乳

D. 乳腺射乳　　　　　　　　E. 闭经溢乳

47. 分娩后催乳素能引起（　　）

48. 哺乳期催产素能引起（　　）

49. 青春期雌激素能使（　　）

(50～52 题共用备选答案)

A. 月经黄体细胞　　　　　　B. 妊娠黄体细胞　　　　　　C. 胚泡滋养层细胞

D. 胎盘绒毛合体滋养层细胞　E. 卵泡颗粒细胞

50. 月经周期中，血中孕激素是来自（　）

51. 妊娠 10 周前血中孕激素是来自（　）

52. 妊娠 10 周后血中孕激素是来自（　）

（53～54 题共用备选答案）

A. 雌激素　　　　　　　B. 孕激素　　　　　　　C. 雄激素

D. 黄体生成素　　　　　E. 促卵泡激素

53. 引起排卵的激素是（　）

54. 促进生精作用的是（　）

四、自测试题答案

1. B　　2. D　　3. D　　4. A　　5. B　　6. E　　7. C　　8. C　　9. C　　10. A

11. C　　12. C　　13. A　　14. E　　15. B　　16. B　　17. D　　18. A　　19. C　　20. E

21. D　　22. C　　23. D　　24. D　　25. B　　26. A　　27. A　　28. D　　29. A　　30. E

31. C　　32. E　　33. A　　34. C　　35. E　　36. D　　37. C　　38. D　　39. B　　40. D

41. A　　42. C　　43. C　　44. E　　45. E　　46. B　　47. C　　48. D　　49. A　　50. A

51. B　　52. D　　53. D　　54. E

附录

综合练习自测试卷一

一、单选题（A1、A2 型题）

[A1 型题]

1. 生命活动最基本的特征是（   ）

A. 新陈代谢　　　　　　B. 兴奋性　　　　　　C. 适应性

D. 物质代谢　　　　　　E. 能量代谢

2. 内环境的稳态是指（   ）

A. 维持细胞外液理化性质保持不变

B. 维持细胞内液理化性质保持不变

C. 维持细胞内液化学成分相对恒定

D. 维持细胞内液理化性质相对恒定

E. 维持细胞外液理化性质相对恒定

3. 下列哪项属于负反馈调节（   ）

A. 降压反射　　　　　　B. 排便反射　　　　　　C. 排尿反射

D. 血液凝固　　　　　　E. 分娩

4. 大分子物质或团块通过细胞膜转运的方式是（   ）

A. 单纯扩散　　　　　　B. 易化扩散　　　　　　C. 主动转运

D. 继发性主动转运　　　E. 入胞或出胞

5. 神经细胞静息电位的形成是由于（   ）

A. Na^+ 内流　　　　　B. Ca^{2+} 内流　　　　C. K^+ 外流

D. Cl^- 内流　　　　　E. 以上都是

6. 神经 – 肌接头传递兴奋的化学物质是（   ）

A. 肾上腺素　　　　　　B. 去甲肾上腺素　　　　C. 乙酰胆碱

D. 胆碱酯酶　　　　　　E. 箭毒

7. 骨骼肌是否发生强直收缩取决于（   ）

A. 刺激频率　　　　　　B. 刺激强度　　　　　　C. 刺激持续时间

D. 刺激种类　　　　　　E. 刺激时间 – 强度变率

8. 决定肌收缩能力的因素是（　　）

A. 肌小节初长度　　　　　B. 前负荷　　　　　　C. 后负荷

D. 肌内部功能状态　　　　E. 刺激强度

9. 血液的组成不包括（　　）

A. 血浆　　　　　　　　　B. 血清　　　　　　　C. 红细胞

D. 白细胞　　　　　　　　E. 血小板

10. 形成血浆晶体渗透压的主要物质是（　　）

A. 白蛋白　　　　　　　　B. 球蛋白　　　　　　C. 纤维蛋白原

D. 无机盐　　　　　　　　E. 葡萄糖

11. 血浆晶体渗透压升高可引起（　　）

A. 红细胞膨胀　　　　　　B. 红细胞破裂　　　　C. 红细胞皱缩

D. 组织液增多　　　　　　E. 组织液减少

12. 再生障碍性贫血的形成是由于（　　）

A. 骨髓造血功能受到抑制　B. 造血原料不足　　　C. 维生素 B_{12} 吸收障碍

D. 叶酸利用率下降　　　　E. 脾功能亢进

13. 内源性激活途径与外源性激活途径的共同点是（　　）

A. 激活 F Ⅱ　　　　　　　B. 释放 F Ⅲ　　　　　C. 激活 F Ⅸ

D. 激活 F Ⅹ　　　　　　　E. 激活 F Ⅻ

14. 血液凝固后血凝块收缩释放出的液体是（　　）

A. 体液　　　　　　　　　B. 血浆　　　　　　　C. 血清

D. 细胞内液　　　　　　　E. 细胞外液

15. 根据输血原则，输血时应主要考虑的是（　　）

A. 供血者的红细胞不被受血者的红细胞所凝集

B. 供血者的红细胞不被受血者的血清所凝集

C. 受血者的红细胞不被供血者的血清所凝集

D. 受血者的红细胞不被供血者的红细胞所凝集

E. 供血者的血清不被受血者的血清所凝集

16. 心动周期中，左心室内压急剧升高的是在（　　）

A. 心房收缩期　　　　　　B. 等容收缩期　　　　C. 快速射血期

D. 减慢射血期　　　　　　E. 快速充盈期

17. 下列哪种情况出现时，心输出量减少（　　）

A. 心肌收缩力增强　　　　B. 后负荷增大　　　　C. 前负荷适当增大

D. 心率增加到100 次/分　　E. 后负荷减小

18. 心室肌细胞动作电位的主要特点是（　　）

A. 0 期除极化缓慢　　　　B. 形成 2 期平台　　　C. 4 期自动除极化

D. 无明显 1 期　　　　　　E. 4 期为静息期

19. 窦房结能成为心脏正常起搏点的原因是（　）

A. 静息电位仅为 –70mV　　　B. 阈电位为 –40mV

C. O 期除极化速度快　　　　D. 动作电位没有明显的平台期

E. 4 期电位除极速率快

20. 一般情况下，舒张压的高低主要反映（　）

A. 搏出量的大小　　　　B. 外周阻力的大小　　　　C. 大动脉弹性

D. 回心血量多少　　　　E. 大动脉弹性的大小

21. 组织液生成主要取决于（　）

A. 毛细血管压　　　　B. 有效滤过压　　　　C. 血浆胶体渗透压

D. 血浆晶体渗透压　　　　E. 组织液静水压

22. 生理情况下，维持动脉血压相对稳定的主要反射是（　）

A. 牵张反射　　　　B. 颈动脉体和主动脉体化学感受性反射

C. 心肺感受器反射　　　　D. 颈动脉窦和主动脉弓压力感受性反射

E. 容量感受器反射

23. 影响冠脉血流量的重要因素主要是（　）

A. 主动脉压的高低　　　　B. 心缩期的长短和收缩压的高低

C. 血液黏滞性大小　　　　D. 心舒期的长短和舒张压的高低

E. 心肌收缩力的大小

24. 肺通气的原动力是（　）

A. 肺内压的变化　　　　B. 呼吸运动　　　　C. 胸膜腔内压变化

D. 肺内压与大气压之差　　　　E. 胸廓的扩大和缩小

25. 维持胸内负压的前提条件是（　）

A. 呼吸肌舒缩　　　　B. 胸膜腔内存有少量液体　　　　C. 呼吸道存在一定的阻力

D. 肺内压低于大气压　　　　E. 胸膜腔是密闭的

26. 关于肺泡表面活性物质的叙述，错误的是（　）

A. 由 Ⅱ 型肺泡细胞分泌　　　　B. 是一种脂蛋白混合物

C. 分布在肺泡液体分子层的内表面　　　　D. 增高肺泡表面张力

E. 可防止肺水肿的发生

27. 当无效腔增大时，对呼吸运动的影响是（　）

A. 没有变化　　　　B. 加深加快　　　　C. 减慢减弱

D. 逐渐减弱　　　　E. 变快变浅

28. 关于通气/血流比值的描述，错误的是（　）

A. 正常值为 0.84　　　　B. 比值增大，换气效率增大

C. 比值减小，换气效率降低　　D. 比值增大，造成肺泡无效腔增加

E. 比值减小，造成功能性动静脉短路

29. 胰泌素引起胰腺分泌胰液的特点是（　）

A. 水和 HCO_3^- 多，酶少　　　　B. 水和 HCO_3 少，酶多　　　　C. 水多，HCO_3^- 和酶少

D. 水和 HCO_3^- 少，酶少　　　E. HCO_3^- 多，水和酶也多

30. 下列关于分节运动的叙述，正确的是（　　）

A. 以纵行肌为主的运动　　　B. 空腹时出现

C. 小肠上部频率较下部高　　　D. 不利于营养物质的吸收

E. 不利于肠壁内血液和淋巴回流

31. 糖吸收的分子形式是（　　）

A. 淀粉　　　　　　　　B. 多糖　　　　　　　　C. 寡糖

D. 麦芽糖　　　　　　　E. 单糖

32. 机体最主要的能源物质是（　　）

A. 葡萄糖　　　　　　　B. 脂肪　　　　　　　　C. 磷酸肌酸

D. ATP　　　　　　　　E. 蛋白质

33. 食物的特殊动力效应最大的食物是（　　）

A. 糖　　　　　　　　　B. 脂肪　　　　　　　　C. 蛋白质

D. 氨基酸　　　　　　　E. 水

34. 体温生理性变动的正确叙述是（　　）

A. 肌肉活动使体温上升　　　B. 昼夜温度变化大约相差 1.5℃左右

C. 女子排卵后体温常常下降　　D. 儿童体温常低于成年人的体温

E. 清晨 2~6 时体温最高，午后 1~6 时最低

35. 下列哪一项对体温调节的作用不大（　　）

A. 温热性发汗　　　　　B. 不感蒸发　　　　　　C. 发汗

D. 精神性发汗　　　　　E. 反射性引起的小汗腺分泌汗液

36. 调节性重吸收水的主要部位是（　　）

A. 近曲小管　　　　　　B. 近球小管　　　　　　C. 髓袢降支细段

D. 髓袢升支细段　　　　E. 远球小管与集合管

37. 正常情况下，肾血流量保持相对稳定，主要靠（　　）

A. 负反馈调节　　　　　B. 自身调节　　　　　　C. 神经调节

D. 体液调节　　　　　　E. 正反馈调节

38. 大量饮清水后尿量增多，主要的原因是（　　）

A. 醛固酮分泌减少　　　B. 血浆胶体渗透压降低　　C. 肾小球滤过率增高

D. 抗利尿激素分泌减少　　E. 血容量增多

39. 形成肾外髓部高渗梯度的物质是（　　）

A. KCl　　　　　　　　B. 尿素　　　　　　　　C. NaCl

D. 尿素和 NaCl　　　　E. 尿素和 KCl

40. 多尿是指成人每昼夜尿量持续超过（　　）

A. 1000mL　　　　　　B. 1500mL　　　　　　C. 2000mL

D. 2500mL　　　　　　E. 500mL

41. 剧烈运动时，少尿的主要原因是（　）

A. 肾小球毛细血管血压增高　　B. 肾血管收缩，肾血流量减少

C. 抗利尿激素分泌增多　　　　D. 醛固酮分泌增多

E. 肾小球滤过面积减少

42. 醛固酮的主要作用是（　）

A. 保 Na^+、保 K^+　　　　B. 保 Na^+、排 K^+　　　　C. 保 K^+、排 Na^+

D. 保 Na^+、保水　　　　　E. 保 Na^+、排 Ca^{2+}

43. 专门感受机体内、外环境变化的结构和装置称为（　）

A. 感受器　　　　　　　　B. 受体　　　　　　　　C. 分析器

D. 特殊感受器　　　　　　E. 效应器

44. 对于近点的叙述，下列哪一项是错误的（　）

A. 眼能看清物体的最近距离为近点　　B. 近点越近，表示眼的调节力越好

C. 近点越近，表示眼的调节力越差　　D. 老视眼的近点较正常人的远

E. 远视眼的近点较正常人的远

45. 关于近视眼的叙述，哪项是错误的（　）

A. 多数由于眼球前后径过长　　B. 近点较正常人的远

C. 眼的折光力过强也可产生　　D. 成像于视网膜之前

E. 需配戴凹透镜矫正

46. 下列哪种颜色视野范围最大（　）

A. 黄色　　　　　　　　B. 红色　　　　　　　　C. 绿色

D. 白色　　　　　　　　E. 蓝色

47. 神经纤维的主要功能是（　）

A. 接受体内、外环境的刺激　　B. 换能作用　　　　　　C. 传导兴奋

D. 释放化学递质　　　　　　　E. 合成化学递质

48. 兴奋性突触后电位是突触后膜发生（　）

A. 极化　　　　　　　　B. 去极化　　　　　　　C. 超极化

D. 反极化　　　　　　　E. 复极化

49. 导致突触后膜产生兴奋性突触后电位的离子主要是（　）

A. K^+　　　　　　　　B. Na^+　　　　　　　C. Cl^-

D. Ca^{2+}　　　　　　E. Mg^{2+}

50. 特异性投射系统的特点有（　）

A. 其纤维经脑干多次换元后上行　　B. 点对点地投射到大脑皮层的特定区域

C. 弥散地投射到大脑皮层广泛区域　　D. 其主要功能是改变大脑皮层的兴奋状态

E. 对催眠药及麻醉药敏感

51. 左侧大脑皮层中央后回受损，体表感觉障碍发生的部位是（　）

A. 左半身　　　　　　　　B. 右半身　　　　　　　C. 上半身

D. 下半身　　　　　　　　E. 头面部

52. 仅受交感神经支配的器官是（　　）

A. 心 　　　　　　　　　B. 支气管 　　　　　　　　C. 胃肠

D. 膀胱 　　　　　　　　E. 汗腺

53. 交感神经兴奋时可出现（　　）

A. 心的活动抑制 　　　　　B. 支气管平滑肌舒张 　　　C. 胃肠运动增强

D. 瞳孔缩小 　　　　　　　E. 膀胱逼尿肌收缩，尿道内括约肌舒张

54. 关于条件反射的叙述，错误的是（　　）

A. 需经后天学习培训才能形成 　　B. 数量是无限多 　　　C. 形成的基本条件是强化

D. 使机体具有更大适应性 　　　　E. 一旦建立就能终身保留

55. 下列哪项不属于激素的作用方式（　　）

A. 外分泌 　　　　　　　　B. 远距分泌 　　　　　　　C. 旁分泌

D. 自分泌 　　　　　　　　E. 神经分泌

56. 临产或分娩时，子宫、阴道受到牵拉和压迫可反射性引起下列哪种激素释放增加
（　　）

A. 雌激素 　　　　　　　　B. 孕激素 　　　　　　　　C. 催产素

D. 催乳素 　　　　　　　　E. 以上均增加

57. 肾上腺皮质功能不全可导致（　　）

A. 向心性肥胖 　　　　　　B. 水中毒 　　　　　　　　C. 骨质疏松症

D. 患者注意力不集中 　　　E. 以上均不对

58. 腺垂体分泌的激素中没有（　　）

A. 催乳素 　　　　　　　　B. 黄体生成素 　　　　　　C. 甲状腺激素

D. 促卵泡激素 　　　　　　E. 生长素

59. 下列不属于睾酮生理作用的是（　　）

A. 维持生精作用 　　　　　B. 刺激生殖器官的生长发育 　C. 促进乳腺的发育

D. 促进蛋白质的合成 　　　E. 促进男性副性征的出现

60. 血液中哪种激素出现高峰可以作为排卵的标志（　　）

A. 雌激素 　　　　　　　　B. 孕激素 　　　　　　　　C. 黄体生成素

D. 促卵泡激素 　　　　　　E. 甲状腺激素

[A2 型题]

61. 静脉输液时，针刺手背静脉引起缩手动作，这属于（　　）

A. 反应 　　　　　　　　　B. 反射 　　　　　　　　　C. 反馈

D. 兴奋 　　　　　　　　　E. 抑制

62. 患者，女，身高 160cm，体重 50kg，体表面积 1.45cm^2，安静时心输出量为 4.2L/min；患者，男，身高 160cm，体重 65kg，体表面积 1.65cm^2，安静时心输出量为 5.0L/min。试比较两者的心指数（　　）

A. 某女高于某男 　　　　　B. 某男高于某女 　　　　　C. 两者相等

　　D. 两者均高于正常　　　　　E. 两者均低于正常

63. 在动物血压调节实验中，夹闭一侧颈总动脉后，动脉血压升高的机制是（　　）

　　A. 降压反射活动加强　　　　B. 颈动脉窦压力感受器兴奋性升高

　　C. 窦神经传入冲动减少　　　D. 窦神经传入冲动增多

　　E. 血管升压素分泌增多

64. 人在平静呼吸时，肺扩张反射不参与呼吸调节。在肺充血、肺水肿等病理情况下，由于肺顺应性降低，使肺牵张感受器发放冲动增多而引起该反射，这时呼吸（　　）

　　A. 无变化　　　　　　　　B. 深而慢　　　　　　　　C. 深而快

　　D. 浅而快　　　　　　　　E. 浅而慢

65. 胃大部分切除患者出现严重贫血，表现为外周血巨幼红细胞性增多，其主要原因是下列哪项减少（　　）

　　A. 盐酸　　　　　　　　　B. 内因子　　　　　　　　C. 黏液

　　D. 碳酸氢盐　　　　　　　E. 胃蛋白酶

66. 某慢性低氧血症患者出现代谢性酸中毒和高钾血症，但血压正常。该患者血钾升高的原因是（　　）

　　A. 肾小管 $K^+ - Na^+$ 交换减弱　　B. 肾小管 $K^+ - H^+$ 交换增强　　C. 肾小管 Na^+ 重吸收减少

　　D. 肾小球滤过率降低　　　　E. 肾小球滤过膜通透性增大

67. 某患者服用对髓袢升支粗段主动重吸收 $NaCl$ 有抑制作用的呋塞米后，尿量增多，尿渗透压下降，该患者排低渗尿的原因是由于（　　）

　　A. 对 Na^+ 主动重吸收减少　　B. 对 Cl^- 重吸收减少　　　　C. 对水重吸收减少

　　D. 管外渗透梯度降低　　　　E. 管外渗透梯度增高

68. 患者对低频声波的听力丧失，病变的部位在（　　）

　　A. 中耳　　　　　　　　　B. 鼓膜　　　　　　　　　C. 耳蜗顶部毛细胞

　　D. 耳蜗底部毛细胞　　　　E. 鼓室

69. 糖皮质激素不宜用于胃溃疡患者，因为糖皮质激素能（　　）

　　A. 抑制糖的利用　　　　　B. 使胃肠道血管收缩　　　C. 促进盐酸的分泌

　　D. 分解蛋白质　　　　　　E. 促进糖的利用

70. 女性基础体温在排卵后升高 0.5℃ 左右，通常是下列哪种激素增多（　　）

　　A. 雌激素　　　　　　　　B. 孕激素　　　　　　　　C. 黄体生成素

　　D. 促卵泡激素　　　　　　E. 甲状腺激素

二、共用题干选择题（**A3、A4** 型题）

（71～72 题共用题干）

　　患儿，男，13 个月，足月顺产，出生体重 3kg，母乳喂养，已添加少量稀粥和奶粉。近 2 个月面色逐渐苍白，食欲减退，不爱活动，不愿下地行走，有时萎靡不振。查体：T 37.1℃，P 102 次/分，R 21 次/分，体重 8.2kg。面色、口唇、甲床苍白。血常规：RBC $3 \times 10^{12}/L$，Hb 80g/L，WBC $10.5 \times 10^9/L$。外周血涂片示红细胞大小不等，以小细胞为主，中央淡染区扩大。诊断：缺铁性贫血。

71. 人体铁吸收的部位主要在（　　）

A. 十二指肠　　　　　　B. 胃部幽门　　　　　　C. 回肠上

D. 升结肠　　　　　　　E. 空肠下段

72. 可促进铁吸收的是（　　）

A. 维生素 A　　　　　　B. 维生素 D　　　　　　C. 维生素 C

D. 维生素 B　　　　　　D. 维生素 E

（73～75 题共用题干）

患者，女，30 岁。近 3 个月来感觉全身乏力和易疲劳。近 1 周，上述症状明显加重，梳头困难并伴有眼睑下垂，上楼时多次跌倒在地，但上述症状休息后可缓解。使用新斯的明治疗后肌力恢复。体格检查：血中抗胆碱酯酶受体数量增多；肌电图示重复刺激运动神经元时骨骼肌的反应性下降。诊断：重症肌无力。

73. 重症肌无力的病变部位在（　　）

A. 周围神经系统　　　　B. 中枢神经系统　　　　C. 神经肌肉接头

D. 骨骼肌细胞　　　　　E. 线粒体

74. 重症肌无力的机制是（　　）

A. 乙酰胆碱释放增多　　　　B. 乙酰胆碱释放减少

C. 乙酰胆碱受体数目增多　　D. 乙酰胆碱受体数目减少

E. 胆碱酯酶活性增强

75. 重症肌无力患者应选用（　　）

A. 阿托品　　　　　　　B. 庆大霉素　　　　　　C. 新斯的明

D. 肾上腺素　　　　　　E. 去甲肾上腺素

三、共用备选答案单选题（B 型题）

（76～78 题共用备选答案）

A. 红细胞数目　　　　　B. 血浆总蛋白含量　　　C. 血浆白蛋白含量

D. 血浆球蛋白含量　　　E. 血浆电解质含量

76. 黏滞性主要取决于（　　）

77. 血浆胶体渗透压主要取决于（　　）

78. 血浆总渗透压主要取决于（　　）

（第 79～80 题共用备选答案）

A. 收缩压　　　　　　　B. 舒张压　　　　　　　C. 脉压

D. 平均动脉压　　　　　E. 中心静脉压

79. 在一个心动周期中，动脉血压的最高值称为（　　）

80. 在一个心动周期中，动脉血压的平均值称为（　　）

（第 81～82 题共用备选答案）

A. 肺活量　　　　　　　B. 时间肺活量　　　　　C. 每分通气量

D. 肺总量　　　　　　　　　E. 肺泡通气量

81. 能实现有效气体交换的通气量为（　　）

82. 评价肺通气功能较好的指标是（　　）

（第83~85题共用备选答案）

A. 主细胞　　　　　　　B. 壁细胞　　　　　　　C. 黏液细胞

D. 胃幽门G细胞　　　　E. 胃黏膜上皮细胞

83. 分泌内因子的是（　　）

84. 分泌促胰液素的是（　　）

85. 分泌HCO_3^-的是（　　）

（第86~88题共用备选答案）

A. 辐射散热　　　　　　B. 传导散热　　　　　　C. 对流散热

D. 不感蒸发　　　　　　E. 出汗

86. 安静处在寒冷环境中（　　）

87. 小汗腺活动增强（　　）

88. 胆碱能神经纤维兴奋（　　）

（第89~90题共用备选答案）

A. 血管升压素　　　　　B. 醛固酮　　　　　　　C. 肾上腺素

D. 血管紧张素Ⅱ　　　　E. 肾素

89. 促进远曲小管、集合管对水重吸收的是（　　）

90. 促进远曲小管、集合管对Na^+重吸收的是（　　）

（第91~93题共用备选答案）

A. 姿势反射　　　　　　B. 多突触反射　　　　　C. 状态反射

D. 牵张反射　　　　　　E. 对侧伸肌反射

91. 腱反射是（　　）

92. 屈肌反射是（　　）

93. 肌紧张是（　　）

（第94~95题共用备选答案）

A. 糖皮质激素　　　　　B. 甲状腺激素　　　　　C. ACTH

D. ACTH和糖皮质激素　E. 去甲肾上腺素

94. 产生应激反应时，血中哪种激素浓度升高（　　）

95. 在腺泡腔内储存，并在储存量上居首位的激素是（　　）

（第96~97题共用备选答案）

A. 雌激素　　　　　　　B. 雄激素　　　　　　　C. 促卵泡激素

D. 催产素　　　　　　　E. 雌激素和雄激素

96. 腺垂体产生（　　）

97. 肾上腺皮质网状带细胞产生（　　）

（第98~100题共用备选答案）

A. 鼓膜 　　　　　　　B. 椭圆囊 　　　　　　　C. 半规管

D. 螺旋器 　　　　　　E. 咽鼓管

98. 感受机体旋转变速运动的是 （　　）

99. 感受声波刺激的是 （　　）

100. 感受直线变速运动的是 （　　）

参考答案

1. A	2. E	3. A	4. E	5. C	6. C	7. A	8. D	9. B	10. D
11. C	12. A	13. D	14. C	15. B	16. B	17. B	18. B	19. E	20. B
21. B	22. D	23. D	24. B	25. E	26. D	27. B	28. B	29. A	30. C
31. E	32. A	33. C	34. A	35. D	36. E	37. B	38. D	39. C	40. D
41. B	42. B	43. A	44. C	45. B	46. D	47. C	48. B	49. B	50. B
51. B	52. E	53. B	54. E	55. A	56. C	57. B	58. C	59. C	60. C
61. B	62. B	63. C	64. D	65. B	66. A	67. D	68. C	69. C	70. B
71. A	72. C	73. C	74. D	75. C	76. A	77. B	78. E	79. A	80. D
81. E	82. B	83. B	84. D	85. E	86. D	87. E	88. E	89. A	90. B
91. D	92. B	93. D	94. D	95. B	96. C	97. E	98. C	99. D	100. B

综合练习自测试卷二

一、单选题（**A1**、**A2** 型题）

[A1 型题]

1. 机体从外界摄入营养物质并转化为自身成分的过程，称为（　　）
A. 新陈代谢　　　　　　B. 物质代谢　　　　　　C. 能量代谢
D. 同化作用　　　　　　E. 异化作用

2. 机体中细胞生活的内环境是指（　　）
A. 细胞外液　　　　　　B. 细胞内液　　　　　　C. 脑脊液
D. 组织液　　　　　　　E. 血浆

3. 下列哪项属于负反馈调节（　　）
A. 降压反射　　　　　　B. 排便反射　　　　　　C. 排尿反射
D. 血液凝固　　　　　　E. 分娩

4. 神经纤维末梢释放递质的过程属于（　　）
A. 单纯扩散　　　　　　B. 载体转运　　　　　　C. 通道转运
D. 主动转运　　　　　　E. 出胞作用

5. 使细胞膜 Na^+ 通道突然大量开放的电位水平称为（　　）
A. 局部电位　　　　　　B. 静息电位　　　　　　C. 阈电位
D. 动作电位　　　　　　E. 跨膜电位

6. 在神经肌接头处兴奋传递中，导致神经末梢囊泡释放递质的因素是（　　）
A. Na^+ 内流　　　　　B. Ca^{2+} 内流　　　　C. K^+ 外流
D. Cl^- 内流　　　　　E. 以上都是

7. 肌收缩时，如后负荷越小，则（　　）
A. 收缩达到的张力越大　　B. 开始出现缩短的时间越迟　　C. 缩短的速度越快
D. 所做的机械功越大　　　E. 以上都不是

8. 当连续刺激时，刺激间隔时间短于单收缩的收缩期，肌肉出现（　　）
A. 一次单收缩　　　　　B. 一连串单收缩　　　　C. 不完全强直收缩
D. 完全强直收缩　　　　E. 无收缩反应

9. 红细胞比容是指红细胞与（　　）
A. 白细胞容积之比　　　B. 血小板容积之比　　　C. 血浆容积之比

D. 血液容积之比　　　　　　E. 血细胞容积之比

10. 血浆胶体渗透压的形成主要取决于其中的（　　）

A. 蛋白质　　　　　　B. 葡萄糖　　　　　　C. NaCl

D. 非蛋白氮　　　　　　E. 脂类

11. 血浆胶体渗透压降低可引起（　　）

A. 红细胞膨胀　　　　　　B. 红细胞皱缩　　　　　　C. 组织液增多

D. 组织液减少　　　　　　E. 血容量增多

12. 巨幼红细胞性贫血的原因是（　　）

A. 造血原料不足　　　　　　B. 骨髓造血功能受抑制　　　　　　C. 缺乏维生素 B_{12} 和叶酸

D. 促红细胞生成素减少　　　　　　E. 血红蛋白合成减少

13. 血液凝固基本步骤的第一步是（　　）

A. FⅫ被激活　　　　　　　　　　　　B. 组织释放 FⅢ

C. 凝血酶原酶复合物的形成　　　　　　D. 凝血酶的形成

E. 纤维蛋白的形成

14. 体内抗凝活动不包括（　　）

A. 肝素　　　　　　B. 蛋白质 C　　　　　　C. 枸橼酸钠

D. 抗凝血酶Ⅲ　　　　　　E. 血管内皮完整光滑

15. 交叉配血试验的主侧配血应是（　　）

A. 供血者的红细胞与受血者的血清　　　B. 供血者的血细胞与受血者的血清

C. 供血者的血清与受血者的红细胞　　　D. 受血者的血细胞与供血者的血清

E. 受血者的血清与供血者的血清

16. 房室瓣开放见于（　　）

A. 等容收缩期末　　　　　　B. 心室收缩期初　　　　　　C. 等容舒张期初

D. 等容收缩期初　　　　　　E. 等容舒张期末

17. 心动周期中，心室血液充盈主要是由于（　　）

A. 血液依赖地吸引力而回流　　B. 骨骼肌的挤压作用加速静脉回流

C. 心房收缩的挤压作用　　　　D. 心室舒张的抽吸作用

E. 胸内负压促进静脉回流

18. 心室肌细胞与浦肯野细胞动作电位的最大区别是（　　）

A. 0 期　　　　　　B. 1 期　　　　　　C. 2 期

D. 3 期　　　　　　E. 4 期

19. 房室延搁一般发生于（　　）

A. 兴奋由窦房结传至心房肌时

B. 由房室结传至房室交界处时

C. 在房室交界内传导时

D. 由房室束至左、右束之时

E. 由左、右束支传至心室肌时

20. 一般情况下，收缩压的高低主要反映（　　）

A. 搏出量的大小　　　　　B. 外周阻力的大小　　　　C. 大动脉弹性

D. 回心血量多少　　　　　E. 大动脉弹性的大小

21. 心脏收缩力增强时，静脉回心血量增加，这是因为（　　）

A. 动脉血压增高　　　　　B. 血流速度加快　　　　　C. 心输出量增加

D. 舒张期室内压低　　　　E. 静脉压增高

22. 心血管活动的基本中枢位于（　　）

A. 大脑　　　　　　　　　B. 下丘脑　　　　　　　　C. 中脑和脑桥

D. 延髓　　　　　　　　　E. 脊髓

23. 关于减压反射，下列哪一项是错误的（　　）

A. 也称为颈动脉窦和主动脉弓压力感受性反射

B. 对搏动性的压力变化更敏感

C. 是一种负反馈调节机制

D. 在平时安静状态下不起作用

E. 当动脉压突然变化时，反射活动加强，导致血压回降

24. 肺通气的直接动力是（　　）

A. 肺内压与大气压之差　　B. 呼吸肌的舒缩　　　　　C. 胸廓的扩大和缩小

D. 胸内负压　　　　　　　E. 呼吸运动

25. 胸膜腔负压形成的主要原因是（　　）

A. 胸廓的扩张　　　　　　B. 肺的扩张　　　　　　　C. 肺的回缩力

D. 呼吸肌的收缩力　　　　E. 大气的压力

26. 肺泡表面活性物质减少，可能产生（　　）

A. 肺膨胀　　　　　　　　B. 肺不张　　　　　　　　C. 肺泡表面张力减小

D. 肺回缩力减弱　　　　　E. 肺弹性阻力降低

27. 切断两侧迷走神经后的动物，呼吸变得（　　）

A. 无变化　　　　　　　　B. 深而慢　　　　　　　　C. 深而快

D. 浅而快　　　　　　　　E. 浅而慢

28. 二氧化碳对呼吸的调节作用，主要是通过刺激什么部位而实现的（　　）

A. 延髓呼吸中枢　　　　　B. 中枢化学感受器　　　　C. 外周化学感受器

D. 脑桥呼吸调整中枢　　　E. 直接兴奋呼吸肌

29. 对于黏液－碳酸氢盐屏障的叙述，不正确的是（　　）

A. 黏液主要成分为糖蛋白　　B. 正常人胃黏膜表面有一层厚的黏液凝胶层

C. 即胃黏膜屏障　　　　　　D. 在凝胶层内 H^+ 与 HCO_3^- 发生中和

E. 是保护胃黏膜的重要机制

30. 下列可促进胃排空的因素是（　　）

A. 胃泌素　　　　　　　　B. 胰泌素　　　　　　　　C. 肾上腺素

D. 抑胃肽　　　　　　　　E. 肠－胃反射

31. 葡萄糖在小肠内被吸收的方式是（　　）

A. 单纯扩散　　　　　　　B. 由载体参与的易化扩散　　C. 由通道参与的易化扩散

D. 继发性主动转运　　　　E. 入胞

32. 人体约 70% 的能量来自（　　）

A. 葡萄糖　　　　　　　　B. 脂肪　　　　　　　　　　C. 蛋白质

D. ATP　　　　　　　　　E. 磷酸肌酸

33. 下列哪种状态下，人体的能量代谢率较低（　　）

A. 熟睡　　　　　　　　　B. 肌肉活动　　　　　　　　C. 环境温度下降

D. 基础状态　　　　　　　E. 恐惧焦虑

34. 排卵后的体温升高可能与下列哪种因素有关（　　）

A. 恐惧焦虑　　　　　　　B. 人体调节体温的能力下降　C. 肌肉活动增强

D. 精神活动紧张　　　　　E. 孕激素及其代谢产物

35. 在寒冷环境中机体主要依靠下列哪项产热（　　）

A. 收缩皮肤血管　　　　　B. 肾上腺素分泌增多　　　　C. 甲状腺素分泌增加

D. 战栗　　　　　　　　　E. 去甲肾上腺素分泌增加

36. 正常情况下，肾小球滤过的动力来自（　　）

A. 血浆胶体渗透压　　　　B. 囊内压　　　　　　　　　C. 小管液胶体渗透压

D. 肾小球毛细血管血压　　E. 全身动脉血压

37. 肾小球滤过率是指单位时间内（每分钟）（　　）

A. 两侧肾生成的超滤液量　B. 每侧肾生成的超滤液量　　C. 两侧肾生成的血浆流量

D. 两肾生成的终量　　　　E. 每侧肾生成的终尿量

38. 下列各项中，属于渗透性利尿的是（　　）

A. 饮大量茶水　　　　　　B. 饮大量清水

C. 静脉注入生理盐水　　　D. 静脉注入 20% 甘露醇 250mL

E. 静脉注入呋塞米

39. 尿浓缩的主要部位是（　　）

A. 近曲小管　　　　　　　B. 髓袢　　　　　　　　　　C. 输尿管

D. 集合管　　　　　　　　E. 膀胱

40. 少尿是指成人每昼夜尿量介于（　　）

A. 50 ～ 90mL　　　　　　B. 100 ～ 500mL　　　　　　C. 600 ～ 1000mL

D. 1500 ～ 2000mL　　　　E. 2500 ～ 3000mL

41. 影响尿量的主要因素是（　　）

A. 肾小球有效滤过压　　　B. 肾小球滤过率　　　　　　C. 肾血浆流量

D. 醛固酮分泌水平　　　　E. 抗利尿激素分泌水平

42. 神经垂体释放抗利尿激素，其主要作用是（　　）

A. 保 Na^+ 排 K^+　　　　　B. 促进肾血管收缩，肾血流量减少

C. 增加集合管对水的通透性　D. 减少集合管对水的通透性

E. 以上都不是

43. 当刺激感受器时，刺激虽在持续，但传入冲动频率已开始下降的现象称为 （ ）

A. 疲劳　　　　　　　B. 抑制　　　　　　　C. 适应

D. 传导阻滞　　　　　E. 衰减传导

44. 下列关于瞳孔的调节的叙述，哪一项是错误的 （ ）

A. 视远物时瞳孔扩大　　B. 在强光刺激下，瞳孔缩小

C. 瞳孔对光反射为单侧效应　D. 瞳孔对光反射的中枢在中脑

E. 瞳孔的大小可以控制进入眼内的光量

45. 对于视杆细胞的叙述，下列哪一项是错误的 （ ）

A. 主要分布在视网膜的周边部分　　　　　B. 光敏感度高

C. 分辨力高　　　　　　　　　　　　　　D. 无颜色感觉

E. 其感光色素为视紫红质

46. 夜盲症发生的原因是 （ ）

A. 视蛋白合成障碍　　B. 视紫红质缺乏　　C. 视锥细胞功能障碍

D. 晶状体混浊　　　　E. 缺乏维生素 E

47. 促使突触前膜释放神经递质的离子是 （ ）

A. K^+　　　　　　　B. Na^{2+}　　　　　　C. Cl^-

D. Ca^{2+}　　　　　　E. Mg^{2+}

48. 抑制性突触后电位是突触后膜发生 （ ）

A. 极化　　　　　　　B. 去极化　　　　　　C. 超极化

D. 反极化　　　　　　E. 复极化

49. 导致突触后膜产生抑制性突触后电位的离子主要是 （ ）

A. K^+　　　　　　　B. Na^+　　　　　　C. Cl^-

D. Ca^{2+}　　　　　　E. Mg^{2+}

50. 非特异性投射系统被阻断后，将会出现 （ ）

A. 去大脑僵直　　　　B. 脊休克　　　　　　C. 昏睡

D. 截瘫　　　　　　　E. 偏瘫

51. 与体表痛相比较，内脏痛的特点有 （ ）

A. 表现为一种刺痛　　B. 定位不准确，持续时间较长

C. 必伴有牵涉痛　　　D. 对牵拉、缺血、痉挛、炎症等不敏感

E. 对切割、烧灼很敏感

52. 受交感和副交感神经双重支配的器官是 （ ）

A. 肾上腺髓质　　　　B. 汗腺　　　　　　　C. 竖毛肌

D. 支气管平滑肌　　　E. 胃肠血管

53. 副交感神经兴奋时，可出现 （ ）

A. 心跳加强加快　　　B. 支气管平滑肌舒张　　C. 胃肠运动减弱

D. 消化液分泌减少　　E. 糖原合成增强

54. 谈论酸梅时引起唾液分泌是（ ）

A. 第一信号系统活动　　　　B. 第二信号系统活　　　　C. 非条件反射

D. 副交感神经兴奋所致　　　E. 交感神经兴奋所致

55. 第一信使是指（ ）

A. 环磷酸腺苷　　　　　　　B. 基因　　　　　　　　　C. 受体

D. 激素　　　　　　　　　　E. Ca^{2+}

56. 影响神经系统发育最重要的激素是（ ）

A. 胰岛素　　　　　　　　　B. 甲状腺激素　　　　　　C. 生长素

D. 肾上腺素　　　　　　　　E. 醛固酮

57. 关于胰岛素分泌的调节，错误的是（ ）

A. 血糖升高可直接刺激胰岛素分泌增加

B. 促胰液素可促进胰岛素分泌

C. 交感神经兴奋，促进胰岛素分泌

D. 赖氨酸可刺激胰岛素分泌

E. 肾上腺素、生长抑素均可抑制胰岛素分泌

58. 不影响糖代谢的激素是（ ）

A. 甲状腺激素　　　　　　　B. 生长素　　　　　　　　C. 糖皮质激素

D. 胰岛素　　　　　　　　　E. 甲状旁腺激素

59. 关于孕激素生理作用的叙述，下列哪项是错误的（ ）

A. 使子宫内膜呈分泌期变化　B. 使子宫肌活动减弱　　　C. 抑制母体免疫排斥反应

D. 促进乳腺腺泡发育　　　　E. 使排卵后基础体温降低

60. 大多数哺乳动物和人类，精子必须在雌性生殖道内停留一段时间才能使卵子受精的能力，这种现象称为（ ）

A. 受精　　　　　　　　　　B. 着床　　　　　　　　　C. 顶体反应

D. 精子获能　　　　　　　　E. 精子去能

[A2 型题]

61. 某心脏病患者注射肾上腺素后，心率由 70 次/分变为 90 次/分，此现象称为（ ）

A. 反应　　　　　　　　　　B. 反射　　　　　　　　　C. 反馈

D. 兴奋　　　　　　　　　　E. 抑制

62. 甲左室舒张末期容积为 145mL，左室收缩末期容积为 60mL；乙左室舒张末期容积为 160mL，左室收缩末期容积为 85mL。下列关于射血分数的准确的是（ ）

A. 甲正常，乙降低　　　　　B. 甲升高，乙正常　　　　C. 甲降低，乙升高

D. 甲正常，乙升高　　　　　E. 两者均正常

63. 静脉注射去甲肾上腺素后出现血压升高，心率减慢，后者出现的主要原因是（ ）

A. 去甲肾上腺素对心脏的抑制作用　　B. 去甲肾上腺素对血管的抑制作用

C. 降压反射活动增强　　　　　　　　D. 降压反射活动减弱

E. 去甲肾上腺素对血管的兴奋作用

64. 人在空气稀薄、氧分压低的高原上，呼吸增强主要依靠哪种感受器对呼吸中枢的兴奋作用（　）

A. 主动压力脉弓压力感受器　B. 颈动脉窦压力感受器　　C. 颈动脉体化学感受器

D. 中枢化学感受器　　　　E. 肺牵张感受器

65. 某胆瘘患者胆汁大量流失体外，胆汁分泌比正常人少数倍，这是由于（　）

A. 合成胆汁的原料减少　　B. 胆盐的肠－肝循环减少　　C. 胃泌素减少

D. 胰泌素减少　　　　　E. 组胺减少

66. 某患者服用碳酸酐酶抑制剂乙酰唑胺后出现尿液 $NaCl$、H_2O、HCO_3^- 排出增多和代谢性酸中毒。分析该患者出现代谢性酸中毒是由于（　）

A. 肾小管 $H^+ - Na^+$ 交换减弱　B. 肾小管 $K^+ - H^+$ 交换增强　C. 肾小管 Na^+ 重吸收减少

D. 肾小球滤过率降低　　E. 肾小球滤过膜通透性增大

67. 给家兔静脉注射血管升压素后，尿量减少，尿渗透压增高。该动物尿量减少的主要机制是（　）

A. 对水通透性增高　　　B. 对 Cl^- 重吸收减少　　　C. 对 Na^+ 主动重吸收减少

D. 管外渗透梯度降低　　E. 管外渗透梯度增高

68. 进行前庭功能检查时，若眼震颤持续时间过长，说明（　）

A. 前庭功能减弱　　　　B. 前庭功能过敏　　　　C. 视神经病变

D. 耳蜗病变　　　　　E. 鼓膜病变

69. 长期服用糖皮质激素的患者（　）

A. 可引起肾上腺皮质束状带萎缩　　　　　　B. 可以突然停药

C. 面部、躯干和背部脂肪明显减少　　　　　D. 四肢脂肪增多

E. 以上都对

70. 已婚女性，无避孕，平时月经周期规则，本次月经已超时一周未见，应考虑予以检查（　）

A. 血雌激素　　　　　B. 血孕激素　　　　　C. 尿人绒毛膜促性腺激素

D. 尿雌三醇　　　　　E. 尿雌二醇

二、共用题干选择题（**A3、A4** 型题）

(71 ~ 73 题共用题干)

患儿，男，出生 2 天。胎龄 7 个月，早产，为顺产。其家属讲述，患儿出现短暂的呼吸困难，嘴唇及面部发绀。诊断：新生儿呼吸窘迫综合征。

71. 新生儿呼吸窘迫综合征的原因是（　）

A. 羊水吸入　　　　　B. 胎粪吸入　　　　　C. 窒息

D. 出生前感染　　　　E. 肺泡表面活性物质生成不足

72. 肺泡表面活性物质是由下列哪种细胞产生（　）

A. Ⅰ型肺泡细胞　　　B. Ⅱ型肺泡细胞　　　C. 呼吸道上皮细胞

D. 呼吸道间质细胞　　　　　E. 以上都不是

73. 在肺泡表面活性物质的组成成分中，下列哪种物质的含量最多（　）

A. 卵磷脂　　　　　　　B. 鞘磷脂　　　　　　　C. 中性脂肪

D. 蛋白质　　　　　　　E. 磷脂酰甘油

（74~75 题共用题干）

患者，女，39 岁。因反复间日规律性发生畏寒、寒战 1 小时伴高热 4 小时，出大汗后体温降至正常半个月而入院。患者今年夏天前往南方山区疟疾流行区度假曾被蚊子叮咬。查体肝脾轻度肿大，发热最高时的血片检查见疟原虫。经抗疟药后不再出现发热。诊断：间日疟疾。

74. 体温是指（　）

A. 舌下温度　　　　　　B. 腋下温度　　　　　　C. 机体皮肤的平均温度

D. 机体深部的平均温度　E. 直肠温度

75. 体温调节的基本中枢在（　）

A. 脊髓　　　　　　　　B. 延髓　　　　　　　　C. 脑桥

D. 中脑　　　　　　　　E. 下丘脑

三、共用备选答案单选题（B 型题）

（76~78 题共用备选答案）

A. 中性粒细胞　　　　　B. 嗜碱性粒细胞　　　　C. 嗜酸性粒细胞

D. 淋巴细胞　　　　　　E. 血小板

76. 抵御化脓性细菌入侵的是（　）

77. 释放组胺引起过敏症状的是（　）

78. 参与生理性止血的是（　）

（第 79~80 题共用备选答案）

A. 物质交换　　　　　　B. 调节器官血流量　　　C. 调节体温

D. 调节微循环血流量　　E. 组织液重吸收

79. 真毛细血管（　）

80. 皮肤动 - 静脉短路（　）

（第 81~82 题共用备选答案）

A. 黏滞阻力　　　　　　B. 惯性阻力　　　　　　C. 气道阻力

D. 肺弹性阻力　　　　　E. 胸廓弹性阻力

81. 肺顺应性可作为反映何种阻力的指标（　）

82. 在肺的非弹性阻力中，最重要的是（　）

（第 83~85 题共用备选答案）

A. 主细胞　　　　　　　B. 壁细胞　　　　　　　C. 黏液细胞

D. 胃幽门 G 细胞　　　　E. 胃黏膜上皮细胞

83. 分泌促胰液素的是（　）

84. 分泌 HCO_3^- 的是（　　）

85. 分泌是 HCl 的是（　　）

（第 86～88 题共用备选答案）

A. 辐射散热　　　　　B. 传导散热　　　　　C. 对流散热

D. 不感蒸发　　　　　E. 出汗

86. 小汗腺活动增强（　　）

87. 胆碱能神经纤维兴奋（　　）

88. 寒风中（　　）

（第 89～90 题共用备选答案）

A. 血管升压素　　　　B. 醛固酮　　　　　　C. 肾上腺素

D. 血管紧张素 Ⅱ　　　E. 肾素

89. 促进远曲小管、集合管对 Na^+ 重吸收的是（　　）

90. 刺激醛固酮分泌的是（　　）

（第 91～93 题共用备选答案）

A. 中央后回　　　　　B. 中央前回　　　　　C. 颞叶皮层

D. 枕叶皮层　　　　　E. 边缘叶

91. 体表感觉在大脑皮层的投射区主要位于（　　）

92. 视觉的皮层投射区在（　　）

93. 听觉的皮层投射区在（　　）

（第 94～95 题共用备选答案）

A. 以激素调节为主　　B. 以神经调节为主　　C. 以代谢产物调节为主

D. 以自身调节为主　　E. 受下丘脑和靶腺激素的双重调节

94. 胰岛素的分泌（　　）

95. ACTH 的分泌（　　）

（第 96～97 题共用备选答案）

A. 下丘脑　　　　　　B. 腺垂体　　　　　　C. 卵巢

D. 子宫　　　　　　　E. 胎盘

96. 黄体生成素来源于（　　）

97. 促性腺激素释放激素来源于（　　）

（第 98～100 题共用备选答案）

A. 鼓膜　　　　　　　B. 椭圆囊　　　　　　C. 半规管

D. 螺旋器　　　　　　E. 咽鼓管

98. 感受声波刺激的是（　　）

99. 感受直线变速运动的是（　　）

100. 能将声波如实传给听小骨的是（　　）

参考答案

1. **D**　　2. **A**　　3. **A**　　4. **E**　　5. **C**　　6. **B**　　7. **C**　　8. **D**　　9. **D**　　10. **A**

11. C 12. C 13. C 14. C 15. A 16. E 17. D 18. E 19. C 20. A
21. D 22. D 23. D 24. A 25. C 26. B 27. B 28. B 29. C 30. A
31. D 32. A 33. D 34. E 35. D 36. D 37. A 38. D 39. D 40. B
41. E 42. C 43. C 44. C 45. C 46. B 47. D 48. C 49. C 50. C
51. B 52. D 53. E 54. B 55. D 56. B 57. C 58. E 59. E 60. D
61. D 62. A 63. C 64. C 65. B 66. A 67. A 68. B 69. A 70. C
71. E 72. B 73. A 74. D 75. E 76. A 77. B 78. E 79. A 80. C
81. D 82. C 83. D 84. E 85. B 86. E 87. E 88. C 89. B 90. D
91. A 92. D 93. C 94. C 95. E 96. B 97. A 98. D 99. B 100. A

综合练习自测试卷三

一、单选题（**A1**、**A2** 型题）

[**A1** 型题]

1. 机体分解旧物质并排出废物的过程，称为（　　）

A. 新陈代谢　　　　　　B. 物质代谢　　　　　　C. 能量代谢

D. 同化作用　　　　　　E. 异化作用

2. 刺激引起机体反应需要具备三个基本条件分别是（　　）

A. 神经调节、体液调节和自身调节　　　　　B. 反应、反射和反馈

C. 阈刺激、阈上刺激和阈下刺激　　　　　　D. 兴奋、抑制和反应

E. 刺激强度、刺激作用的时间和刺激强度－时间变化率。

3. 维持机体内环境稳态最重要的调节机制是（　　）

A. 神经调节　　　　　　B. 体液调节　　　　　　C. 自身调节

D. 正反馈调节　　　　　E. 负反馈调节

4. 动作电位上升相 Na^+ 内流是通过（　　）

A. 主动转运　　　　　　B. 通道转运　　　　　　C. 入胞作用

D. 单纯扩散　　　　　　E. 载体转运

5. 动作电位的"全或无"特点是指动作电位幅值（　　）

A. 不受细胞外 Na^+ 浓度影响　　B. 不受细胞外 K^+ 浓度影响

C. 与静息电位无关　　　　　D. 与刺激强度和传导距离无关

E. 与钠泵活动无关

6. 能阻断神经－肌肉接头兴奋传递的物质是（　　）

A. 阿托品　　　　　　　B. 河豚毒素　　　　　　C. 筒箭毒

D. 四乙胺　　　　　　　E. 维拉帕米

7. 在强直收缩中，肌细胞的动作电位（　　）

A. 发生叠加或总和　　　B. 幅值变大　　　　　　C. 去极化速度变快

D. 呈脉冲式　　　　　　E. 去极化持续时间延长

8. 当连续刺激时，刺激间隔时间短于单收缩的收缩期，肌肉出现（　　）

A. 一次单收缩　　　　　B. 一连串单收缩　　　　C. 不完全强直收缩

D. 完全强直收缩　　　　E. 无收缩反应

9. 不属于血浆蛋白功能的是 （　　）

A. 运输功能　　　　　　B. 免疫功能　　　　　　C. 缓冲功能

D. 血液凝固功能　　　　E. 形成血浆晶体渗透压

10. 调节血细胞内外水平衡的渗透压是 （　　）

A. 血浆晶体渗透压　　　B. 血浆胶体渗透压　　　C. 组织液胶体渗透压

D. 组织液晶体渗透压　　E. 血浆渗透压

11. 红细胞沉降率加快是由于 （　　）

A. 红细胞叠连　　　　　B. 红细胞膨胀　　　　　C. 红细胞皱缩

D. 红细胞破裂　　　　　E. 红细胞凝集

12. 红细胞生成过程中血红蛋白合成所需的重要原料是 （　　）

A. 雄激素　　　　　　　B. 内因子　　　　　　　C. 蛋白质和铁

D. 促红细胞生成素　　　E. 叶酸和维生素 B_{12}

13. 血液凝固过程的最后阶段是 （　　）

A. F Ⅻ 被激活　　　　　　B. 组织释放 F Ⅲ

C. 凝血酶原酶复合物的形成　　D. 凝血酶的形成

E. 纤维蛋白的形成

14. 枸橼酸钠的抗凝作用是去除血浆中 （　　）

A. F Ⅱ　　　　　　　　B. F Ⅳ　　　　　　　　C. F Ⅶ

D. F Ⅷ　　　　　　　　E. F Ⅹ

15. 新生儿溶血性贫血可发生于 （　　）

A. Rh 阴性母亲所生 AB 型婴儿　　B. Rh 阳性母亲所生 Rh 阳性婴儿

C. Rh 阳性母亲所生 Rh 阴性婴儿　　D. Rh 阴性母亲所生 Rh 阳性婴儿

E. Rh 阴性母亲所生 Rh 阴性婴儿

16. 主动脉瓣关闭见于 （　　）

A. 快速射血期开始时　　B. 快速充盈期开始时　　C. 等容收缩期开始时

D. 等容舒张期开始时　　E. 减慢充盈期开始

17. 心动周期中，在下列哪个时期主动脉压最低 （　　）

A. 等容收缩期末　　　　B. 等容舒张期末　　　　C. 减慢射血期末

D. 快速充盈期末　　　　E. 减慢充盈期末

18. 心肌细胞分为自律细胞和非自律细胞的主要依据是 （　　）

A. 静息电位的数值　　　B. 动作电位时程的长短　　C. 0 期除极化的速度

D. 动作电位复极化的速度　　E. 4 期有无自动除极化

19. 心肌不会产生强直收缩的原因是 （　　）

A. 心肌是功能上的合胞体　　B. 心肌肌质网不发达，Ca^{2+} 储存少

C. 心肌的有效不应期较长　　D. 心肌有自律性，会自动节律收缩

E. 心肌呈 "全或无" 收缩

20. 影响收缩压高低的主要因素是（ ）

A. 搏出量的大小　　　　　B. 外周阻力的大小　　　　　C. 大动脉弹性

D. 回心血量多少　　　　　E. 大动脉弹性的大小

21. 生成组织液的有效滤过压等于（ ）

A.（毛细血管压＋组织液胶体渗透压）－（血浆胶体渗透压＋组织液静水压）

B.（毛细血管压＋血浆胶体渗透压）－（组织液胶体渗透压＋组织液静水压）

C.（毛细血管压＋组织液静水压）－（血浆胶体渗透压＋组织液胶体渗透压）

D.（毛细血管压＋组织液胶体渗透压）－（血浆胶体渗透压－组织液静水压）

E.（毛细血管压－组织液胶体渗透压）＋（血浆胶体渗透压－组织液静水压）

22. 心肌缺氧引起冠状动脉舒张，主要是通过下列哪一种因素引起的（ ）

A. 氢离子　　　　　　　　B. 组胺　　　　　　　　　　C. 腺苷

D. 前列腺素　　　　　　　E. 乳酸

23. 肾素－血管紧张素系统活动加强时（ ）

A. 醛固酮释放减少　　　　B. 肾脏排出钠量减少　　　　C. 肾脏排出钾量减少

D. 静脉回心血量减少　　　E. 抑制肾小管对水的重吸收

24. 肺通气指的是

A. 肺泡与肺毛细血管间的气体交换　　　　　　B. 肺与外界环境的气体交换

C. O_2经呼吸道进入肺　　　　　　　　　　　　D. CO_2经呼吸道排出肺

E. 机体与外界环境的气体交换

25. 关于胸膜腔内压的叙述错误的是（ ）

A. 一般情况下为负压

B. 胸膜腔内压＝－肺回缩力

C. 吸气时负压值减小，呼气时负压值增大

D. 气胸时负压消失

E. 有利于静脉血的回流

26. 影响气道阻力的因素主要是（ ）

A. 气道长度　　　　　　　B. 气道口径　　　　　　　　C. 气流量

D. 气流速度　　　　　　　E. 气流形式

27. 基本呼吸节律产生于（ ）

A. 脊髓　　　　　　　　　B. 延髓　　　　　　　　　　C. 脑桥

D. 中脑　　　　　　　　　E. 大脑皮层

28. 缺氧兴奋呼吸是通过刺激（ ）

A. 延髓呼吸中枢　　　　　B. 中枢化学感受器　　　　　C. 外周化学感受器

D. 脑桥呼吸调整中枢　　　E. 脑桥呼吸调整中枢

29. 关于内因子的叙述，正确的是（ ）

A. 由主细胞分泌　　　　　　　B. 是一种胃肠激素

C. 能与食物中维生素 B_6结合　　D. 能与食物中维生素 B_{12}结合

E. 能与食物中维生素 E 结合

30. 引起胆汁分泌量增多的食物是（　）

A. 水果　　　　　　　　B. 蔬菜　　　　　　　　C. 糖类

D. 油炸馒头　　　　　　E. 油煎鸡蛋

31. 吸收后以淋巴管为主要转运途径的物质是（　）

A. 单糖　　　　　　　　B. 氨基酸　　　　　　　C. 乳糜微粒

D. 短链脂肪酸　　　　　E. 无机盐

32. 机体的直接供能物质是（　）

A. ATP　　　　　　　　B. 磷酸肌酸　　　　　　C. 氨基酸

D. 葡萄糖　　　　　　　E. ADP

33. 对机体能量代谢影响最大的因素是（　）

A. 环境温度　　　　　　B. 肌肉活动　　　　　　C. 精神活动

D. 食物的特殊动力效应　E. 食物的热价

34. 体温昼夜变化的原因可能为（　）

A. 骨骼肌的活动　　　　B. 环境温度变化　　　　C. 能量代谢的变化

D. 体内存在生物钟　　　E. 年龄差异

35. 某人感染病菌后，畏寒、战栗、体温升高到 39℃，其原因可能是（　）

A. 产热器官活动增强　　　B. 散热器官活动减弱

C. 下丘脑的"调定点"上移　D. 体温中枢调节功能发生障碍

E. 温度感受器的功能失灵

36. 形成肾内髓部高渗梯度的主要物质是（　）

A. KCl 和 NaCl　　　　　B. 尿素和 KCl　　　　　C. 尿素和 NaCl

D. 尿素和葡萄糖　　　　E. NaCl

37. 滤过分数是指（　）

A. 肾血浆流量/肾小球滤过率　B. 肾血浆流量/肾血流量　　C. 肾小球滤过率/肾血流量

D. 心输出量/肾血流量　　　　E. 肾小球滤过率/肾血浆流量

38. 静脉注射 50% 葡萄糖 40mL，将引起尿量增多，这是由于（　）

A. 肾小球滤过率增加　　　B. 抗利尿激素分泌减少

C. 醛固酮分泌减少　　　　D. 肾小管内溶质增多，渗透性利尿

E. 水利尿

39. 水的必需性重吸收的部位，主要发生在（　）

A. 近球小管　　　　　　B. 髓袢细段　　　　　　C. 远曲小管

D. 远球小管　　　　　　E. 集合管

40. 无尿是指成人每昼夜尿量不足（　）

A. 10mL　　　　　　　　B. 50mL　　　　　　　　C. 100mL

D. 200mL　　　　　　　E. 500mL

41. 大量出汗时尿量减少，主要是由于（　　）

A. 血浆晶体渗透压升高，抗利尿激素分泌增多

B. 循环血量减少，肾小球滤过率减少

C. 血浆晶体渗透压升高，醛固酮分泌增多

D. 血浆晶体渗透压降低，抗利激素分泌降低

E. 以上说法都不是

42. 心房钠尿肽的主要作用是（　　）

A. 抑制集合管对 NaCl 的重吸收　　　　B. 促进集合管对 NaCl 的重吸收

C. 抑制近球小管对 NaCl 的重吸收　　　D. 抑制髓祥对 NaCl 的重吸收

E. 抑制远球小管对 NaCl 的重吸收

43. 使近处物体发出的辐射光线能聚集成像在视网膜上的功能，称为（　　）

A. 瞳孔对光反射　　　　　B. 视轴会集反射　　　　　C. 眼的调节反射

D. 眨眼反射　　　　　　　E. 角膜反射

44. 当注视物由远移近时，眼的调节反应是（　　）

A. 晶状体凸度增大，瞳孔散大，双眼会聚

B. 晶状体凸度增大，瞳孔缩小，双眼会聚

C. 晶状体凸度减小，瞳孔散大，双眼会聚

D. 晶状体凸度增大，瞳孔缩小，双眼散开

E. 晶状体凸度减小，瞳孔缩小，双眼会聚

45. 对于视杆细胞的叙述，下列哪一项是错误的（　　）

A. 主要分布在视网膜的周边部分　　B. 光敏感度高　　　　　C. 分辨力高

D. 无颜色感觉　　　　　　　　　　E. 其感光色素为视紫红质

46. 飞机上升和下降时，嘱乘客做吞咽动作其生理意义在于（　　）

A. 调节基底膜两侧的压力平衡　　　　B. 调节前庭膜两侧的压力平衡

C. 调节圆窗膜内外的压力平衡　　　　D. 调节鼓室与大气之间的压力平衡

E. 调节中耳与内耳间的压力

47. 突触后电位属于（　　）

A. 静息电位　　　　　　　B. 动作电位　　　　　　　C. 阈电位

D. 局部电位　　　　　　　E. 后电位

48. 突触传递具有的特征是（　　）

A. 双向传递　　　　　　　B. 突触延搁　　　　　　　C. 绝缘性

D. 不易发生疲劳　　　　　E. 刺激停止则传出冲动立即停止

49. 在反射活动中，刺激停止后，反射活动仍能持续一段时间，称此现象为（　　）

A. 中枢延搁　　　　　　　B. 后发放　　　　　　　　C. 总和

D. 兴奋的扩散　　　　　　E. 抑制的扩散

50. 不经丘脑换元而投射到大脑皮层的是（　　）

A. 视觉　　　　　　　　　B. 听觉　　　　　　　　　C. 嗅觉

D. 味觉　　　　　　　　　　　　E. 触觉

51. 牵涉痛是（　　）

A. 伤害性刺激作用于皮肤痛觉感受器引起的　　　　　B. 肌腱受牵拉引起的

C. 伤害性刺激作用于内脏痛觉感受器引起的　　　　　D. 内脏受牵拉引起的

E. 内脏疾病引起体表疼痛或痛觉过敏

52. 大部分交感神经节后纤维释放的递质是（　　）

A. 乙酰胆碱　　　　　　　B. 去甲肾上腺素　　　　　C. 多巴胺

D. 谷氨酸　　　　　　　　E. 肾上腺素

53. 下列属于肾上腺素能纤维的是（　　）

A. 交感神经节前纤维　　　B. 大多数交感神经节后纤维　C. 副交感神经节前纤维

D. 副交感神经节后纤维　　E. 运动神经纤维

54. 人类区别于动物的主要特征是（　　）

A. 有条件反射　　　　　　B. 有非条件反射　　　　　C. 有第二信号系统

D. 有第一信号系统　　　　E. 有较强的适应环境的能力

55. 下列激素中，不属于含氮激素的是（　　）

A. 肾上腺素　　　　　　　B. 前列腺素　　　　　　　C. 胰岛素

D. 褪黑素　　　　　　　　E. 甲状腺激素

56. 成年人甲状腺激素分泌过少会导致（　　）

A. 侏儒症　　　　　　　　B. 巨人症　　　　　　　　C. 肢端肥大症

D. 黏液性水肿　　　　　　E. 水中毒

57. 调节血钙与血磷水平最重要的激素是（　　）

A. 钙调素　　　　　　　　B. 降钙素　　　　　　　　C. 甲状旁腺激素

D. 甲状腺激素　　　　　　E. 1, 25 - 二羟维生素 D_3

58. 下列哪个激素的主要作用是保钠排钾（　　）

A. 皮质醇　　　　　　　　B. 醛固酮　　　　　　　　C. 黄体酮

D. 雌二醇　　　　　　　　E. 甲状腺激素

59. 女性基础体温在排卵后 0.5℃ 左右，并在黄体期维持在这一水平上，基础体温的升高与下列哪种激素有关（　　）

A. 雌激素　　　　　　　　B. 孕激素　　　　　　　　C. 促卵泡激素

D. 黄体生成素　　　　　　E. 甲状腺激素

60. 临床上早期诊断是否妊娠，是根据母体血、尿中哪种激素水平来判断（　　）

A. 雌激素　　　　　　　　B. 孕激素　　　　　　　　C. 雄激素

D. 人绒毛膜促性腺激素　　E. 黄体酮

[A2 型题]

61. 已知甲的血型为 B 型，通过交叉配血试验发现其红细胞可被乙的血清所凝集，但甲的血清不能凝集乙的红细胞，乙的血型可能是（　　）

A. B 型   B. A 型   C. AB 型

D. O 型   E. 以上都不是

62. 10% KCl 溶液禁止静脉推注的原因主要是（ ）

A. 高血钾可使心脏停搏于收缩期

B. 高血钾可使心脏停搏于舒张期

C. 高血钾可使心率加快

D. 高血钾可使动脉血压骤降而危及生命

E. 血钾可使心肌收缩力加强

63. 某人出现血钠升高，血钾降低，全身血容量增加，血压升高，此时最可能的原因是（ ）

A. 去甲肾上腺素增加   B. 肾上腺素对血管增加   C. 糖皮质激素增加

D. 甲状腺激素增加   E. 醛固酮增加

64. 在给动脉氧分压较低的某肺心病患者吸入氧时，其发生呼吸停止的主要原因是（ ）

A. 外周化学感受器的敏感性降低

B. 解除了低氧对外周化学感受器的刺激

C. 中枢化学感受器的敏感性降低

D. 中枢化学感受器缺乏氢离子的刺激

E. 以上都不是

65. 某萎缩性胃炎患者壁细胞大量减少，胃酸缺乏，但胃泌素水平升高，该患者胃泌素分泌增多的原因是（ ）

A. 交感神经兴奋   B. 迷走神经兴奋   C. 胰泌素分泌减少

D. 胃酸对 G 细胞的抑制作用减弱   E. 以上都不是

66. 给某患者静脉注射 20% 葡萄糖 50mL，患者尿量显著增加，尿糖定性阳性，该患者尿量显著增多的主要原因是（ ）

A. 肾小管对水通透性降低   B. 肾小管 Na^+ 重吸收减少   C. 肾小管溶质浓度增加

D. 肾小球滤过率降低   E. 肾小球滤过膜通透性增大

67. 给家兔静脉注射去甲肾上腺素后血压升高，肾小球滤过率降低，尿量迅速减少。引起肾小球滤过率的主要原因是（ ）

A. 肾小球毛细血管血压升高   B. 肾小囊内压升高   C. 肾血流量减少

D. 血浆胶体渗透压升高   E. 肾小球滤过膜通透性增大

68. 晕车、晕船的主要原因是（ ）

A. 视觉器官受到过强刺激   B. 听觉器官受到过强刺激

C. 前庭器官受到过强刺激   D. 本体感受器受到过强刺激

E. 味觉器官受到过强刺激

69. 长期大量注射氢化可的松时，主要引起血中（ ）

A. 红细胞减少   B. 促肾上腺皮质激素下降   C. 血糖下降

D. 血钙升高   E. 血磷升高

70. 手术时用普鲁卡因麻醉，是影响了神经纤维的（　）

A. 结构完整性　　　　　B. 功能完整性　　　　　C. 绝缘性

D. 相对不疲劳性　　　　E. 营养作用

二、共用题干选择题 [A3、A4 型题]

(71～72 题共用题干)

患者，男，18 岁。近来感觉视远物不清，前往眼科就医。查左眼近视 200 度，裸眼视力 0.3；右眼近视 200 度，裸眼视力 0.3。诊断：屈光性近视。

71. 屈光性近视的原因是（　）

A. 眼球前后径过长　　　B. 眼球前后径过短　　　C. 眼折光力过强

D. 眼折光力过弱　　　　E. 晶状体弹性降低

72. 矫正近视的方法是配戴适宜的（　）

A. 凹透镜　　　　　　　B. 凸透镜　　　　　　　C. 圆柱镜

D. 棱柱镜　　　　　　　E. 以上都不是

(73～75 题共用题干)

患者，女性，30 岁。婚后 3 年，生活和工作条件无特殊，连续早期流产 3 次。查：基础体温呈双相，排卵前期为 36.2℃～36.3℃，排卵日为 36.1℃，排卵后 4 天体温为 36.2℃～36.3℃，排卵后 5 天升至 36.8℃，持续 9 天又降至 36.3℃。诊断：早期流产。

73. 该患者发生流产的原因可能是（　）

A. 子宫发育不全　　　　B. 黄体发育不全　　　　C. 胚泡发育不全

D. 卵巢无排卵　　　　　E. 以上都不是

74. 黄体细胞能分泌（　）

A. 孕激素　　　　　　　B. 孕激素和雌激素　　　C. 雌激素和雄激素

D. 雌激素　　　　　　　E. 孕激素和雄激素

75. 引起排卵的激素是（　）

A. 雌激素　　　　　　　B. 孕激素　　　　　　　C. 黄体生成素

D. 促卵泡激素　　　　　E. 去甲肾上腺素

三、共用备选答案单选题 [B 型题]

(76～78 题共用备选答案)

A. 聚集　　　　　　　　B. 黏附　　　　　　　　C. 叠连

D. 凝集　　　　　　　　E. 凝固

76. A 型血人的红细胞与 B 型血人的血清相遇时，红细胞发生的变化是（　）

77. 组织破损时，创面上的血液发生的变化是（　）

78. 红细胞悬浮稳定性差，红细胞出现（　）

(第 79～80 题共用备选答案)

A. 血管半径　　　　　　B. 血细胞比容　　　　　C. 血管内血液充盈度

D. 大动脉弹性回缩   E. 心脏做功

79. 形成血压的前提条件是 （   ）

80. 血流的动力来自 （   ）

（第 81～82 题共用备选答案）

A. 肺内压与胸膜腔内压之差   B. 肺内压与大气压之差   C. 肺回缩力

D. 呼吸肌的舒缩   E. 大气压与肺回缩力之差

81. 肺通气的直接动力来自 （   ）

82. 胸膜腔内压的负值大小取决于 （   ）

（第 83～85 题共用备选答案）

A. 主细胞   B. 壁细胞   C. 黏液细胞

D. 胃幽门 G 细胞   E. 胃黏膜上皮细胞

83. 分泌 HCO_3^- 的是 （   ）

84. 分泌 HCl 的是 （   ）

85. 分泌胃蛋白酶的是 （   ）

（第 86～88 题共用备选答案）

A. 辐射散热   B. 传导散热   C. 对流散热

D. 不感蒸发   E. 出汗

86. 胆碱能神经纤维兴奋 （   ）

87. 寒风中 （   ）

88. 呼吸加深加快 （   ）

（第 89～90 题共用备选答案）

A. 血管升压素   B. 醛固酮   C. 肾上腺素

D. 血管紧张素 Ⅱ   E. 肾素

89. 促进远曲小管、集合管对水重吸收的是 （   ）

90. 刺激醛固酮分泌的是 （   ）

（第 91～93 题共用备选答案）

A. α 波   B. β 波   C. δ 波

D. θ 波   E. α 波阻断

91. 成人在清醒、安静并闭目时出现 （   ）

92. 频率最慢的脑电波是 （   ）

93. 频率最快的脑电波是 （   ）

（第 94～95 题共用备选答案）

A. 以激素调节为主   B. 以神经调节为主   C. 以代谢产物调节为主

D. 以自身调节为主   E. 受下丘脑和靶腺激素的双重调节

94. 肾上腺髓质激素的分泌 （   ）

95. 胰岛素的分泌 （   ）

（第 96～97 题共用备选答案）

A. 下丘脑　　　　　　　B. 腺垂体　　　　　　　C. 卵巢

D. 子宫　　　　　　　　E. 胎盘

96. 促性腺激素释放激素来源于（　　）

97. 人绒毛膜促性腺激释来源于（　　）

（第 98～100 题共用备选答案）

A. 鼓膜　　　　　　　　B. 椭圆囊　　　　　　　C. 半规管

D. 螺旋器　　　　　　　E. 咽鼓管

98. 感受旋转变速运动的是（　　）

99. 感受直线变速运动的是（　　）

100. 能将声波如实传给听小骨的是（　　）

参考答案

1. E	2. E	3. E	4. B	5. D	6. C	7. D	8. D	9. E	10. A
11. A	12. C	13. E	14. B	15. D	16. D	17. A	18. E	19. C	20. A
21. A	22. C	23. B	24. B	25. C	26. B	27. B	28. C	29. D	30. E
31. C	32. A	33. B	34. D	35. C	36. C	37. E	38. D	39. A	40. C
41. A	42. A	43. C	44. C	45. C	46. D	47. D	48. B	49. B	50. C
51. E	52. B	53. B	54. C	55. B	56. D	57. C	58. B	59. B	60. D
61. D	62. B	63. E	64. B	65. D	66. C	67. C	68. C	69. B	70. B
71. C	72. A	73. B	74. B	75. C	76. D	77. E	78. C	79. C	80. E
81. B	82. C	83. E	84. B	85. A	86. E	87. C	88. D	89. A	90. D
91. A	92. C	93. B	94. B	95. C	96. A	97. E	98. C	99. B	100. A

临床助理医师《生理学》考试大纲

单元	细目	要点
一、绪论	1. 机体的内环境	（1）体液 （2）内环境及其稳态
	2. 机体生理功能的调节	（1）神经调节和体液调节 （2）反馈：负反馈和正反馈
二、细胞的基本功能	1. 细胞膜的物质转运功能	（1）单纯扩散
		（2）易化扩散
		（3）主动转运
		（4）膜泡运输
	2. 细胞的兴奋性和生物电活动	（1）兴奋性和阈值
		（2）静息电位和动作电位及其产生原理
		（3）膜两侧电荷分布状态与阈电位
		（4）兴奋在同一细胞上传导及其特点
	3. 骨骼肌细胞的收缩功能	（1）骨骼肌神经－肌接头处的兴奋传递及其影响因素
		（2）骨骼肌兴奋－收缩耦联
三、血液	1. 血液的组成与特性	（1）血量、血液的组成及血细胞比容 （2）血浆与血清；血液的理化特性
	2. 血细胞	（1）红细胞、白细胞和血小板的数量及基本功能 （2）造血原料及辅助因子；红细胞生成的调节
	3. 血型	ABO 血型系统
四、血液循环	1. 心脏生理	（1）心率和心动周期
		（2）心脏泵血过程中心室容积、压力，以及瓣膜的启闭和血流方向的变化
		（3）心输出量及其影响因素
		（4）心肌细胞的跨膜电位
		（5）心肌细胞的生理特性
		（6）正常心电图的波形及生理意义

单元	细目	要点
四、血液循环	2. 血管生理	（1）各类血管的功能特征
		（2）动脉血压：动脉血压的形成及其影响因素
		（3）静脉血压与静脉回流
		（4）组织液的生成与回流及其影响因素
	3. 心血管活动的调节	（1）神经调节：支配心脏和血管的神经；颈动脉窦和主动脉弓压力感受性反射
		（2）体液调节：肾素－血管紧张素系统、肾上腺素和去甲肾上腺素
五、呼吸	1. 肺的通气功能	（1）呼吸及其基本过程
		（2）肺通气的原理：肺通气的动力和阻力
		（3）肺活量与用力呼气量
		（4）肺通气量与肺泡通气量
	2. 呼吸气体的交换与运输	（1）肺换气和组织换气
		（2）氧和二氧化碳在血液中运输的主要形式；氧解离曲线
	3. 呼吸运动的调节	化学因素对呼吸的反射性调节
六、消化和吸收	1. 胃内消化	（1）胃液的性质、主要成分及其作用
		（2）胃的运动形式
	2. 小肠内消化	（1）胰液和胆汁的性质、主要成分及作用
		（2）小肠的运动形式
	3. 吸收	（1）小肠是吸收的主要部位
		（2）食物中各主要成分的吸收
	4. 消化器官活动的调节	（1）消化道的神经支配及其作用
		（2）主要胃肠激素及其作用
七、能量代谢和体温	1. 能量代谢	（1）能量代谢及其影响因素
		（2）基础代谢率
	2. 体温	（1）体温的概念、正常值及生理变动
		（2）机体的主要产热器官和散热方式
八、肾脏的排泄功能	1. 尿量	正常值；多尿、少尿和无尿的概念
	2. 尿的生成过程	（1）肾小球的滤过、有效滤过压和肾小球滤过率
		（2）肾小管、集合管的重吸收和分泌

单元	细目	要点
八、肾脏的排泄功能	3. 影响和调节尿生成的因素	(1) 影响肾小球滤过的因素
		(2) 影响肾小管重吸收的因素：渗透性利尿
		(3) 血管升压素与醛固酮对尿生成的调节
九、神经系统的功能	1. 突触传递	(1) 突触及其传递过程
		(2) 兴奋性和抑制性突触后电位
		(3) 中枢兴奋传播的特征
	2. 神经系统的感觉功能	(1) 感觉传入通路：特异投射系统和非特异投射系统
		(2) 痛觉
	3. 神经系统对躯体运动的调节	(1) 骨骼肌牵张反射及其类型
		(2) 基底神经节和小脑对躯体运动的调节功能
		(3) 血管升压素与醛固酮对尿生成的调节
	4. 神经系统对内脏功能的调节	(1) 自主神经系统的主要递质、受体与功能
		(2) 脑干和下丘脑的功能
	5. 脑的高级功能	条件反射的概念及意义
十、内分泌	1. 腺垂体激素	生长激素的生理作用及其分泌调节
	2. 甲状腺激素	生理作用及其分泌调节
	3. 肾上腺糖皮质激素	生理作用及其分泌调节
	4. 胰岛素	生理作用及其分泌调节
	5. 调节钙、磷代谢的激素	(1) 甲状旁腺激素的生理作用
		(2) 降钙素的生理作用
		(3) 维生素 D_3 的生理作用
十一、生殖	1. 男性生殖	雄激素及其生理作用
	2. 女性生殖	(1) 雌激素、孕激素及其生理作用
		(2) 卵巢和子宫内膜的周期性变化及其激素调节

参考文献

[1] 彭丽花，蒋建文，艾卫敏．生理学［M］.北京：科学技术文献出版社，2014.

[2] 王光亮，马晓飞，季华．生理学［M］.西安：世界图书出版社，2014.

[3] 贺银成．贺银成2016国家临床执业及助理医师资格考试历年考点精析（上册）试题［M］.北京：北京航空航天大学出版社，2016.

[4] 白波，王福青．生理学［M］.7版.北京：人民卫生出版社，2014.

[5] 罗自强．生理学学习指导与习题集［M］.北京：人民卫生出版社，2013.

[6] 唐四元．生理学［M］.4版.北京：人民卫生出版社，2017.

[7] 朱大年，王庭槐．生理学［M］.9版.北京：人民卫生出版社，2019.

[8] 朱秒章，周士胜，裴建明，等．生理学［M］.北京：科学技术文献出版社，2002.

[9] 杜友爱，胡庆．生理学习题精编［M］.浙江：浙江科学技术出版社，2003.

[10] 王兴华．护理综合应试指南［M］.上海：同济大学出版社，2017.

[11] 彭波．生理学学习指导及习题集［M］.北京：人民卫生出版社，2003.